La Biblia
de los
Cristales volumen 2

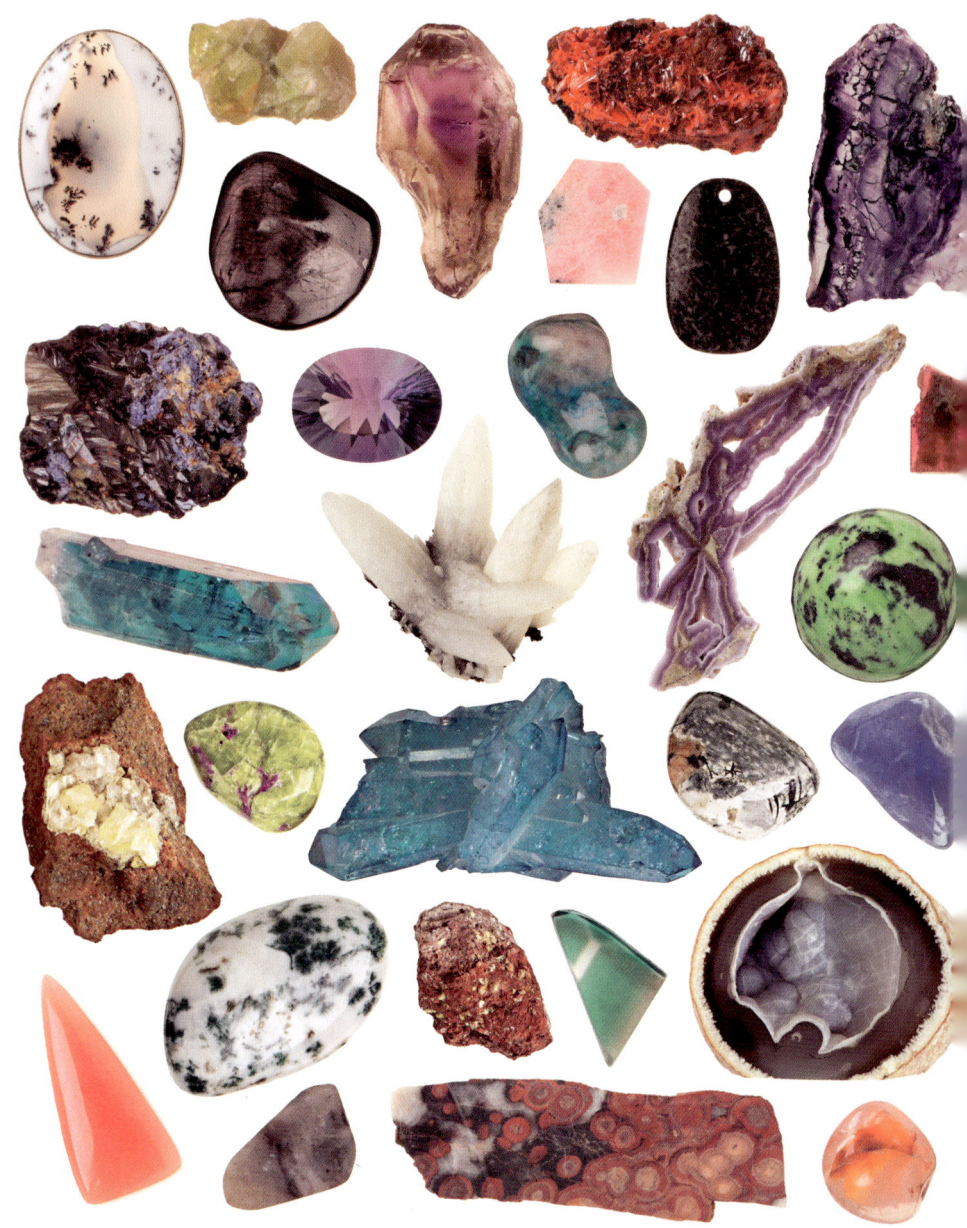

La BIBLIA de los Cristales volumen 2

Judy Hall

Presenta más de 200 nuevos cristales curativos

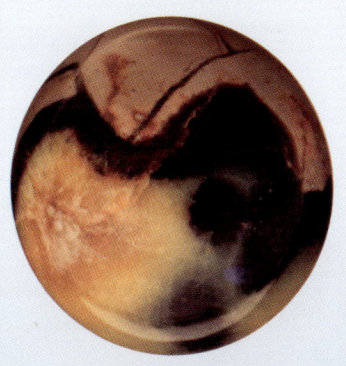

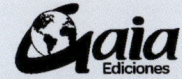

Primera edición: agosto de 2011
Sexta reimpresión: septiembre de 2023

Título original: *The Crystal Bible volume 2*

Publicado originalmente, en 2009, en el Reino Unido
por Godsfield Press, una división de Octopus Publishing Group Ltd.
Carmelite House, 50 Victoria Embankment Londres EC4Y 0DZ, Reino Unido

© 2009, Octopus Publishing Group Ltd.

Traducción: Miguel Iribarren

De la presente edición:
© Distribuciones Alfaomega S. L., Gaia Ediciones, 2009, 2023
Alquimia, 6 - 28933 Móstoles (Madrid)
e-mail: grupogaia@grupogaia.es
www.grupogaia.es

ISBN: 978-84-8445-366-6
Depósito legal: M. 38.490-2016

Impreso en Malasia

Cualquier forma de reproducción, distribución, comunicación pública o transformación de esta obra solo puede ser realizada con la autorización de sus titulares, salvo excepción prevista por la ley. Diríjase a CEDRO (Centro Español de Derechos Reprográficos, www.cedro.org) si necesita fotocopiar o escanear algún fragmento de esta obra.

NOTA: Un asterisco (*) tras una palabra indica que la misma puede ser consultada en el glosario (pág. 376-383) para obtener una explicación más detallada.

ADVERTENCIA: Las piedras que se presentan en este libro no tienen efectos médicos, y la información facilitada no tiene la intención de sustituir los tratamientos médicos. Si tienes alguna duda con respecto a su uso, debes consultar a un terapeuta cualificado. En el contexto de este libro, la enfermedad es una alteración*, la manifestación final de un desequilibrio o tensión espiritual, medioambiental, psicológico, kármico*, emocional o mental. Sanar significa volver a equilibrar mente, cuerpo y espíritu, y facilitar la evolución del alma; no implica una cura. De acuerdo con el consenso existente entre quienes curan con cristales, llamaremos cristales a todas las piedras, tanto si tienen estructura cristalina como si no.

ÍNDICE

ÍNDICE ALFABÉTICO	6
ABUNDANCIA DE CRISTALES	10
VIBRACIONES CRISTALINAS	12
DIRECTORIO DE CRISTALES	**34**
REFERENCIA RÁPIDA	356
GLOSARIO	376
ÍNDICE DE NOMBRES	384
AGRADECIMIENTOS	400

ÍNDICE ALFABÉTICO

A
Actinolita	36
Actinolita negra	37
Adamita	38
Aegirina	40
Ágata árbol	47
Ágata de Bostwana	42
Ágata con bandas grises	42
Ágata fuego cuarteada	44
Ágata piel de serpiente	45
Agrelita	49
Ajoíta con papagoíta	223
Ajoíta con shattuckita	223
Alexandrita	50
Amatista Herkimer	224
Ambligonita	52
Ammolita	54
Annabergita	56
Aragonita azul	69
Astrofilita	58
Atlantasita	59
Avalonita	61

B
Barita	63
Berilonita	65
Bertrandita	337
Biblioteca de luz	240
Bixbita	66
Bornita	73
Bornita sobre plata	74
Brasilianita	75
Broncita	77
Brote interferencia de los Himalayas	270
Bustamita	79
Bustamita con sugilita	80
Bytownita	327

C
Cacoxenita	81
Calcedonia azul en drusa	61
Calcedonia dendrítica	118
Calcita carámbano	89
Calcita «estallido estelar diente de perro»	92
Calcita hematoide	87
Calcita mariposa	88
Calcita miel fantasma	88
Calcita «piedra de las hadas»	83
Calcita rayo estelar	91
Calcopirita	100
Casiterita	94
Cavansita	96
Celestobarita	98
Citrino Herkimer	225
Clevelandita	104
Cobalto-calcita	85
Conicalcita	106
Covellita	107
Creedita	109
Creedita naranja	110
Crisotila	102
Crisotita	102
Cristal de Libia	180
Crocoita	111
Cuarzo actinolita	37
Cuarzo amatista ahumado	295

ÍNDICE ALFABÉTICO

Cuarzo amatista elestial	254
Cuarzo amatista Herkimer	224
Cuarzo amatista Veracruz	315
Cuarzo amfibole	227
Cuarzo ángel fantasma	227
Cuarzo aura tanzanita	312
Cuarzo azul	229
Cuarzo azul con lazulita	231
Cuarzo blanco Morión	269
Cuarzo Branderberg	232
Cuarzo catedral	240
Cuarzo catedral ahumado	241
Cuarzo catedral citrino	241
Cuarzo celestial	242
Cuarzo chamán	287
Cuarzo citrino ahumado	297
Cuarzo con ajoita	222
Cuarzo con inclusión de turmalina azul	230
Cuarzo con mica lepidolita	266
Cuarzo cristal del cambio	289
Cuarzo cromo chino	244
Cuarzo de las hadas	257
Cuarzo elestial	252
Cuarzo elestial ahumado	253
Cuarzo en drusa	250
Cuarzo en drusa sobre esfalerita	251
Cuarzo espíritu	300
Cuarzo estrella holandita	304
Cuarzo Faden	255
Cuarzo fantasma	275
Cuarzo Fenster	258
Cuarzo fresa	308
Cuarzo glacial grabado	260
Cuarzo hielo	260
Cuarzo indicolita	230
Cuarzo kundalini	262
Cuarzo lámina de azúcar	310
Cuarzo lila	267
Cuarzo Morión	268
Cuarzo nirvana	270
Cuarzo prasiolita	282
Cuarzo oro verde	274
Cuarzo río naranja	272
Cuarzo rojo bosquimano en cascada	236
Cuarzo rojo chino	246
Cuarzo rosa ahumado	298
Cuarzo rosa cuarteado	280
Cuarzo Satyaloka	284
Cuarzo satyamani	285
Cuarzo semilla estelar	306
Cuarzo semilla lemuriano	263
Cuarzo Serifos	286
Cuarzo siberiano	291
Cuarzo Sichuan	293
Cuarzo sueño	248
Cuarzo vara de las hadas	311
Cuarzo vela	238
Cuarzo ventana	258

ÍNDICE ALFABÉTICO

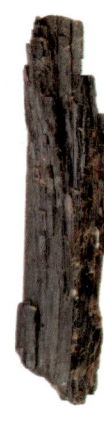

D
Daburita aqua aura	115
Danburita dorada	114
Danburita en drusa	115
Datolita	116
Dedo de bruja	37
Diopsida	119
Dolomita perla balneario	209
Dumortierita	121

E
Epidoto	125
Epidoto en cuarzo	248
Eritrita	127
Escapolita	320
Espectrolita	326
Especularita	328
Estibnita	329
Eudialita	128

F
Feldespato rojo con fenacita	317
Flor de cobalto	127
Fluorita opalizada	337
Frondelita	134
Frondelita con estrengita	135
Fulgurita	136

G
Gaspeíta	140
Girasol	203
Goetita	142
Goetita arco iris iridiscente	143
Greenlandita	144

H
Hackmanita	146
Hackmanita con ussingita violeta	147
Halita	148
Hanksita	150
Hedenbergita	286
Hematite con rutilo	152
Hematite especular	328
Hemimorfita	154
Herderita	156
Herkimer «ahumado»	225
Herkimer azul con boulangerita	226
Herkimer dorado enhidro	226
Heulandita	158
Hiperestena	327
Huebnerita	160
Huebernita	160

J
Jade lemuriano	174
Jaspe amapola	165
Jaspe océano orbicular	163
Jaspe orbicular piel de leopardo	161
Jaspe selva tropical	167

K
Kakortokita	169
Kianita cristalina	171
Kianita negra	172

L
Labradorita terciopelo	327
Labrodorita amarilla dorada	327
Lazulita	173
Lepidocrocita	178
Limonita	182

M
Marcasita	184
Mariposita	283
Menalita	186

ÍNDICE ALFABÉTICO

Merlinita	188
Molibdenita	190
Molibdenita en cuarzo	191

N/O

Natrolita	194
Neptunita	195
Novaculita	196
Nuumita	198
Oligiocrasa	201
Oligocrasa	201
Ópalo azul	203
Ópalo azul andino	202
Ópalo de Oregón	203
Ópalo púrpura	337
Oro del sanador	175

P/Q

Pasión púrpura	337
Pedernal	132
Picrolita	60
Piedra azul Preseli	211
Piedra caligrafía	93
Piedra cebra	353
Piedra dálmata	112
Piedra de la Atlántida	163, 240
Piedra de luna arco iris	72
Piedra de luna azul	71
Piedra eilat	123
Piedra Gaia	138
Piedra melodía	333
Piedra pómez	214
Piedra tiffany	337
Pirofilita	218
Psilomelane	188
Purpurita	216
Quantum quatro	219

R/S

Rosa del desierto	208
Rubí en matriz Fiskenaesset	130
Rutilo	318
Sangre de Isis	67
Sangre de Lopar	169
Sangre de reno	339
Selenita fantasma	207
Selenita melocotón	206
Septaria	322
Serpentina piel de leopardo	176
Shiva lingam	324
Siete sagrados	333
Stichtita	331
Super siete	333

T

Tanzanita	335
Tectita del desierto libio	180
Tectita oro libio	180
Titanio	318
Topacio místico	192
Tugtupita	339
Tugtupita con nuumita	342
Turmalina paraiba	204

U/V

Uranofana	334
Ussingita	345
Ussinguita con tugtupita	347
Ussinguita en sodalita	347
Vivianita	348

W/Y/Z

Wavellita	350
Youngita	351
Zircón	354

ABUNDANCIA DE CRISTALES

Piedra azul Preseli

En este segundo volumen de La Biblia de los Cristales encontrarás más de 200 cristales y piedras combinadas que no se detallaron en el primer volumen, además de unos cuantos cristales que se han explorado más detenidamente. Este volumen adicional se ha hecho necesario por la abundancia de cristales en el mercado. La mayoría de ellos tienen vibraciones* elevadas que producen la alquimia espiritual y la curación multidimensional. Algunos son resonancias* más elevadas de piedras existentes —por ejemplo, la greenlandita de la aventurina y la espectrolita de la labradorita— y llevan la energía de las piedras existentes a un nuevo nivel. Otras piedras se han usado durante milenios y ahora, finalmente, tenemos más acceso a ellas. Rusia está enviando cristales a Occidente, lo mismo que China, y los Himalayas también han revelado su generosidad. Aunque están lejos de ser accesibles, las antiquísimas rocas de Groenlandia, reveladas por la recesión del hielo, también están ofreciendo piedras notables.

Piedra Tiffany

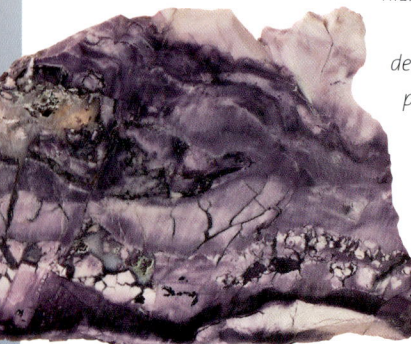

No sólo se están abriendo nuevos yacimientos de minerales, sino que actualmente Internet y las páginas donde se subasta en línea permiten obtener de manera casi instantánea una piedra de cualquier parte del mundo. Si bien las descripciones en línea de las piedras —especialmente de su tamaño— deben revisarse cuidadosamente antes de realizar la compra, este medio permite

Topacio místico

conseguir algunos cristales excelentes, y la diversión de pujar hace que el proceso sea más especial: el éxito indica que esa piedra estaba destinada a ti.

A la hora de comprar piedras procura recordar que la más grande no es necesariamente la mejor y que las piedras más bellas no son necesariamente las más potentes. Tampoco es necesario tener piedras facetadas. Aunque las piedras facetadas dan joyas preciosas y llevarlas puestas es un deleite, la piedra en bruto puede ser igual de potente, dependiendo de lo que quieras hacer con ella. Procura que tu criterio a la hora de comprar la piedra sea: «es adecuada para mi propósito», y considera la energía de cada piedra concreta. Cuando tu corazón siente la piedra, eliges sabiamente.

Stichtita

Tugtupita

El directorio de cristales (véanse páginas 34-355) describe cómo funcionan las piedras espiritual, kármica*, medioambiental, fisiológica, mental, emocional y físicamente, para poder elegir con precisión la piedra que mejor se adapta a tus necesidades. El directorio indica dónde colocar la piedra para que su impacto y su efecto curativo sean máximos, y te ayuda a combinar y colocar las piedras para potenciar la energía, proteger tu espacio, abrir los chacras y los meridianos* de energía sutil, y viajar* de manera segura por los mundos multidimensionales que nos envuelven. Todos los cristales necesitan ser limpiados y activados antes de su uso, y en la parte posterior de este libro (véanse páginas 356-375) encontrarás una sección llamada «Referencia Rápida» que te ayudará a ponerte en marcha y que incluye una guía de los chacras.

Calcita piedra de las hadas

Quantum quattro

Cuarzo aura mandarina

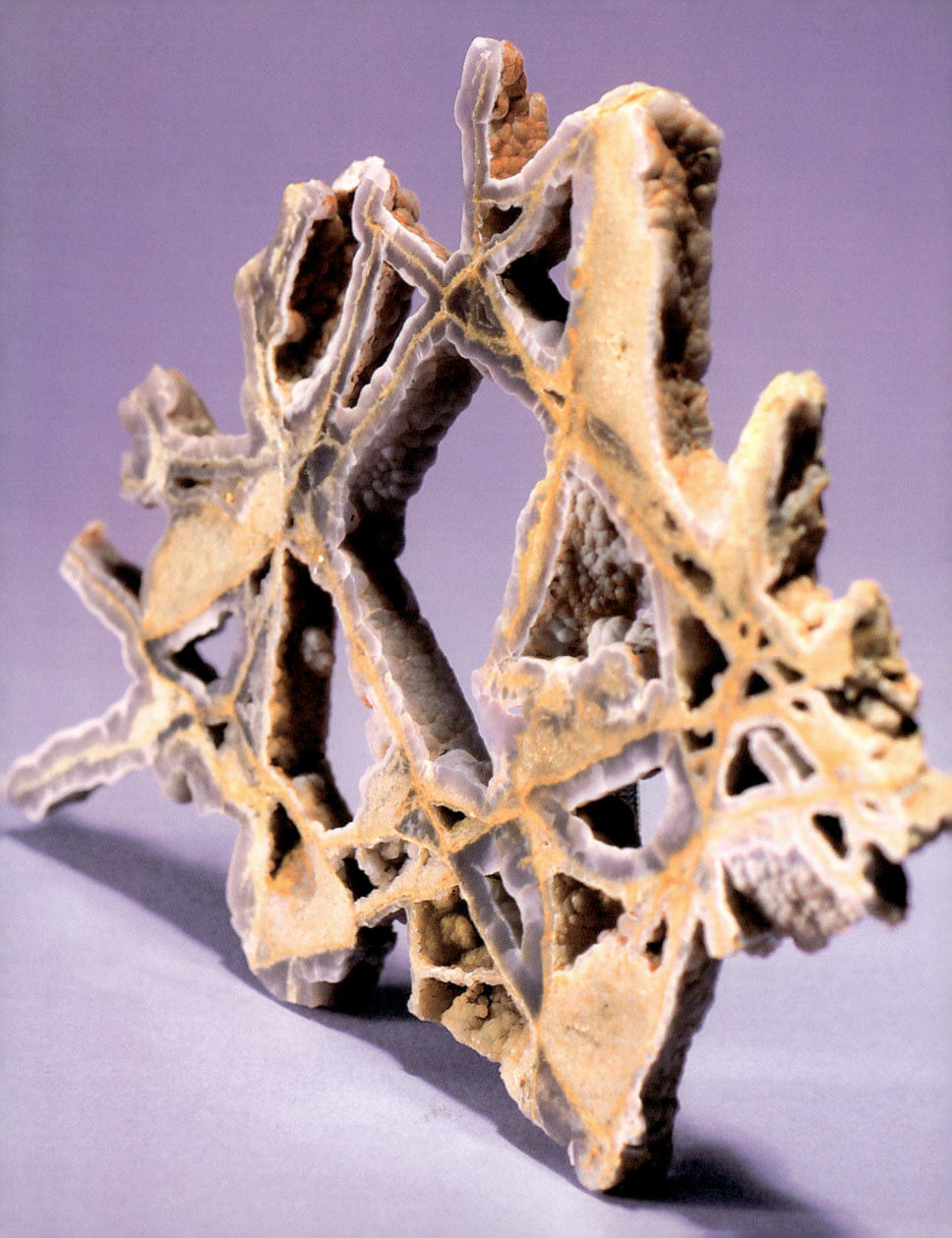

VIBRACIONES CRISTALINAS

El día que fuiste creado te pusieron junto al querube, colocado en el monte santo de Dios, y andabas en medio de piedras de fuego.

Esta imagen nostálgica de un rey adornado con cristales y caminando en medio de piedras de fuego en el Jardín del Edén está en el Antiguo Testamento, un libro atesorado por tres religiones del mundo. Tanto en el Antiguo como en el Nuevo Testamento hay numerosas referencias a los cristales. Según la revelación de San Juan el Divino, la Nueva Jerusalén estaba construida sobre un lecho de cristal. Y también se habla de una pieza esencial de la vestimenta del sacerdote: el peto del sumo sacerdote, un elemento adornado con gemas. En el Éxodo 28:17-20, esta pieza se describe así:

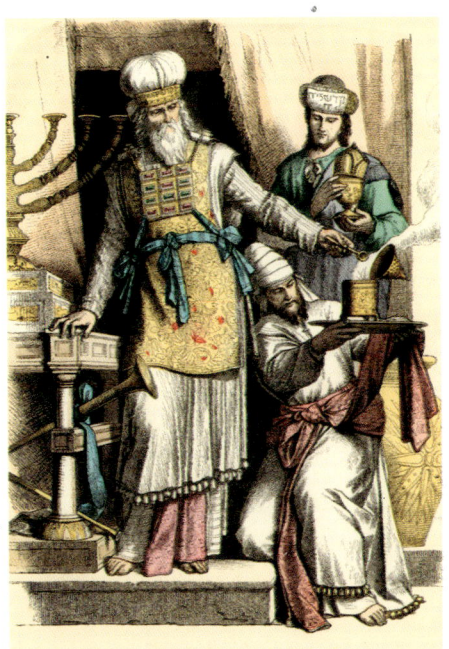

El sumo sacerdote judío con el peto sobre el pecho.

Lo guarnecerás de pedrería en cuatro filas. En la primera fila pondrás una sardónica, un topacio y una esmeralda; en la segunda, un rubí, un zafiro y un diamante; en la tercera, un ópalo, un ágata y una amatista, y en la cuarta, un crisolito, un ónice y un jaspe. Todas estas piedras irán engarzadas en oro.

Los problemas de traducción nos impiden saber exactamente qué piedras se usaban en el peto, pues diferentes versiones de la Biblia citan piedras diferentes. El zafiro, por ejemplo, era desconocido en esa parte del antiguo mundo, de modo que «zafiro» hace referencia al lapislázuli, que tuvo que ser llevado allí desde lo que hoy es Afganistán. El «carbunclo» podría ser el granate o la cornalina, la «esmeralda» podría ser aventurina verde y el «diamante» podría ser cuarzo claro. En contra de la opinión popular, las piedras del peto del sumo sacerdote no pueden haber sido el origen de las piedras natales de nuestros días.

Ónice con marcas simulando las esferas

El ónice estaba montado sobre los hombros del peto y esta piedra a menudo tiene marcas que, según se dice, se parecen a la escritura celestial. Josefo, un historiador romano que escribió unos 1.500 años después del Éxodo, nos da, en *Antigüedades Judías*, una descripción del uso del pectoral como oráculo:

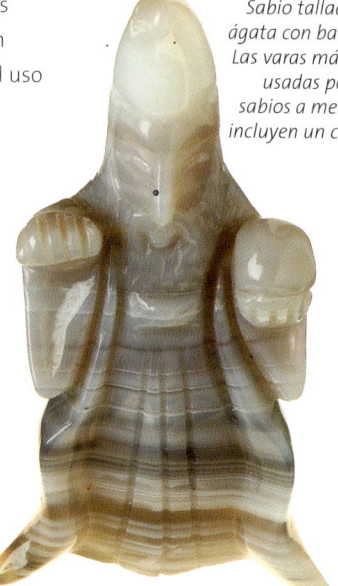

Sabio tallado en ágata con bandas. Las varas mágicas usadas por los sabios a menudo incluyen un cristal

> *Porque, en cuanto a las piedras que el sumo sacerdote llevaba sobre los hombros, que eran sardónicas (y creo que no hace falta describir su naturaleza, puesto que todo el mundo la conoce), una de ellas brillaba cuando Dios estaba presente en sus sacrificios [...] rayos brillantes salían de ella, siendo vistos aún por aquellos que estaban más lejos; antes ese esplendor no era natural de la piedra.*

VIBRACIONES CRISTALINAS

Nadie sabe cómo o por qué los seres humanos empezaron a usar cristales, pero existen pruebas de que han venido haciéndolo durante miles de años. Aún hay cristales sorprendentes que se nos están dando a conocer, y todos ellos, menos unos pocos, tienen sus orígenes en la profundidad de la Tierra. Las excepciones son el resultado de sucesos «sobrenaturales», como la fulgarita, que nace de la arena golpeada por los rayos. Los cristales resultantes parecen regalos de los dioses, y el alto aprecio que alcanzaban queda ilustrado por el uso de la tectita oro libio en los ornamentos funerarios de Tutankhamon.

Los cristales son como almacenes en miniatura que guardan un registro del desarrollo de la Tierra a lo largo de millones de años. Se metamorfosearon conforme el planeta mismo cambiaba; podríamos pensar que son el ADN de la Tierra o una impronta mineral de la evolución. Tomen la forma que tomen, la estructura cristalina de estas piedras absorbe, conserva, enfoca y emite energía, especialmente de la banda electromagnética. Y como los cristales son tan eficaces a la hora de potenciar la energía y limpiar el espacio, al ponerlos en entramados* o rejillas podemos crear entornos seguros para vivir, amar, trabajar y jugar.

VIBRACIONES CRISTALINAS

HISTORIA DE LOS CRISTALES

Pedernal

Tal vez pienses que los cristales son una moda de la Nueva Era, pero en realidad son una de las formas de curación más antiguas y siempre han sido usados para proteger. El pedernal, en forma de piedra o hacha pulida, se ha encontrado en muchas tumbas neolíticas, y los cristales eran sagrados en todo el mundo antiguo. La especularita, por ejemplo, que simboliza la sangre de la tierra, se extrae de las minas africanas desde hace 40.000 años aproximadamente, para propósitos cosméticos y rituales, y ha sido rociada sobre los cuerpos de los muertos durante miles de años. De acuerdo con un antiguo texto médico hace 5.500 años, en Iraq se ponía lapisázuli y jaspe alrededor de las personas vivas para curar sus enfermedades y se usaba la hematite para tratar enfermedades de la sangre exactamente igual que en nuestros días. En Egipto, en torno a 1.900 a.C., se colocaban lapislázuli, jaspe, cornalina y turquesa alrededor de los cuellos de los recién nacidos para protegerlos.

Especularita

Los cristales forman parte integral de la mitología. La diosa sumeria Inanna (una antecesora de Afrodita y Venus) llevaba joyas de lapislázuli y viajaba al submundo llevando sus varas de lapislázuli para medir el tiempo y la duración de la vida de las personas. Se creía que los cristales eran la carne de los dioses, y que los

Sangre de Isis

dioses eran seres de cristal. La tectita oro libio, la Sangre de Isis, el lapislázuli y la turquesa hallados en las joyas funerarias de Tutankhamon no sólo se usaban para decorar: servían para proteger y llevar el alma hasta el siguiente mundo. Se emprendió un viaje de más de 800 áridos kilómetros para obtener el oro libio del escarabajo de su pectoral, que retrataba el viaje diario del Sol y la Luna por el cielo.

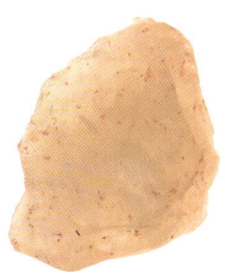

Tectita oro libio

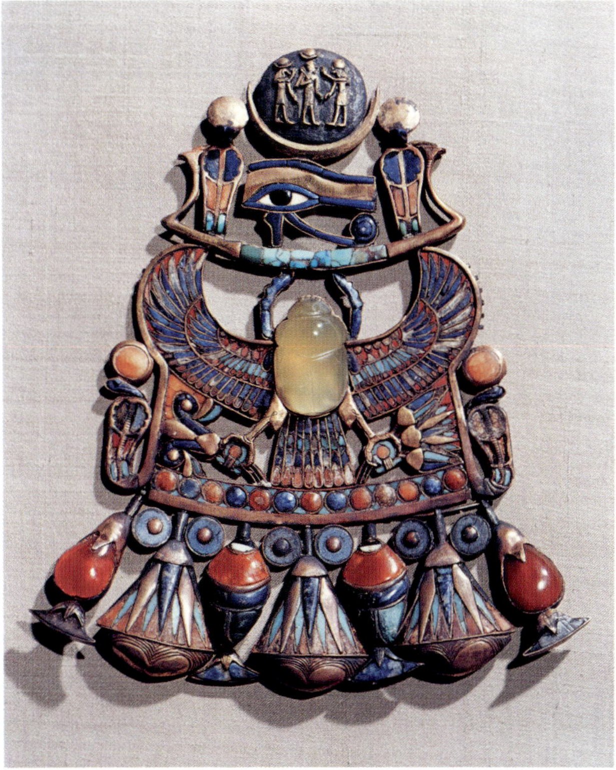

El pectoral de Tutankhamon con el escarabajo solar en el centro, debajo de la barca lunar.

Piedra azul Preseli

En India se han usado remedios cristalinos asociados con los signos astrológicos durante miles de años, al igual que en Egipto, donde la mitología nos cuenta que un par de serpientes celestiales lucharon y su sudor cayó sobre la Tierra en forma de gemas. En China, los cristales pertenecían al reino de los dioses, y tanto en ese país como en Japón se creía que las gemas llovían de un cielo lapidario. Muchas culturas concibieron que había una serie de cúpulas de cristal rodeando el cielo, alrededor de las cuales los planetas giraban y las estrellas se mantenían en su lugar. Los aborígenes australianos creían que los fósiles y las gemas venían del País de los Sueños, un lugar idílico parecido a los tiempos del Jardín del Edén. En la isla de Man, los vikingos noruegos erigieron una capilla con el suelo de cuarzo y en la que había una caja relicario de cuarzo, posiblemente para intensificar el vigor de los santos huesos que contenía. El cuarzo ha sido usado durante miles de años para amplificar la energía y construir círculos de piedra. Los constructores de Stonehenge, en el condado inglés de Wiltshire, transportaron laboriosamente las piedras azules Preseli, desde una distancia de 400 kilómetros, hasta el centro del círculo de curación sagrado.

CRISTALES BÍBLICOS

En Ezequiel 28: 12-14, este profeta se dirige al rey de Tiro, diciéndole:

Así habla el Señor Dios; Eras el sello de la perfección, lleno de sabiduría y acabado en belleza.
Habitabas en el Edén, en el Jardín de Dios, vestido de todas las preciosidades; el rubí, el topacio, el diamante, la crisolita, el ónice, el berilo, el zafiro, el carbunclo, la esmeralda y el oro te cubrían: llenaste tus tesoros y tus almacenes.

Aunque Josefo no era el más fiable de los testigos, es interesante que asuma que todo el mundo estaba familiarizado con la naturaleza de la sardónica.

Volviendo a Ezequiel, el profeta tuvo visiones maravillosas y dio vívidas descripciones de sus experiencias visionarias. Ezequiel 1:4-28 ilustra cómo su llamada a profetizar estaba llena de imágenes de cristales:

> *Miré, y he aquí que venía del septentrión un viento impetuoso, una nube densa, y en torno a la cual resplandecía un remolino de fuego, que en medio brillaba con el color del ámbar...*
> *En el centro de ella había semejanza de cuatro seres vivientes, cuyo aspecto era éste: tenían semejanza de hombre, pero cada uno tenía cuatro aspectos y cuatro alas.*
> *La apariencia de las ruedas y su movimiento tenía el color del berilo...*
> *Y el firmamento sobre las cabezas de las criaturas vivientes tenía el color de un terrible cristal...*
> *Y por encima del firmamento [cúpula] que estaba sobre sus cabezas había semejanza de un trono, con apariencia de zafiro...*
> *Todo el esplendor que le rodeaba en torno era como el arco iris que aparece en las nubes el día de lluvia. Ésta era la apariencia de la gloria del Señor.*

Esta cita describe el famoso «carro de fuego», que actualmente mucha gente interpreta como una nave espacial aterrizando o despegando. De modo que, para Ezequiel, no había nada profano en los cristales; ellos formaban parte integral de su mundo divino.

Un berilo impresionante que irradia fuego

ESTRUCTURA CRISTALINA

La estructura interna de cualquier formación cristalina es constante y no cambia. Es esta estructura interna, más que los minerales de los que están formados, lo que es crucial para la clasificación de los cristales, y cada familia de ellos tiene su propia identidad específica debido a las impurezas químicas, a la radiación, a las emisiones terrenales y solares, y a los medios exactos por los que se formó. En algunos casos, el contenido mineral difiere ligeramente creando colores diferentes. Aunque se pueden formar una serie de cristales a partir del mismo mineral o combinación de minerales, cada tipo cristaliza de manera diferente y las formas afectan al modo en que se enfoca la energía.

LA CORTEZA TERRESTRE

La Tierra comenzó siendo una nube de gas y polvo cósmico girando, y contenía los materiales en bruto de los cristales. Esta nube se contrajo hasta formar una bola fundida y muy caliente. A lo largo de millones de años el magma fundido se enfrió, dando una fina corteza —el manto terrestre— que tiene, en proporción, el grosor de la piel de una manzana. Por debajo del manto, el magma fundido y cargado de minerales continúa hirviendo, enfriándose y burbujeando, y se van formando nuevos cristales. Algunos, como el cuarzo, se forman a partir de los gases incandescentes y de los minerales fundidos en el magma. Estos gases están supercalientes y son proyectados hacia arriba por el movimiento de las placas tectónicas de la superficie terrestre. A medida que los gases penetran en la corteza y se encuentran con la roca sólida, se enfrían y solidifican: un proceso que puede durar eones de tiempo o ser rápido y furioso. Si el proceso es relativamente lento, o si los cristales se forman en burbujas de gas, crecen hasta tamaños relativamente grandes. Los procesos más rápidos dan cristales pequeños. El comienzo y la detención del proceso de crecimiento crea efectos como los cristales fantasmas o autocurados*. Si el proceso es

VIBRACIONES CRISTALINAS

excepcionalmente rápido, se forma un cristal amorfo parecido al vidrio. Cuando los minerales se funden y recristalizan bajo intensas presiones y grandes temperaturas se forman otros cristales. Estos cristales, que reciben el nombre de metamórficos, son sometidos a un cambio químico que reorganiza la retícula original. La calcita y otros cristales sedimentarios se forman a partir de un proceso secundario cuando se desgastan las rocas de la superficie y las gotas de agua mineralizada rezuman por la roca o viajan por un río, y el material erosionado se deposita en forma de nuevos cristales, o cuando los minerales cementan conjuntamente. Otros cristales se forman por evaporación: están distribuidos por capas y tienen una textura más suave. Frecuentemente suelen encontrarse cristales adosados o incrustados dentro de un lecho de roca, denominado matriz.

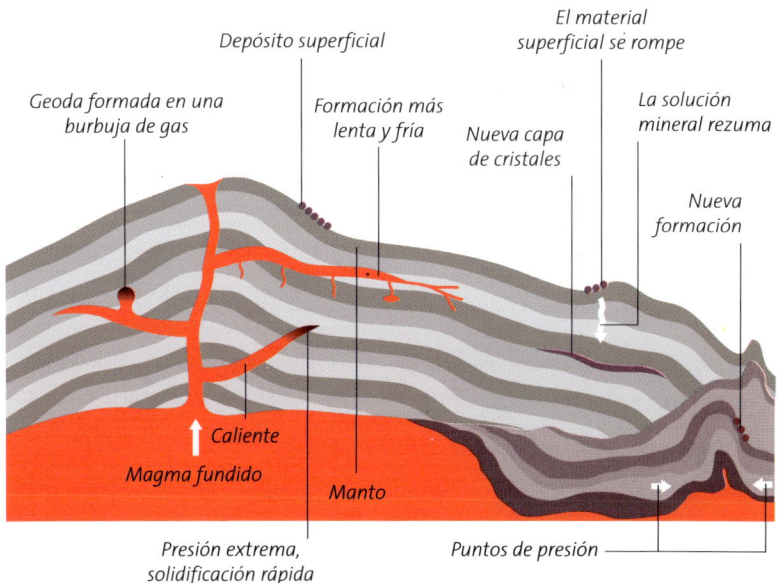

VIBRACIONES CRISTALINAS

PROTECCIÓN CRISTALINA

Los cristales afectan sutilmente a todos los niveles de tu ser. De hecho, los síntomas como la enfermedad pueden ser signos de alteraciones*, bloqueos de la creatividad o angustia emocional: la manifestación final de los desequilibrios o tensiones espirituales, medioambientales, psicológicas, kármicas*, emocionales o mentales. Sanar significa volver a poner en armonía tu mente, cuerpo y espíritu, y facilitar la evolución del alma. Esto no implica una cura en aquellos casos en los que el alma está evolucionando por medio de una experiencia que parece negativa desde fuera, pero los cristales ajustan tu manera de percibir ese aprendizaje, sustentan el máximo bienestar y aceleran la intuición y el crecimiento espiritual.

LOS CRISTALES HABLAN

Entonces, ¿cómo sabemos lo que hacen los cristales? Bien, es simple. Ellos nos lo dicen. Los antiguos pensaban que las piedras estaban vivas, pero sólo respiraban una vez cada cien o doscientos años, y muchas culturas creían que eran encarnaciones de lo divino. Los sanadores que usan cristales están de acuerdo en que estos regalos de la Madre Tierra son seres vivos y los consideran viejos y sabios. Trata a los cristales como amigos. Habla a tus piedras, cógelas, medita con ellas en silencio, invítales a ayudarte y pregúntales cómo quieren trabajar. Te podría sorprender lo fácil que es comunicarse con ellos y cuánto más eficientes son la energía y el trabajo cuando el lenguaje de los cristales asume un nuevo significado. Hablar a los cristales es útil en el caso de las nuevas piedras de alta vibración*, porque cada una de ellas es individual, y no todos los cristales resuenan con todas las personas. Comunicarte con ellos te revelará cuál es el adecuado para ti.

Lo primero que comunica un cristal es que es una herramienta eficaz para potenciar la energía, la sanación y el crecimiento espiritual, pero cada cristal

VIBRACIONES CRISTALINAS

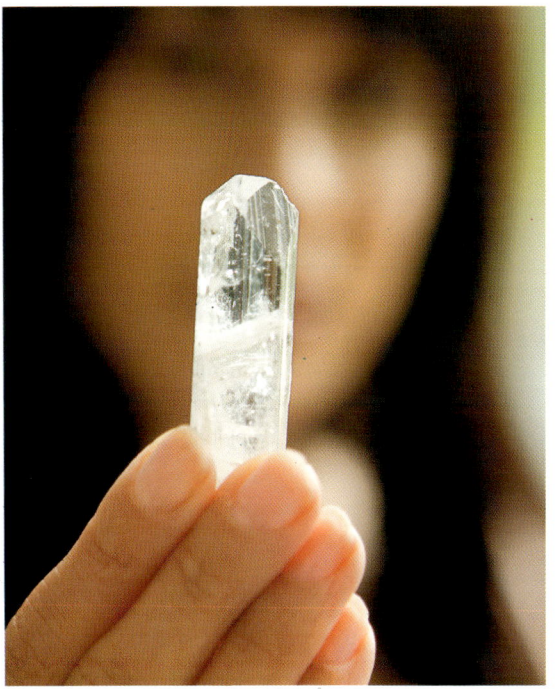

Un cristal te comunicará su propósito si estás dispuesto a escuchar

Cuarzo catedral

funciona de manera única en función de la vibración y de las necesidades individuales. No limites a tu cristal asumiendo que sólo hace ciertas cosas. Todas las posibilidades están abiertas, y cuanto más te sintonices y te armonices con los cristales, más te deleitarán y te sorprenderán.

CRISTALES DE ALTA VIBRACIÓN

Muchos de los nuevos cristales tienen una vibración muy alta, que produce sanación multidimensional y alquimia

Joya de turmalina Paraiba

espiritual si tú vibración y la suya se armonizan. Puede que se requiera cierto tiempo para adaptarse a estos cristales, porque ponen énfasis en que tú debes hacer tu propia sanación, y tu trabajo evolutivo en esta dimensión —que después se expresa en el plano físico—, antes de poder ir a un nivel de vibración superior. Como hacen la mayoría de los cristales, ellos actúan como un espejo de tus energías internas, y podrían producirte un shock si tienes cualidades no reconocidas dentro de ti. Los cristales ayudan a encarnar tu ser más elevado y a manifestar tu identidad espiritual esencial —el amor— en la materia, pero no son un atajo hacia la dicha o la ascensión*. No obstante, cuando es apropiado, facilitan ese cambio y lo estabilizan. Para ver si un cristal de alta vibración resuena contigo, sostenlo delicadamente y siéntate en silencio. Es posible que tu cuerpo vibre al sintonizarse con el cristal o podrías sentirte transportado instantáneamente a otra dimensión energética; esto significa que ese cristal funciona para ti. Si no ocurre esto, elige otro cristal y vuelve a probarlo más adelante, cuando tus vibraciones hayan cambiado. La mayoría de las piedras de alta vibración trabajan lentamente para producir el cambio físico, si es que afectan al cuerpo físico, porque primero actúan en los niveles sutiles del ser. Si una piedra de alta dimensión* provoca una crisis* curativa o catarsis, retírala y sostén un cuarzo ahumado o clorita entre los pies para estabilizar tus energías.

PIEDRAS DE PODER

Algunos cristales, como el cuarzo ahumado elestial, el quantum quattro o cualesquiera de los cuarzos rojos, te reabastecen de energía si te has quedado vacío o agotado. Las piedras rosas fomentan el fortalecimiento emocional, como hacen otras piedras específicas. El cuarzo elestial blanco o amatista y otras piedras de alta vibración te fortalecen a nivel espiritual, y son eficaces en una formación cetro* (véase página 272).

Para fortalecerte con estas piedras, simplemente relájate y sostén el cristal apropiado en tus manos durante 10-15 minutos. Respira suavemente y deja que tus ojos se desenfoquen y se mantengan abiertos al influjo de la energía mientras pides a la piedra que restaure tu poder. También puedes fortalecerte llevando puesto un cristal dedicado (véase página 358).

TOMAR PRESTADA UNA VIRTUD

La mayoría de las piedras funcionan muy bien si son pequeñas, especialmente los cristales de alta vibración, pero en ocasiones se necesita el poder de una piedra de gran tamaño para producir un efecto particular. Si necesitas la energía de un gran cristal pero no puedes costearlo, o si tiene que ser portátil, «toma prestada la virtud», colocando una piedra más pequeña sobre la más grande y deja que ambas se sintonicen durante unos 15 minutos. La piedra pequeña absorberá la energía de la grande para hacer su trabajo, por más distantes que estén la una de la otra. Cuando limpies la piedra pequeña (véase página 358), pide que la limpieza surta efecto también sobre la piedra grande.

Cuarzo río naranja (cetro)

POTENCIAR LA ENERGÍA Y LA LIMPIEZA DEL ESPACIO

La energía se agota cuando tu entorno se ve afectado por la tensión geopática* o la bruma electromagnética*. Distribuir cristales dentro de una habitación neutraliza y limpia las energías negativas, haciendo que ese espacio sea seguro y sagrado, energéticamente equilibrado y purificado. Un espacio puede estar «polucionado» por las emociones negativas emanadas de quienes lo ocupan. Cuelga una gran clorita fantasma o una punta de elestial ahumado en la cisterna del inodoro para limpiar energéticamente toda la casa. También puedes poner cristales para atraer más amor y abundancia a tu vida, o para potenciar una relación amorosa existente o tu vida familiar.

Después de los factores medioambientales, las causas más comunes del agotamiento energético personal son la familia, los amigos y los clientes. Las personas necesitadas se «enganchan» a los cuerpos sutiles* o a los órganos físicos para obtener el alimento que ansían. Son vampiros psíquicos* y pueden enviar pensamientos para controlar lo que haces. Si tienes mucha energía, los chacras alineados y tu protección áurica fuerte, es mucho más difícil que te afecten las energías negativas, la vampirización psíquica o los pensamientos controladores. La manera más simple de elevar tu vibración es llevar puesto el cristal apropiado; recuerda que has de limpiarlo y activarlo antes de usarlo, y purificarlo regularmente (véase página 358). El mejor modo de establecer qué cristal ponerse es mediante la radiestesia (véase página 360) o simplemente elegir aquél hacia el que te sientes fuertemente atraído.

PROTECCIÓN DEL BAZO

La combinación de los cristales con el poder de tu mente ayuda a cortar la vampirización energética*. Si te sientes cansado en compañía de alguien, o cuando te llaman por teléfono, o si sientes dolor debajo de tu axila izquierda, adosa una piedra con cinta adhesiva, como la greenlandita o la gaspeíta, para proteger el bazo un palmo por debajo de tu axila izquierda. Visualiza una gran pirámide tridimensional que desciende hasta tu cintura, tanto por tu parte anterior como por la posterior, para proteger tu bazo (asegúrate de que la pirámide tenga base). Para volver a energizarte, reemplaza esa piedra por

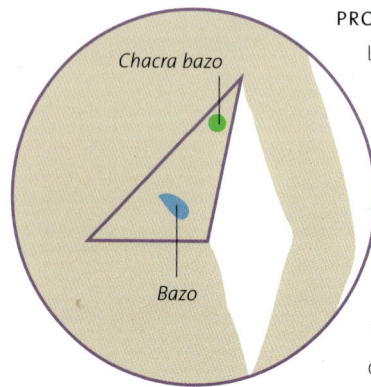

La pirámide visualizada extrae energía de un cristal como la greenlandita, rodeando y protegiendo el bazo

VIBRACIONES CRISTALINAS

quantum quattro u otra de poder. Puedes usar una estructura similar «piedra-y-pirámide» para protegerte el hígado de la ira de los demás y el plexo solar de aquellos que buscan alimento emocional. Pon la piedra a un palmo de tu axila izquierda para obtener sostén emocional, y a un palmo por debajo de la axila derecha para tratar el hígado y la ira.

ESPACIO SEGURO

Los cristales pueden contener el espacio mientras abandonas tu cuerpo y viajas por las dimensiones o entran en lo profundo de ti, y también hacen que tu entorno vital y laboral sea más agradable. En cualquier evento, contener el espacio con cristales potencia drásticamente las dinámicas, y es esencial para trabajar seguro a nivel espiritual. No obstante, para crear y mantener un espacio seguro tienes que estar enraizado en tu cuerpo. Si no estás bien enraizado, estás abierto a una invasión sutil. Por fortuna, establecer entramados* con cristales asienta y guarda tu cuerpo físico, y facilita tu movimiento por las o dimensiones internas*. Los elestiales ahumados de gran tamaño son perfectos para crear un espacio seguro, pero las labradoritas en bruto de gran tamaño funcionan igualmente bien. Para proteger tu espacio de la contaminación, las favoritas son una amazonita o turmalina negra de gran tamaño, pero la greenlandita o el jaspe amapola también funcionan bien; también sirven los elestiales. Un triángulo básico de broncita, con un triángulo invertido de turmalina negra en su parte alta, impide que los malos deseos u otras energías negativas vayan y vengan (véase página 31).

Establecer un entramado con tres piedras en triángulo, o con seis en una estrella de David, limpia, protege y energiza tu espacio. El síndrome del edificio enfermo, por ejemplo, requiere la energía generada por una estructura en zigzag. Merece la pena experimentar con el efecto energético de diversas piedras y formas, y después añadir un cristal de alta vibración o que ayude a enraizar y sentir la diferencia.

Quantum Quattro

Jaspe amapola

CUADRÍCULAS O ENTRAMADOS

Formar cuadrículas o entramados es el arte de colocar una serie de piedras para crear una red energética que proteja y energice el espacio. La manera más fácil de formar una cuadrícula en una habitación u otro espacio es poner un cristal en cada esquina, puesto que esto crea una retícula energética que cubre toda la habitación. No obstante, puedes crear cualquier forma que te parezca adecuada en ese momento (véanse las opciones en las páginas 29-31).

Para saber dónde situar los cristales de un entramado, lo mejor es usar la radiestesia: une los cristales con una vara o un cristal de punta larga, como un lemuriano, para establecer la trama. Las varas son las herramientas tradicionales de los chamanes, sanadores y metafísicos. Se cree que las varas mágicas de los mitos y leyendas fueron usadas por los sanadores con cristales en las antiguas civilizaciones de la Atlántida y Lemuria. Las varas tienen la capacidad de enfocar intensamente la energía a través de su punta, y su capacidad curativa se amplía enormemente cuando se establece una intención (véase página 358). Cuando se usa una vara, es importante permitir conscientemente que fluya la energía curativa universal, entrando por tu chacra coronario y descendiendo por tu brazo hasta la mano que sostiene la vara, y después hacia la vara misma, donde se amplifica y transmite (usar tu propia energía para este propósito es ineficaz, pues te debilita, dejándote agotado y necesitado de curación). Acuérdate de limpiar y activar los cristales antes de usarlos estableciendo una intención clara (véase página 358).

A la hora de formar una trama, las líneas de fuerza podrían tener que atravesar paredes y objetos sólidos (véase página siguiente). Usa el poder de tu mente o una vara de cristal para conectar los puntos: lleva la línea al punto de la pared, obsérvala atravesar la pared y después camina hasta el otro lado para retomar la línea. Véase también el portal de una sola dirección, página 208.

Lemuriano (vara natural)

TRIANGULACIÓN

Necesitarás:
- Tres cristales, limpios y activados.
- Una vara de cristal.

Los entramados triangulares son adecuados para neutralizar la energía negativa y aportar energía positiva.

Coloca un cristal hacia el centro de una pared y los otros dos en las esquinas de la pared opuesta, si es posible formando el mismo ángulo. Si estás trabajando en toda la casa, las líneas de fuerza atravesarán las paredes, de modo que conecta los puntos con una vara para fortalecer la trama (véase página anterior).

ZIGZAG

Necesitarás:
- Ocho cristales, limpios y activados.
- Una vara de cristal.

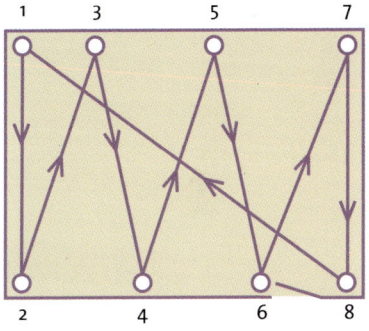

La disposición en zigzag es particularmente útil para lidiar con el síndrome del edificio enfermo y la polución medioambiental.
Coloca los cristales apropiados tal como se muestra en el diagrama, acordándote de volver desde la última piedra que coloques hasta la primera. Limpia las piedras regularmente.

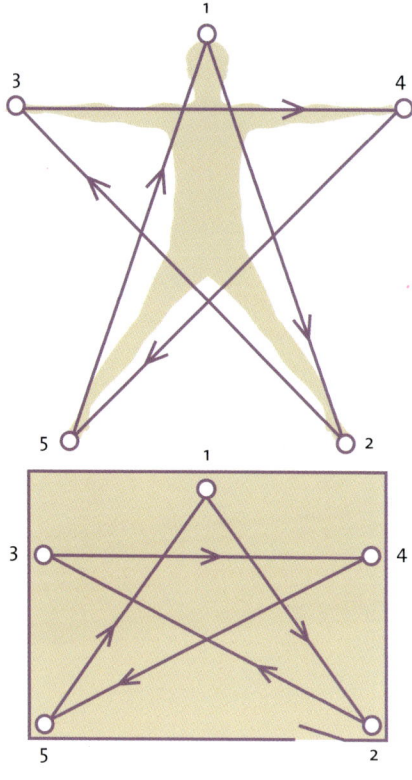

ESTRELLA DE CINCO PUNTAS

Necesitarás:

- Cinco piedras, limpias y activadas.
- Una vara de cristal.

Ésta es una disposición útil y protectora, que llama a su interior el amor y la curación y potencia tu energía. Sigue la dirección de las flechas del diagrama cuando coloques los cristales, y recuerda que has de volver al cristal de partida para completar el circuito. Como la estrella de David, esta disposición puede usarse para colocarla alrededor de un cuerpo y también para una habitación.

FIGURA DE OCHO

Necesitarás:

- Cinco piedras de alta vibración, limpias y activadas.
- Cinco piedras que ayuden a tomar tierra, limpias y activadas.

Esta disposición hace descender la energía espiritual hacia el cuerpo y la funde con la energía de la Tierra extraída a

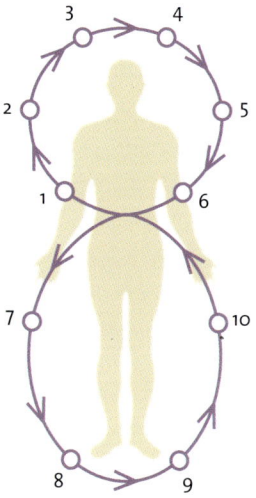

VIBRACIONES CRISTALINAS

través de los pies para crear el equilibrio perfecto. También abre un ancla cósmica* para estabilizarte entre el centro de la Tierra y el centro galáctico, generando la solidez de la energía esencial que te prepara para soportar los cambios energéticos y canalizar energía de alta vibración hacia la Tierra. Pon piedras de alta vibración, como el anfíbol, la cacoxenita o la piedra de luna azul, por encima de la cintura hasta la coronilla de la cabeza, y piedras para enraizarte, como el jaspe amapola, la ágata o la septaria, por debajo de la cintura hasta los pies. Recuerda que has de completar el circuito de vuelta hasta la primera piedra que hayas puesto.

ESTRELLA DE DAVID

Necesitarás:

- Seis cristales, limpios y activados.
- Una vara de cristal.

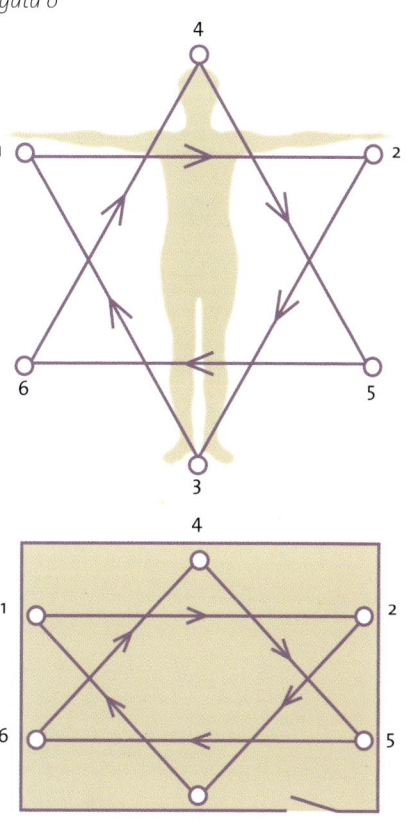

La estrella de David es una disposición clásica de protección, pero también crea un espacio de manifestación ideal cuando se usan grandes granates grosularia, ammolitas y otras piedras de la abundancia. Establece el primer triángulo y une las puntas; después dibuja el otro triángulo en la otra dirección. Junta las puntas. (Si usas broncita y turmalina negra para neutralizar los malos deseos*, dibuja primero el triángulo de broncita, y limpia la estrella a diario.)

LAS PIEDRAS DE GROENLANDIA

Actualmente hay en el mercado unas piedras nuevas procedentes de Groenlandia, de donde proceden los minerales más antiguos de la Tierra. Groenlandia es una tierra de contrastes: fuentes termales calientes y fríos glaciares helados; elevadas montañas y profundos fiordos. Es el hogar de la fascinante aurora boreal y del Sol de medianoche; un lugar de naturaleza espectacular y de extremos, desde el silencio ensordecedor hasta un invierno de oscuridad perpetua. Este país estuvo habitado hace más de 5.000 años por el pueblo inuit de Canadá, y los vikingos llegaron a Groenlandia en frágiles barcos hace más de 1.000 años. La exploración de Groenlandia sigue siendo peligrosa hoy en día. Un intrépido minero describe que tiene que atravesar un sendero peligroso, a lo largo de un acantilado que preside lo alto de fiordo, para llegar a la piedras que ha de transportar montaña abajo en su mochila. El camino es tan estrecho que no puede llevar consigo su equipo de alta tecnología y tiene que arrancar las piedras con las manos. Otro minero tiene que sacar las piedras en helicóptero porque no hay carreteras. No puede sorprendernos que el abastecimiento de piedras como la tugtupita, la ussingita y la nuumita sea limitado, aunque algunas de éstas también se encuentran en otros países. Las gemas de Groenlandia, como la greenlandita, la hackmanita y el rubí Fiskenaesset, son exquisitas y muchas de ellas tienen elevadas vibraciones que facilitan la evolución espiritual, devolviéndonos a la unidad y a una energía delicada que nos enseña a respetar y honrar la Tierra, así como todo lo que contiene y lo que está sobre ella.

Tugtupita

Nuumita

VIBRACIONES CRISTALINAS

Ussingita

La mayoría de las piedras de Groenlandia son fluorescentes, lo que significa que, bajo activación magnética, como la de los rayos del Sol o los ultravioletas, emiten radiaciones electromagnéticas que nosotros percibimos como luz coloreada, una experiencia mágica. La fluorescencia es el resultado de que la piedra cambia a un estado energético más elevado, de modo que no puede sorprendernos que sean sanadoras energéticas eficaces. Otras piedras de Groenlandia son tenebrescentes y cambian de color con el calor o la luz del día. Para los chamanes, estas piedras tienen un aura a su alrededor, y tal vez por eso los pueblos antiguos las consideraban sagradas.

Kakortokita

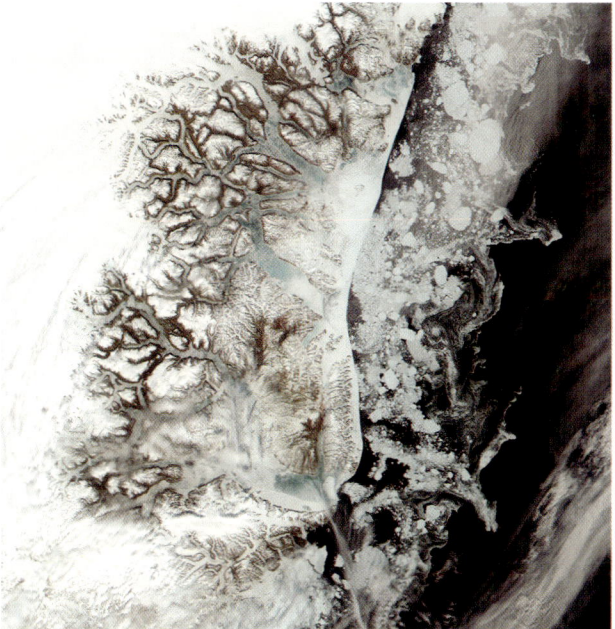

Vista desde el espacio, Groenlandia, con sus brillantes casquetes de hielo, parece un cristal gigantesco

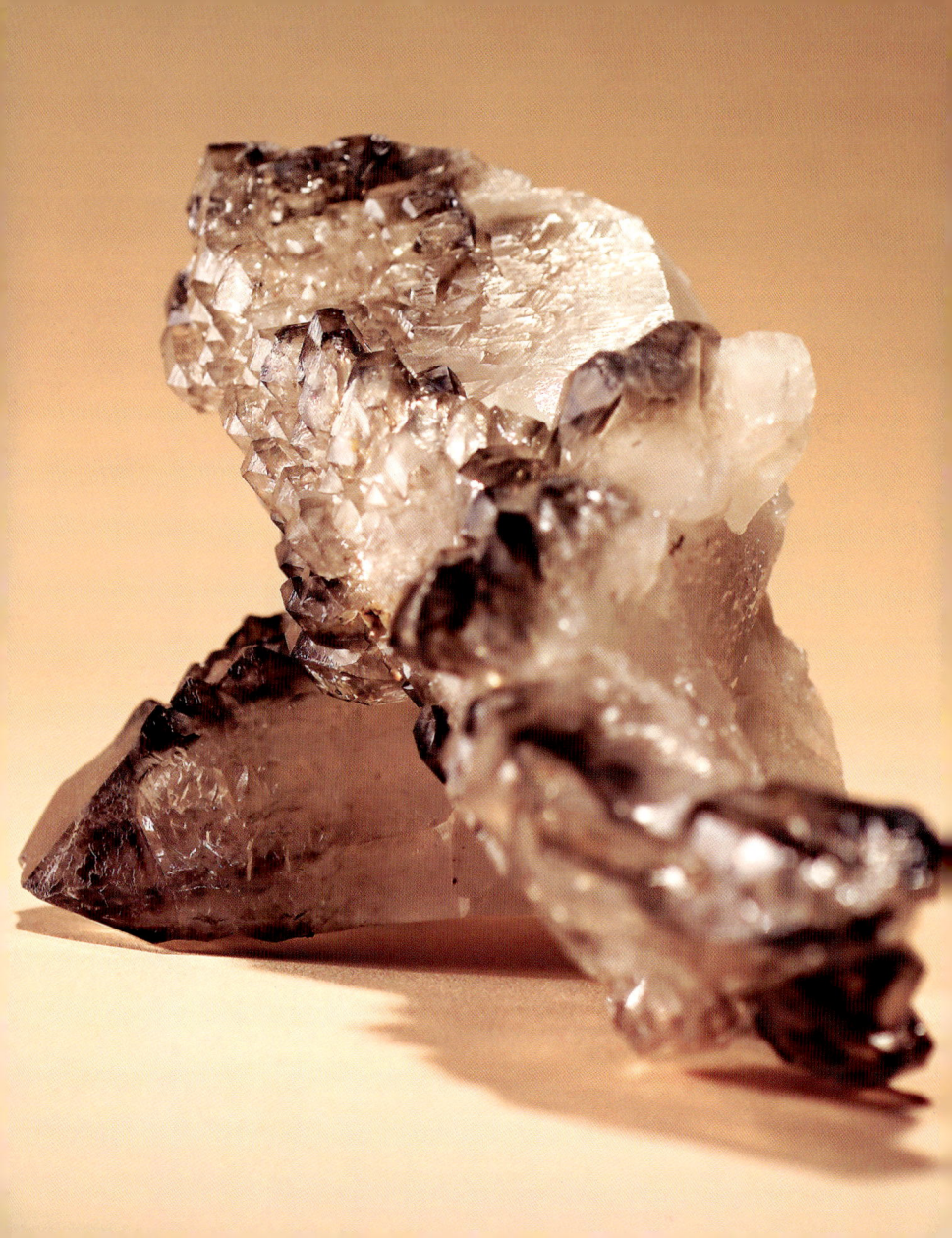

DIRECTORIO DE CRISTALES

Es importante identificar los cristales con precisión y, cuando es posible, las piedras se muestran tanto en estado natural como pulidas o facetadas. En lugar de retratar cristales exquisitamente hermosos, te mostramos lo que encontrarás en las tiendas. La identificación de piedras es un asunto complejo porque algunas antiguas piedras tienen nuevos nombres o la misma piedra podría tener distintos nombres. El cuarzo catedral, por ejemplo, ahora se conoce como biblioteca de luz y piedra de la Atlántida, un nombre que también se aplica al menos a otros tres cristales. Algunos de los nuevos cuarzos son particularmente difíciles de diferenciar. Aunque su apariencia cambia muy poco, sus energías son muy diferentes. Los «cristales del cambio» brasileños se parecen y producen la misma sensación que el cuarzo nirvana, y el cuarzo glacial grabado (también conocido como cuarzo hielo) es similar, mientras que el término «cuarzo celestial» se aplica a dos piedras muy distintas.

Este directorio te ayuda a abrirte camino hasta la piedra exacta (el índice de los cristales está al comienzo del libro, páginas 6-9). Si no puedes encontrar piedras de combinación específicas, usa dos cristales juntos y pide a sus energías que establezcan una sinergia.

ACTINOLITA

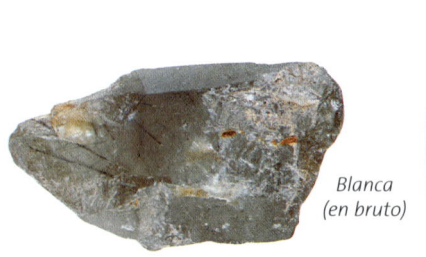
Blanca (en bruto)

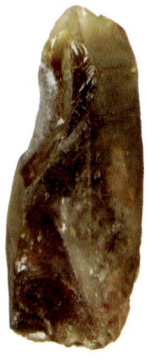
Verde (en bruto)

COLOR	Verde y negro, o blanco
APARIENCIA	Cristales de traslúcidos a transparentes, vítreos, afilados, a menudo incluidos en el cuarzo o masa opaca compacta
RAREZA	Fácil de conseguir
ORIGEN	Estados Unidos, Brasil, Rusia, China, Nueva Zelanda, Canadá, Taiwán

ATRIBUTOS: Resulta útil si encuentras bloqueos o resistencias en tu camino espiritual. La actinolita disuelve lo no deseado o inapropiado. Es una piedra eficaz como escudo psíquico, expande la envoltura* biomagnética y sella sus bordes.

A nivel espiritual, la actinolita conecta con la conciencia superior, equilibrando cuerpo, mente, psique y espíritu. A nivel psicológico, ofrece una nueva orientación y potencia la autoestima. Ayuda a visualizar y a imaginar, expandiendo y potenciando la creatividad espontánea.

Armonizando todas las funciones físicas y estimulando el crecimiento, la actinolita ayuda al cuerpo a ajustarse a los cambios y a recuperarse del trauma.

CURACIÓN: Es beneficiosa para el estrés; se dice que ayuda a curar los tumores relacionados con el asbestos y que fortalece el sistema inmunitario, el hígado y los riñones.

POSICIÓN: Tenla en las manos, distribúyela en cuadrículas (véanse páginas 28-31) o ponla en el lugar adecuado.

FORMAS Y COLORES ESPECÍFICOS

La **actinolita negra** limpia y protege el chacra básico. Retira suavemente de la psique todo lo que ya se ha dejado atrás y está superado, abriendo el camino para que se manifiesten nuevas energías. La actinolita negra ofrece protección eficaz contra los pensamientos negativos, incluidos los propios.

El **cuarzo actinolita** es de ayuda cuando has perdido el camino y estás buscando una nueva dirección. Indica el camino de la evolución constructiva, señalando el momento adecuado y mostrando el valor de los «errores»; es de ayuda para desintoxicar y para el metabolismo.

El **dedo de bruja**, procedente de Zambia, que puede tener actinolita, tremolita, rutilo o mica incluidos* en el cuarzo, es una piedra útil para la curación chamánica y de la Tierra. Para quienes están sintonizados con ella, el dedo de bruja es una herramienta de sanación eficaz durante la enfermedad crónica o severa, pues estimula el flujo de *qi** y acelera el proceso de sanación. Corta con todo lo que está ya superado y alivia y sana el lugar. Esta formación puede usarse para hacer escudos* áuricos, o establecer entramados* en el entorno en periodos de turbulencias y caos. Sus propiedades varían de acuerdo con la inclusión.

Dedo de bruja (formación natural)

ADAMITA

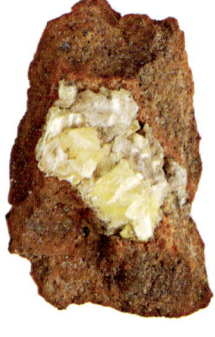

*Cristales naturales
sobre matriz*

COLOR	Amarillo
APARIENCIA	Vítrea, cristal transparente o drusa
RAREZA	Rara
ORIGEN	México, Grecia, Estados Unidos

ATRIBUTOS: La adamita es una piedra muy creativa, pero no tiene un gran impacto espiritual, aparte de potenciar los dones* metafísicos y la comunicación con quienes se hallan en otras dimensiones. Pero si estás regido por la emoción, genera un profundo equilibrio emocional y te ayudará a encontrar un espacio de calma y centramiento donde puedas expresar las emociones sin que tu serenidad interna se vea afectada.

En el plano mental, esta piedra establece un puente entre el corazón y la mente, pues vincula los chacras plexo solar, corazón y garganta con la mente universal, proveyendo claridad y fuerza interna a la hora de lidiar con problemas emocionales y de fortalecer la voluntad espiritual.

A nivel emocional, la adamita te ayuda a comunicar tus necesidades con claridad, especialmente cuando necesitas transformar una interacción emocional a fin de crear más espacio para expresar los sentimientos. Ésta es la piedra perfecta para atraer más alegría a tu vida.

Psicológicamente, la adamita resulta útil si tienes que enfocarte en tareas específicas o afrontar elecciones difíciles. Te ayuda a consultar con tu ser interno y a dirigirte hacia donde se hallan las respuestas; es posible que la respuesta no sea lo que tú esperabas en absoluto. Esta piedra sugiere soluciones sorprendentes e innovadoras, pero que funcionan si confías en el proceso.

Siendo una piedra creativa, la adamita te ayuda a avanzar con confianza hacia un futuro desconocido y activa las capacidades empresariales. Ayuda a identificar nuevas avenidas para el crecimiento, tanto en tu negocio como en tu vida personal, y es la piedra perfecta para programarla (véase página 358) a fin de atraer un nuevo trabajo o más prosperidad.

CURACIÓN: Fortalece el corazón, los pulmones y la garganta, la memoria celular, el sistema y las glándulas endocrinas; es beneficiosa para el desorden afectivo estacional, el síndrome premenstrual y la fatiga crónica.

POSICIÓN: Sostenla, úsala para establecer entramados con ella (véanse páginas 28-31) o ponla en el lugar que te parezca apropiado.

AEGIRINA

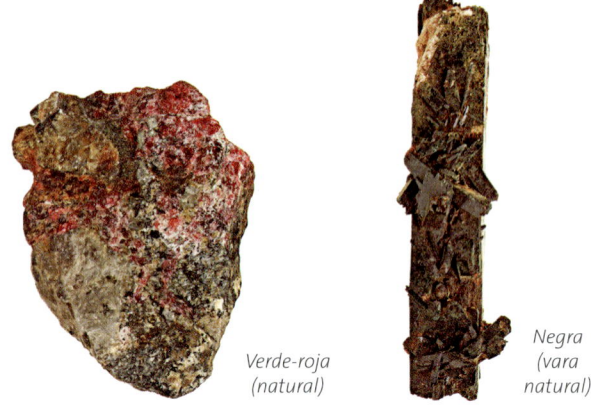

Verde-roja (natural)

Negra (vara natural)

COLOR	Verde-rojo o negro
APARIENCIA	Cristal largo, de transparente a opaco, a veces estriado o pequeños cristales sobre matriz
RAREZA	Fácil de obtener
ORIGEN	Groenlandia, Estados Unidos, África

ATRIBUTOS: La aegirina enfoca la energía para la curación personal o medioambiental, siendo una poderosa generadora de energía. A nivel espiritual, esta piedra potencia la búsqueda de tu verdadero ser y te enseña a serle fiel. La aegirina te ayuda a afrontar tu karma* con confianza e integridad. Es una piedra protectora que resulta de gran ayuda cuando se sufren ataques psíquicos* e influencias mentales, pues disuelve las formas mentales* y ayuda a reparar la envoltura biomagnética después de retirar los elementos adheridos* o la energía negativa.

Psicológicamente , esta piedra facilita la integridad y potencia la autoestima. Fomenta la sinceridad en todo lo que haces y te capacita para hacer lo que sea necesario desde el corazón.

A nivel mental, la aegirina convierte los pensamientos negativos en positivos. Esta piedra te ayuda a ver el cuadro mayor y te anima a escuchar tu propia verdad, sin plegarte a las presiones grupales o a las ideas o ideales de los demás. Te muestra cómo enfocar tus objetivos con sabiduría, estableciendo tu intención sin hacer una inversión emocional en el resultado.

A nivel emocional, la aegirina sana los problemas de relación y transmuta la pena después de una separación. Retira los bloqueos energéticos del cuerpo emocional y potencia las vibraciones positivas.

A nivel físico, potencia los sistemas de autocuración del cuerpo, aumentando el poder curativo de otros cristales.

CURACIÓN: Fortalece la memoria celular* y los sistemas nervioso, inmunitario y metabólico, así como el hígado, la vesícula, el bazo, los músculos y los huesos. Ayuda a superar el dolor muscular, facilitando la eliminación de toxinas.

POSICIÓN: Sostenla, úsala para establecer entramados con ella (véanse páginas 28-31) o ponla en el lugar apropiado. Para estimular el sistema inmunitario, colócala sobre la glándula timo. Para disolver formas mentales, ponla sobre los chacras garganta, tercer ojo o soma.

ÁGATA: ÁGATA DE BOTSWANA Y ÁGATA CON BANDAS GRISES

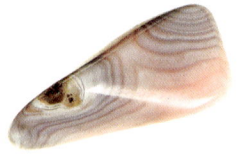

Ágata de Botswana (pulida)

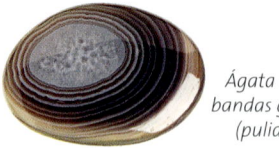

Ágata con bandas grises (pulida)

COLOR	Gris, gris y rosa (la de Bostwana es más rosa)
APARIENCIA	Piedra opaca con bandas apretadas
RAREZA	Fácil de conseguir
ORIGEN	Botswana, Estados Unidos, Marruecos, República Checa, Brasil, Sudáfrica.

ATRIBUTOS: Las ágatas con bandas estimulan el chacra coronario, llevando energía celestial y terrenal a los cuerpos sutiles* y armonizándolos con el cuerpo físico. También son poderosas sanadoras holísticas, que retiran la dualidad y el conflicto, y mantienen el bienestar. Este cristal es eficaz para la curación multidimensional y el trabajo del alma, pues sus bandas te llevan a viajar por otras realidades, diferentes corrientes de conciencia y otras vidas.

Resulta útil para sanar el entorno cuando se establece un entramado con ella alrededor de una casa; impide las «visitas extracorporales» de otras almas y echa atrás a los espíritus que no son bien recibidos. El ágata con bandas se ha usado tradicionalmente para superar la toxicidad física, emocional y mental, y es un receptáculo útil para la energía negativa.

Puesta sobre el tercer ojo, corta rápidamente las conexiones mentales con un gurú, una pareja de una vida pasada o un padre que manipule una conexión infantil anterior para retener el control en el presente, reabasteciendo la energía perdida en tales situaciones. Es particularmente útil cuando un sacerdote o líder de una secta «reza por alguien» para devolver a esa persona a su redil —para que vuelva a estar bajo control—, puesto que esta piedra devuelve la energía compulsiva a su fuente y deja a la persona en libertad de vivir su vida como desee.

A nivel psicológico, el ágata con bandas enseña que la sexualidad es una función natural y que la sensualidad es apreciar la plenitud de la vida con los sentidos. Libera la represión emocional y fomenta la expresión artística. Resulta útil para personas que se sienten heridas fácilmente, pues enseña a sus usuarios a buscar soluciones en lugar de quedarse en el problema; aparta los pensamientos obsesivos y las pautas mentales destructivas. Ayuda a contemplar una imagen más amplia y a explorar territorios desconocidos y la creatividad, al tiempo que presta la atención adecuada a los detalles.

A nivel emocional, esta piedra puede programarse (véase página 358) para protegerte a ti y a tu familia, y para fomentar el amor desinteresado, objetivo y no agobiante.

El ágata de Botswana es útil para quien trabaje con fuego o humo, y ayuda a los que quieren dejar de fumar. Se dice que repele las arañas.

CURACIÓN: Potencia la memoria celular* y la sanación multidimensional; ayuda a desintoxicar y a tratar la depresión, la fertilidad, el cerebro, la asimilación de oxígeno, el pecho, la piel y los sistemas nervioso y circulatorio. Resulta útil para reprogramar la memoria celular después de haber mortificado la carne, las emociones o el espíritu en una vida anterior o en la presente.

POSICIÓN: Sostenla en las manos, úsala para establecer entramados con ella (páginas 28-31) o ponla en el lugar adecuado. Sitúala sobre el tercer ojo para cortar conexiones con un gurú. Si produce mareo, retírala.

ÁGATA: ÁGATA FUEGO CUARTEADA

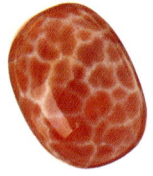

Pulida

COLOR	Naranja
APARIENCIA	Piedra translúcida con bandas y resquebrajada
RAREZA	Bastante fácil de conseguir en tiendas de cristales
ORIGEN	Estados Unidos, República Checa, India, Islandia, Marruecos, Brasil.

ATRIBUTOS: Esta ágata emite una energía poderosa, sintonizada con la llama bermellón* de la voluntad espiritual, siendo eficaz cuando necesitas que te «den una patada en el culo», pues emana fuerza de vida y alegría de vivir. Muy protectora, proporciona un escudo contra los malos deseos*, devolviéndolos a su fuente, para que pueda saber el daño que está haciendo y disiparlo.

La ágata fuego vivifica el cuerpo físico, estimulando la vitalidad y la creatividad a todos los niveles. Potencia la libido, enciende el chacra básico y elimina los anhelos y los deseos destructivos, tratando las adicciones.

CURACIÓN: Restaura la vitalidad y ayuda a superar la fatiga, previniendo el agotamiento y los sofocos; mejora la visión nocturna; resuena con el meridiano triple calentador* y los sistemas reproductor y digestivo.

POSICIÓN: Llévala puesta durante largos periodos.

ÁGATA: ÁGATA PIEL DE SERPIENTE

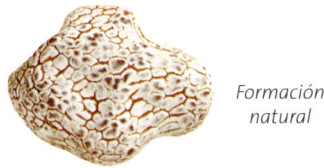

Formación natural

COLOR	Blanca y gris-marrón
APARIENCIA	Cristal parecido a una piel de serpiente
RAREZA	Rara
ORIGEN	Estados Unidos, India, Marruecos, República Checa, Brasil, África

ATRIBUTOS: El ágata piel de serpiente está sintonizada con la dirección sur en la rueda de la medicina (véanse páginas 368-375), siendo una piedra de invisibilidad y una cambiadora de forma natural. Ayuda a integrarse y a viajar sin ser visto, tanto en los mundos físicos como en los mundos espirituales superiores e inferiores*, siendo una acompañante útil para la recuperación del alma*.

Espiritualmente, el ágata piel de serpiente fortalece los chacras básico y sacro, enraizando el alma en el cuerpo y en la tierra, y facilitando la plena aceptación de la encarnación.

A nivel psicológico, el ágata piel de serpiente es una piedra excepcionalmente animada, que ayuda a eliminar la preocupación y la depresión de la vida cotidiana, y te conecta con la alegría de vivir.

Te recuerda que, tal como la serpiente muda su piel, tú puedes dejar atrás tu pasado y renacer.

Cuando se pone sobre los chacras inferiores, esta piedra activa la subida de la kundalini* y fomenta la regeneración. Te presta la astucia de la serpiente cuando tienes que lidiar con personas tortuosas o situaciones difíciles.

A nivel físico, esta piedra ha sido usada desde hace largo tiempo para alisar arrugas y sanar enfermedades de la piel bajo el principio homeopático de «lo similar cura lo similar.»

CURACIÓN: Ha sido usada tradicionalmente para tratar la psoriasis, los desórdenes auditivos y el estómago.

POSICIÓN: Sostenla, crea entramados con ella (véanse páginas 28-31) o colócala donde sea adecuada. Baña tu piel con esencia de esta gema (véase página 361). Sostenla para conectar con la medicina de la serpiente o sitúala al sur de la rueda de la medicina.

ÁGATA: ÁGATA ÁRBOL

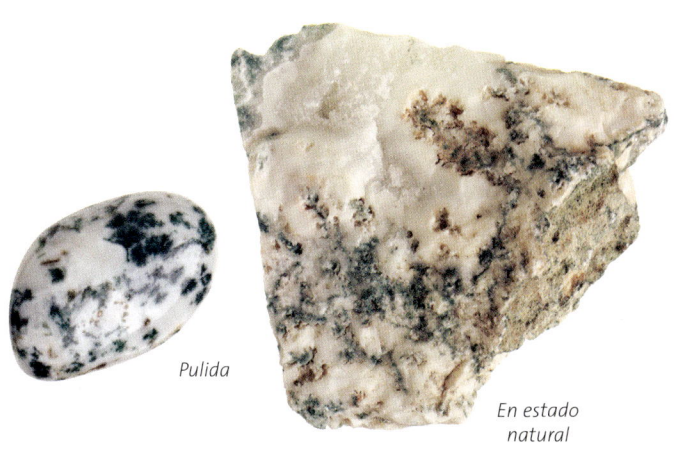

Pulida

En estado natural

COLOR	Blanco y verde
APARIENCIA	Piedra opaca, moteada y con venas
RAREZA	Fácil de conseguir
ORIGEN	Estados Unidos, India, Marruecos, República Checa, Brasil, África

ATRIBUTOS: El ágata árbol es útil como sanadora terrestre y del medio ambiente, siendo un apoyo eficaz para todo tipo de plantas y árboles. Cuando se establece un entramado de ágata árbol en torno a una zona en crecimiento, mejora la germinación y la fertilidad. Esta piedra establece una poderosa conexión con la energía nutriente de la naturaleza y los espíritus naturales, potenciando nuestra conexión con las cosas vivientes y facilitando la comunicación con los árboles y las plantas. Lleva una en el bolsillo para potenciar tu conexión con la naturaleza en estado puro y sentirte seguro en territorio salvaje.

A nivel psicológico, el ágata árbol suscita un sentimiento de seguridad en las situaciones más difíciles. Imparte fuerza y perseverancia, ayudando a afrontar las situaciones difíciles con ecuanimidad y a identificar el don o la lección kármica* que contienen. Esta piedra fomenta una sensación positiva del yo y una confianza inmutable en uno mismo.

A nivel emocional, el ágata árbol ofrece protección contra tu propia negatividad y la de los demás. A nivel físico, restaura y recupera la vitalidad impartiendo fuerza; también sustenta el sistema inmunitario.

CURACIÓN: Este cristal es beneficioso para el sistema inmunitario y ayuda a luchar contra las infecciones.

POSICIÓN: Sostenla, úsala para establecer entramados con ella (véanse páginas 28-31) o ponla en el lugar adecuado. Si tienes el sistema inmunitario débil y susceptible a las infecciones, adosa una ágata árbol sobre tu glándula timo y déjala ahí toda la noche.

AGRELLITA

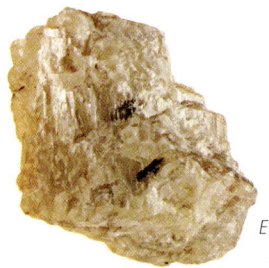

En estado natural

COLOR	Blanco
APARIENCIA	Piedra opaca perlada y estriada
RAREZA	Rara
ORIGEN	Canadá

ATRIBUTOS: La agrellita resulta útil para la sanación psicológica y para superar el bloqueo del escritor, sacando a la luz tus deseos de controlar a los demás y fomentando la independencia y el autorrespeto por ambas partes.

Psicológicamente, saca a la superficie los asuntos reprimidos de la psique que impiden el crecimiento del alma, derrotando al saboteador interno. Detecta bloqueos dentro de los cuerpos físico y sutil*, lo que podría requerir el uso de otros cristales sanadores y una respuesta energética diferenciada.

CURACIÓN: Potencia la curación y la receptividad a la radiónica*; potencia el sistema inmunitario, ayudando a aliviar moratones, hinchazones, infecciones, la quimioterapia y el exceso de alcalinidad.

POSICIÓN: Sostenla, establece entramados o ponla en el lugar apropiado.

ALEXANDRITA

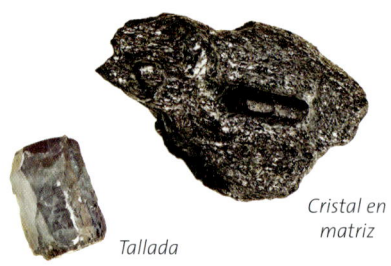

Tallada

Cristal en matriz

COLOR	Verde-roja
APARIENCIA	Arenosa y opaca, transparente cuando tiene facetas, brilla con tonos rojos en función de la fuente de luz
RAREZA	Rara
ORIGEN	Rusia, Estados Unidos, Brasil, China, Irlanda, Suiza, Australia, República Checa, Francia, Noruega.

ATRIBUTOS: Símbolo del poder real y piedra guardián eficaz, la alexandrita fomenta la longevidad, siendo una purificadora y renovadora útil, y se dice que produce una transformación alegre. A nivel kármico*, esta piedra vincula con el conocimiento esotérico que estuvo acumulado en la biblioteca de Alejandría. Cuando se lleva puesta sobre el corazón, se dice que la alexandrita trae buena suerte en el amor y que imparte gracia y elegancia a quien la lleva. Con su capacidad de mostrar dos colores a la

DIRECTORIO DE CRISTALES

vez, esta piedra te permite ver los dos lados de una situación y vincular el corazón con la mente, de modo que ambos produzcan una perspectiva desapasionada e iluminada que abarque e integre los puntos de vista racional e intuitivo.

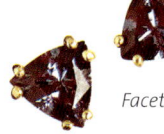

Facetada

Psicológicamente, la alexandrita es una piedra regeneradora que reconstruye la autoestima y el respeto por uno mismo. Al realinearte y centrarte alrededor de ti mismo, refuerza el sentido de tu verdadera identidad. Esta piedra fortalece la voluntad y el sueño, y ayuda a evaluar las emociones con precisión, tanto las tuyas como las de los demás.

A nivel mental, esta piedra inspira la imaginación y te sintoniza con tu voz interna. Produce comodidad, facilita la madurez emocional y fomenta la alegría en la vida cotidiana, enseñándote a no esforzarte tanto. A nivel físico, esta piedra armoniza las energías masculina y femenina, y fomenta la regeneración de los tejidos.

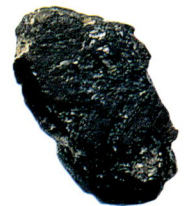

En estado natural

CURACIÓN: Equilibra los sistemas nervioso y glandular; alivia la inflamación, la tensión de los músculos del cuello y los efectos secundarios de la leucemia. Sustenta las glándulas pineal y pituitaria, el bazo, el páncreas, el hígado, los órganos reproductores masculinos y el tejido neurológico.

POSICIÓN: Sostenla, establece entramados con ella (véanse páginas 28-31) o ponla en el lugar apropiado.

AMBLIGONITA

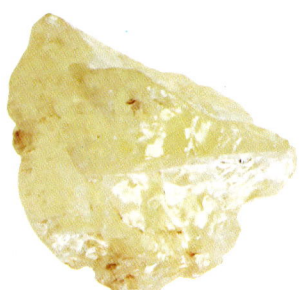

En estado natural

COLOR	Amarillo
APARIENCIA	Lustrosa, opaca, color claro
RAREZA	Fácil de conseguir
ORIGEN	Estados Unidos, Brasil, Francia, Alemania, Suecia, Myanmar, Canadá

ATRIBUTOS: La ambligonita es una piedra extremadamente creativa para las artes, pues promociona y potencia la música, la poesía y la creatividad de todo tipo. Meditar con ella o tenerla cerca expande tus talentos.

Es una piedra de equilibrio psicológico y emocional, que te ayuda a nutrirte a ti mismo y a reconciliar las dualidades, integrando las polaridades del ser. Activa el plexo solar y el chacra coronario superior, une las emociones y la mente, y alinea todo el sistema de chacras para que la energía fluya más libremente entre los cuerpos sutiles*. La ambligonita fomenta la empatía, el servicio y la atención hacia quienes te rodean, sin caer en la trampa de ser un mártir o una víctima.

A nivel espiritual, fortalece tu autoestima, despierta tu *conocimiento* de que eres un alma divina e inmortal y pasas a otros planos cuando acabas la vida terrenal.

A nivel emocional, ésta es una piedra útil para liberar delicadamente los ganchos del plexo solar, especialmente los de parejas del pasado o padres que aún intentan mantener el control. La ambligonita también ayuda a terminar relaciones sin que queden enfados.

En la curación física, la ambligonita activa los sistema eléctricos del cuerpo y, cuando se adosa sobre la glándula timo, protege a las personas sensibles de las emanaciones del ordenador.

A nivel medioambiental, esta piedra es eficaz para entramar áreas de discordancia o desorden público, llevándoles paz y tranquilidad, especialmente cuando está involucrada gente joven.

CURACIÓN: Ayuda a aliviar el estrés, el desorden de déficit de atención y la hiperactividad; se dice que cura desórdenes genéticos, dolores de cabeza, alteraciones de los huesos, el síndrome del intestino irritable y los problemas de estómago y digestivos.

POSICIÓN: Sostenla, establece entramados con ella (véanse páginas 28-31) o ponla en el lugar apropiado.

AMMOLITA

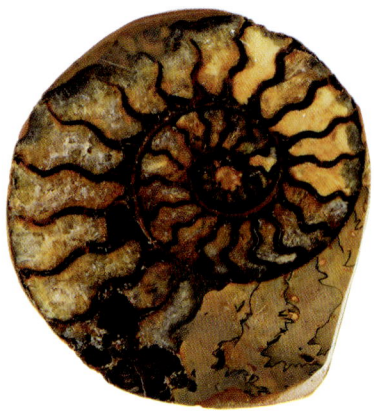

*Cortada
y pulida*

COLOR	Multicolor
APARIENCIA	Concha opalizada, intensamente coloreada
RAREZA	Rara
ORIGEN	Canadá, Marruecos

ATRIBUTOS: La ammolita activa los dones metafísicos y la exploración interdimensional, siendo particularmente eficaz cuando se pone sobre el chacra soma y el tercer ojo. Representa el completar del círculo, volver al punto de partida y conocerlo por primera vez. Tiene codificado en su interior el camino del alma y ayuda a renacer. A nivel espiritual, esta piedra te lleva hacia lo profundo de tu centro y a la compleción. La ammolita activa el poder personal y la voluntad espiritual, convirtiendo la energía negativa en una suave espiral que fluye positivamente. Es una poderosa limpiadora kármica*, y puesta sobre el tercer ojo libera de obsesiones mentales y de los imperativos de vidas pasadas.*

Psicológicamente, la ammolita estimula el instinto de supervivencia y es excelente para todo lo que requiere estructura y claridad, aliviando el trauma de nacimiento que interfiere con el flujo craneosacral. Es también una piedra sanadora de la Tierra.

Los maestros de feng shui llaman a la ammolita la piedra de prosperidad de siete colores. Creen que estimula el flujo de *qi**, la fuerza de vida, a través del cuerpo. Según los maestros, esta piedra es extremadamente afortunada y sugieren que tengas una en casa para que te aporte riqueza, salud, vitalidad y felicidad, y en tu oficina para fomentar los tratos comerciales. Cuando se lleva puesta, se dice que imparte carisma y belleza sensual a su portador.

CURACIÓN: Fomenta el bienestar y la longevidad en general, siendo beneficiosa para el metabolismo celular, la depresión, los dolores de parto, la osteomielitis, la ostitis y el tinitus; para despertar la energía kundalini* y la memoria celular*; para estabilizar el pulso y superar los desórdenes degenerativos. Sustenta el cráneo y el oído interno, los pulmones y las extremidades.

POSICIÓN: Sostenla, establece entramados con ella (véanse páginas 28-31) o ponla en el lugar apropiado.

COLORES FENG SHUI: El rojo representa el crecimiento y la energía; el naranja representa la creatividad y el incremento de la libido; el verde representa la sabiduría, el intelecto y el espíritu emprendedor; el amarillo está asociado con la riqueza, y el azul representa la paz y la salud.

ANNABERGITA

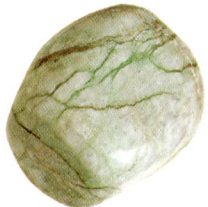

Pulida

COLOR	Verde manzana
APARIENCIA	Piedra opaca
RAREZA	Fácil de conseguir
ORIGEN	Canadá, Estados Unidos, Alemania, Cerdeña, Italia, España, Grecia

ATRIBUTOS: Espiritualmente, la annabergita te enseña que todo es perfecto tal como es, mostrándote la armonía de tu Yo Superior* y abriendo todas las posibilidades. Puesta sobre el tercer ojo, esta piedra mística potencia la visualización y la intuición, y te ayuda a contactar con los seres sabios del universo.

Psicológicamente, puesta sobre el chacra soma, esta piedra te permite saber quién eres realmente y reflejarlo hacia el mundo. Este cristal es elusivo, pues aparece en el momento adecuado, trayendo consigo el conocimiento que necesitas; por tanto, es un indicador útil de cuál es el momento oportuno para el cambio psicológico.

La annabergita alinea la envoltura biomagnética y los chacras, limpiando el chacra tierra y fortaleciendo las energías biomagnéticas. En los meridianos físicos*, potencia los flujos de energía y los armoniza con la trama de los meridianos terrestres, facilitando la sanación celular multidimensional.

A nivel físico, la annabergita despierta el potencial sanador y prepara el cuerpo para recibir radioterapia y para luchar contra las infecciones, e incrementa la receptividad cuando uno se somete a la radiónica* o a cualquier tipo de medicina energética. Puede estimular la ambidestreza, fomentar el aprendizaje de lenguas o la taquigrafía, y la lectura y comprensión de los símbolos y las imágenes oníricas.

CURACIÓN: Sustenta la memoria celular* y ayuda a superar la deshidratación, los tumores, los desórdenes celulares y las infecciones.

POSICIÓN: Sostenla, establece entramados con ella (véanse páginas 28-31) o ponla en el lugar apropiado.

ASTROFILITA

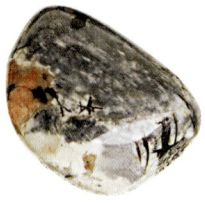 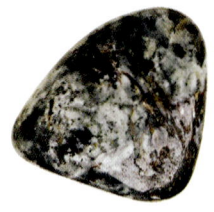

Pulida

COLOR	Amarillo-gris
APARIENCIA	Metálica u hojas perladas
RAREZA	Rara
ORIGEN	Estados Unidos

ATRIBUTOS: Espiritualmente, la astrofilita resalta tu potencial ilimitado, potencia tu percepción y te hace sensible. Activa la capacidad de «soñar la verdad» para ver el camino de tu alma, fomenta las experiencias de salida del cuerpo y actúa como guía y protectora en otros reinos.

Psicológicamente, al permitirte tener una visión objetiva de ti mismo, elimina sin culpa cualquier cosa que ya haya sido superada, recordándote que cuando una puerta se cierra, otra se abre. Promueve la intimidad e incrementa la sensibilidad al toque, siendo de ayuda para el masaje.

CURACIÓN: Es beneficiosa para la epilepsia, los sistemas reproductores, hormonal y nervioso, el síndrome premenstrual, la regeneración celular, el intestino grueso, el alineamiento espinal y los depósitos de grasa.

POSICIÓN: Sostenla, establece entramados o ponla en el lugar apropiado.

ATLANTASITA

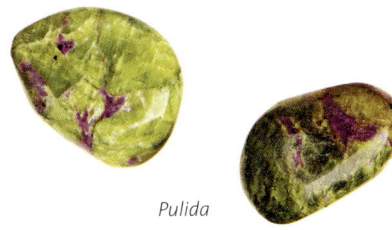

Pulida

COLOR	Verde y lila
APARIENCIA	Combinación opaca de dos colores muy definidos
RAREZA	Se está haciendo más fácil de conseguir
ORIGEN	Australia, Sudáfrica, Canadá

ATRIBUTOS: La atlantasita es una combinación de la serpentina verde y stichtita púrpura que da acceso a vidas pasadas en la Atlántida, reconectándote con tu antigua sabiduría y animándote a completar proyectos puestos en marcha en aquel tiempo.

Al estimular la curación espiritual, esta piedra ayuda a quienes han utilizado equivocadamente sus poderes espirituales en antiguas civilizaciones, permitiéndoles reconocer el uso adecuado del poder y la verdadera naturaleza de la capacitación espiritual. La atlantasita limpia y alinea todos los chacras.

Psicológicamente, la atlantasita rebaja los niveles de estrés y anima a pensar antes de hablar. Resulta útil para animar delicadamente a los niños a modificar las conductas inadecuadas, y también ayuda a separarse de los resultados de malas elecciones o viejas heridas, sanando las pautas que deben quedar atrás y suscitando planteamientos más positivos. Es una armonizadora eficaz de las disputas.

Medioambientalmente, la atlantasita es una sanadora terrenal* muy útil, que aporta paz al entorno y, cuando se entierra, emprende la limpieza telúrica y la reestructuración en lugares donde ha habido muerte y destrucción.

CURACIÓN: Es beneficiosa para la memoria celular*, el estrés, las alteraciones de la sangre, la hipoglucemia y la diabetes.

POSICIÓN: Sostenla, establece entramados con ella (véanse páginas 28-31) o ponla en el lugar apropiado.

(Véase también Stichtita, páginas 331-332.)

FORMA ADICIONAL

La **picrolita** alcanzó altos precios en tiempos prehistóricos. Es un tipo de serpentina verde: una piedra protectora que limpia y equilibra el sistema de chacras e incrementa el vigor. Es una útil sanadora telúrica, y puede distribuirse en retículas y entramados para llevar la lluvia a zonas secas. Emocionalmente, la picrolita sustenta una relación complicada, fomentando el reconocimiento de las cualidades positivas de la pareja. A nivel físico, fortalece el corazón, las glándulas adrenales y el sistema endocrino, fomentando la asimilación de las proteínas. La gema de picrolita tiene una vibración algo más ligera.

Picrolita (en estado natural)

DIRECTORIO DE CRISTALES

AVALONITA

TAMBIÉN CONOCIDA COMO CALCEDONIA AZUL EN DRUSA

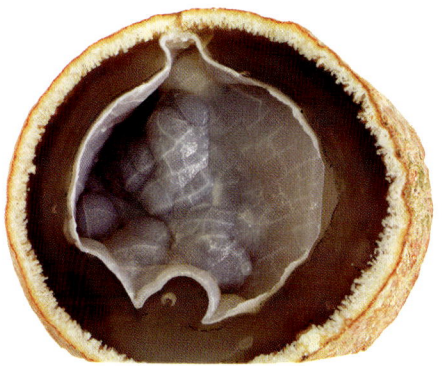

Avalonita en una geoda abierta

COLOR	Azul
APARIENCIA	Pequeños cristales, casi aterciopelados, dentro de una geoda
RAREZA	Rara
ORIGEN	Estados Unidos, Austria, República Checa, Eslovaquia, Islandia, Inglaterra, México, Nueva Zelanda, Turquía, Rusia, Brasil, Marruecos

ATRIBUTOS: La avalonita potencia la visualización y los viajes* (interdimensionales), abriendo la conciencia psíquica y la telepatía entre compañeros del alma. Esta piedra te lleva a los reinos míticos, donde los cuentos de hadas y las leyendas te ofrecen una profunda sabiduría, actuando como traductores y facilitadores para retrabajar creativamente los mitos de tu vida. Comunicando con hadas, elfos y devas*, la avalonita te vincula con la antigüedad mágica y te ayuda a acceder y a conocer el inconsciente colectivo. Para contactar con tu mujer interna sabia o tus encarnaciones como sacerdotisa, mira las profundidades de la avalonita y permite que te transporte suavemente hacia dentro.

Psicológicomente, esta piedra armoniza el conocimiento emocional, mental y espiritual que reside en el centro de tu ser. Potencia el espíritu práctico y estimula la sabiduría interna, especialmente cuando hay que afrontar nuevas situaciones; esta piedra es perfecta para aquellos que temen fracasar o son incapaces de amar, pues te abre el corazón y te permite descubrir la perfección de tu verdadero yo, y reconocer que nunca estuviste solo. Es una sanadora eficaz de la decepción, pues aporta una profunda confianza en el universo.

Como protector medioambiental, la avalonita absorbe la energía negativa, transmutándola, aunque requiere una limpieza regular (véase pág. 358).

CURACIÓN: Es beneficiosa para los cambios de tiempo o de presión.

POSICIÓN: Sostenla, establece entramados con ella (véanse páginas 28-31) o ponla en el lugar apropiado.

BARITA

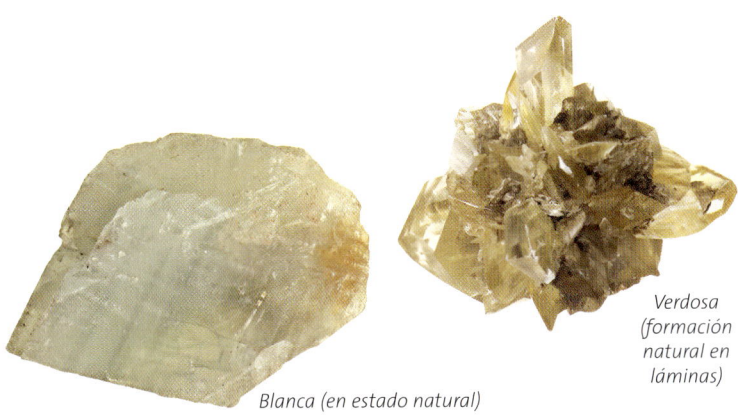

Verdosa (formación natural en láminas)

Blanca (en estado natural)

COLOR	Blanco, naranja, verdoso
APARIENCIA	Cristal claro vítreo, laminado o masa fibrosa
RAREZA	Fácil de conseguir
ORIGEN	Estados Unidos, Gran Bretaña, Alemania

ATRIBUTOS: La barita facilita la comunicación de la visión intuitiva. Es una piedra tradicional para viajar*, pues estimula tanto los sueños como su recuerdo. Si se requiere anonimato y cautela para trabajar ritualmente, la barita los confiere y te guía de vuelta de manera segura.

Espiritualmente, ésta es una piedra útil para limpiar y reequilibrar todo el sistema de chacras. A nivel psicológico, la barita potencia la autonomía. Si te has adaptado a las ideas de otros en lugar de generar las tuyas propias, o si has estado totalmente a disposición de otros, la barita te libera. Por otra parte, también sustenta la lealtad a la persona o el ideal adecuado. Esta piedra permite superar la timidez y ayuda a enfocar la mente y en la comunicación interpersonal. Te enseña dónde están tus límites. Es una piedra muy motivadora, que beneficia a las personas cuyas energías están dispersas o agotadas.

A nivel mental, la barita es buena para la memoria y ayuda a que el cerebro funcione con eficiencia, potenciando tu capacidad de organizar y expresar tus pensamientos.

Emocionalmente, la barita es beneficiosa para las amistades platónicas y fomenta la intimidad y la comprensión de las relaciones de todo tipo. Es una poderosa transformadora que puede producir una catarsis en la que se dejen atrás viejas pautas, obsesiones y miedos (un proceso que es mejor emprender con un terapeuta cualificado); es posible que se necesiten otros cristales para recuperar el equilibrio. La catarsis emocional puede liberar emociones que han estado reprimidas durante mucho tiempo y reestructurar el cuerpo emocional para recuperar la calma.

CURACIÓN: Fomenta la vitalidad y es de ayuda en situaciones relacionadas con la sensibilidad excesiva al frío o a los cambios de temperatura, la memoria, la fatiga crónica, la desintoxicación, el cerebro, la visión, la adicción y el dolor de garganta. Equilibra la química cerebral y calma el estómago y el sistema nervioso.

POSICIÓN: Sostenla, establece entramados con ella (véanse páginas 28-31) o ponla en el lugar apropiado.

BERILONITA

En estado natural

COLOR	De blanco a amarillo pálido
APARIENCIA	Cristal translúcido delicado
RAREZA	Rara
ORIGEN	Brasil, Estados Unidos, Afganistán

ATRIBUTOS: La berilonita abre espiritualmente los dones metafísicos* y contiene luz cristalizada de una vibración extraordinariamente alta*; conecta con la impronta original* para crear un bienestar quintaesencial. Deshace la inquietud de todo tipo, centrándote en ti mismo y mostrándote que cualquier cosa que estés experimentando es la base perfecta para tu evolución, e indica las cualidades que tu alma está desarrollando en cualquier situación, por más inhumana que sea.

CURACIÓN: Funciona mejor más allá del nivel físico del ser, evocando la impronta etérica perfecta y realineando las estructuras celulares con un momento anterior a la existencia de la enfermedad.

POSICIÓN: Sostenla o colócala con cuidado.

BIXBITA

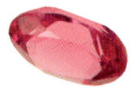 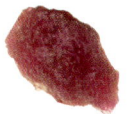

Facetada *En estado natural*

COLOR	Rojo brillante
APARIENCIA	Cristal translúcido o transparente
RAREZA	Extremadamente rara
ORIGEN	Estados Unidos (puede ser fabricada en laboratorio, aunque sus propiedades serán menores)

ATRIBUTOS: Creativa y poderosa, fomenta el coraje, la pasión y la fuerza de voluntad sin egoísmo. La bixbita favorece el respeto hacia los demás. Esta piedra estimula los chacras y los vincula con el corazón, estabilizándote en el amor compasivo y liberando el conflicto kármico* y las viejas heridas. Su color deriva del manganeso, requerido para la reproducción celular y los ácidos grasos a fin de formar nuevas células sanguíneas.

CURACIÓN: Fomenta la autocuración y la reparación celular; da apoyo durante la convalecencia, incrementando el vigor y la vitalidad; es beneficiosa para los órganos reproductores, el hígado y la sangre, los procesos metabólicos y enzimáticos, los dientes y los huesos.

POSICIÓN: Sostenla, establece entramados o ponla en el lugar apropiado. Sobre los chacras básico y sacro, incrementa la fertilidad y la creatividad.

SANGRE DE ISIS

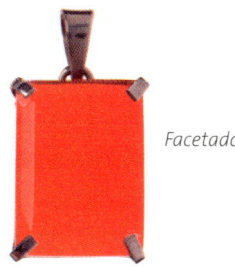

Facetado

COLOR	Rojo
APARIENCIA	Cristal transparente con efecto «humo»
RAREZA	Rara y cara
ORIGEN	Mar Rojo, Egipto

ATRIBUTOS: La Sangre de Isis es una cornalina con calidad de gema que se usó popularmente para los amuletos protectores y las ofrendas a los dioses no sólo en Egipto, sino también en Europa, Myanmar y Japón. Es casi seguro que fuera una de las piedras usadas en el peto del sumo sacerdote (véanse páginas 17-18) y se sintoniza con la energía de Isis, el principio femenino divino.

La diosa Isis era al mismo tiempo una sacerdotisa poderosa, con poder sobre la vida y la muerte, y la esposa y madre devota arquetípica. Cada año se representaba un gran misterio en los templos en su honor: el del nacimiento, la muerte y la regeneración. Meditar o dormir con esta piedra bajo la almohada invoca una profunda conexión con lo femenino universal y con la diosa interna, y también nos ayuda a retirar los velos de Isis a fin de alcanzar la claridad espiritual y la verdadera intuición. El lapidario medieval del rey Alfonso X el Sabio, habiendo traducido un texto árabe muy anterior que preservaba un conocimiento muy antiguo, llamó a la Sangre de Isis la «piedra del sueño», y también le atribuye la cualidad de emitir luz. Se dice que produce un profundo estupor y, aparentemente, se usaba para aliviar el dolor, especialmente durante las intervenciones quirúrgicas.

Espiritualmente, esta piedra ayuda a recordar las partes perdidas y olvidadas de uno mismo, especialmente las relacionadas con el sexo opuesto al del cuerpo que ahora habitas. Ayuda a consumar el matrimonio interno, uniendo las cualidades masculinas y femeninas, y resulta útil a los hombres que han perdido el contacto con la parte creativa y poderosa de su psique.

Psicológicamente, la Sangre de Isis es una piedra excelente para fomentar el perdón. Los antiguos egipcios llevaban puestas cornalinas para calmar la ira, los celos, la envidia y otras emociones negativas. La diosa Isis perdonó a su hermana por robarle a su marido, y a su cuñado por matarlo. Ella conoció la pena profunda, y esta piedra ayuda en el trabajo con la pena, aliviando las pérdidas y produciendo la aceptación de los ciclos de la vida.

A nivel físico, esta piedra ayuda durante la menopausia a la mujer que lamenta la pérdida de su fertilidad y mejora el «síndrome del nido vacío», sintonizándole con un nuevo propósito: el de convertirse en una mujer verdaderamente sabia.

CURACIÓN: Ha sido usada tradicionalmente para curar la sangre y los órganos de la fertilidad: se dice que alivia el síndrome premenstrual, la infertilidad y los síntomas menopáusicos.

POSICIÓN: Llévala puesta o colócala donde sea apropiado.

ARAGONITA AZUL

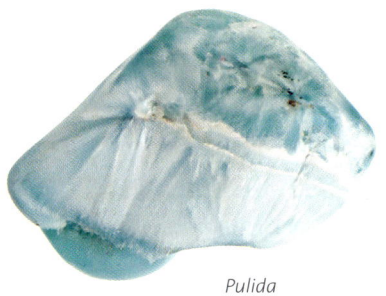

Pulida

COLOR	Azul
APARIENCIA	Piedra opaca (el color puede ser infundido)
RAREZA	Fácil de conseguir
ORIGEN	EE.UU., Namibia, Gran Bretaña, España, Marruecos

ATRIBUTOS: El azul delicado de esta aragonita se deriva del cobre, un poderoso conductor de la energía que potencia y enraíza la comunicación espiritual. Desde tiempo inmemorial, el cobre ha sido sagrado para Venus, la diosa del amor, y esta delicada piedra purifica y alinea todos los cuerpos sutiles* con el físico, equilibrando las energías yin-yang y produciendo un bienestar óptimo.

La aragonita une los chacras tercer ojo, garganta y corazón, ayudando a expresar la visión espiritual. A nivel psicológico, esta piedra produce una sensación de optimismo y resolución, y ayuda a encontrar la fuente de los problemas, convirtiéndolos en oportunidades de evolucionar. La aragonita azul se usa para el trabajo con el niño interior y para manifestar el plan de tu alma para tu vida actual.

A nivel emocional, esta piedra eleva y calma el espíritu, y facilita la expresión de las emociones profundas. Programa la aragonita azul para atraer más amor a tu vida, especialmente si anhelas encontrar a tu llama gemela* espiritual (véase página 358).

A nivel físico, la aragonita azul te ayuda en todo tipo de trabajo con la respiración y con la voz, fortaleciendo los pulmones y la garganta. Ayuda a sentirse cómodo en el cuerpo físico.

A nivel medioambiental, es una poderosa sanadora de la Tierra* y del alma. Cuando se establece un entramado con ella alrededor de una casa, la aragonita mantiene un entorno estable y armonioso, y transmuta la polución y cualquier tipo de negatividad.

CURACIÓN: Es beneficiosa para el estrés, la memoria celular*, la enfermedad de Reynaud y para liberar espasmos. Cuida del tracto respiratorio.

POSICIÓN: Sostenla, establece entramados con ella (véanse páginas 28-31) o ponla en el lugar apropiado.

DIRECTORIO DE CRISTALES

PIEDRA DE LUNA AZUL

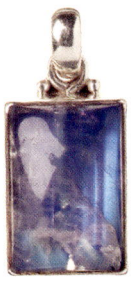

*Tallada
y pulida*

COLOR	Azul sobre blanco (color potenciado)
APARIENCIA	Puntos chispeantes en un cristal claro
RAREZA	Es fácil de conseguir, pero cara
ORIGEN	Rusia

ATRIBUTOS: La piedra de luna azul es un cristal de alta vibración* a la que se le ha infundido color. Se trata de la piedra de activación *por excelencia*, pues tiene un poderoso efecto sobre nuestro potencial latente, y abre una puerta a los niveles extremadamente altos de conciencia y a las multidimensiones. Esta piedra genera una sutil mercaba* geométrica: configura un camino energético en el cerebro físico que vincula el chacra alta mayor (relacionado con vidas pasadas) con el hipotálamo, el hipocampo, las glándulas pituitaria y pineal, y los chacras tercer ojo y soma. Esto abre un espacio a las dimensiones superiores* dentro del cerebro, anclado en el timo y en el chacra corazón superior, para que se manifieste en el mundo físico. La piedra de luna azul sintoniza el metabolismo para asimilar los minerales y nutrientes que el cuerpo de luz* activado necesita a fin de funcionar en el plano terrenal. A nivel espiritual, la piedra de luna azul te permite tener un pie en ambos mundos —físico y espiritual—, estando «aquí» y «allá» al mismo tiempo, sin dualidad ni conflicto, y con una absoluta claridad de conciencia. También activa un ancla cósmica*. Situada sobre el chacra soma lleva las ideas a su manifestación, creando primero una estructura energética.

CURACIÓN: Ponerte una piedra de luna azul sobre el cuello, donde la columna vertebral se encuentra con el cráneo, tiene el mismo efecto que recibir un tratamiento craneosacral, pues libera las tensiones musculares y hace que las energías sutiles, los vasos sanguíneos y los nervios que pasan por esta zona funcionen mejor.

POSICIÓN: Póntela o sitúala en el lugar apropiado.

FORMA ADICIONAL

La **piedra de luna arco iris** es portadora de la vibración de la luz cósmica y ofrece sanación espiritual a toda la humanidad. Te lleva a realizar viajes inter- y multidimensionales*, recordándote que formas parte de un ciclo que siempre está en evolución, y te vincula con tu sobre-alma, así como con el plan para tu vida actual*. Ayudándote a ver lo invisible, lee símbolos y sincronicidades intuitivamente, y te abre a los dones espirituales. La piedra de luna arco iris puede hacer que las personas sensibles se sientan psíquica o emocionalmente sobrecargadas, aunque también proporciona intuición en las circunstancias adecuadas.

Piedra de luna arco iris (pulida).

Esta piedra está intensamente sintonizada con los ciclos y las fases de la Luna, y tal vez tengas que retirarla en luna llena. Es beneficiosa para los órganos internos, los ojos, las arterias y las venas.

BORNITA

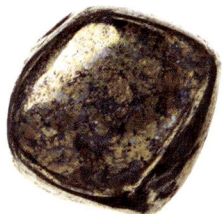

Pulida

COLOR	Dorado con destellos de colores
APARIENCIA	Opaca, metálica, se torna iridiscente
RAREZA	Fácil de conseguir
ORIGEN	Estados Unidos, Canadá, Marruecos, Alemania, Polonia, Inglaterra, Chile, Australia, Kazajistán, República Checa, Francia, Noruega

ATRIBUTOS: La bornita abre los poderes psíquicos y potencia el conocimiento interno, enseñándonos a confiar en nuestro proceso intuitivo. A nivel espiritual, la bornita te ayuda a visualizar y a crear tu propia realidad, además de fomentar la preocupación por los demás seres del planeta, y abogar por la justicia social y la igualdad universales.

Psicológicamente, la bornita protege eficazmente de los pensamientos y creencias negativos, y los transmuta. Te enseña a negociar los obstáculos con facilidad y te anima a encontrar la felicidad en el momento presente. Esta piedra te ayuda a lidiar con situaciones traumáticas y a identificar las lecciones que están detrás. Integrando mente, cuerpo, emociones y alma, la bornita filtra lo que ya no es relevante y te ayuda a seguir adelante.

A nivel mental, la bornita identifica la fuente de los pensamientos negativos para que puedan ser eliminados. Constituye una herramienta eficaz durante el trabajo de renacimiento y puede programarse (véase página 358) para enviar o recibir curación a distancia, en cuyo caso debe ser llevada sobre la glándula timo.

CURACIÓN: Mejora la memoria celular* y las estructuras celulares, y ayuda en la regeneración, los desequilibrios metabólicos, el exceso de acidez, la asimilación del potasio y la hinchazón. Disuelve los depósitos calcificados y calma los espasmos.

POSICIÓN: Sostenla, establece entramados con ella (véanse páginas 28-31) o ponla en el lugar apropiado; debe estar engarzada en plata.

PIEDRA DE COMBINACIÓN

La **bornita sobre plata** refuerza el cordón de plata* que conecta los cuerpos sutil y físico, asegurando un retorno seguro cuando se viaja*. La plata es un metal estabilizador que fortalece las cualidades de la piedra al que está adosado y enfoca su energía adecuadamente. La plata es un metal femenino y sintonizado con la Luna; esta combinación eleva la percepción y la intuición, actuando como un espejo reflector para las visiones místicas, la lectura de la bola de cristal o la inspiración.

Ayuda a acceder a la fuente de los bloqueos del tercer ojo y a reencuadrala, especialmente cuando fueron inducidos de manera deliberada en el pasado. A nivel emocional, la bornita sobre plata potencia el proceso de cuidarse y nutrirse a uno mismo, así como el amor romántico o platónico. A nivel físico, esta combinación facilita la reprogramación de la memoria celular y sustenta las estructuras celulares del cuerpo, así como la asimilación del potasio y los desequilibrios metabólicos. Ayuda a disolver los depósitos calcificados y la hinchazón.

Bornita sobre plata (en estado natural)

BRASILIANITA

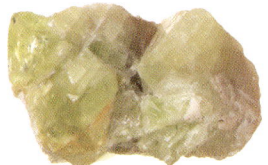

En estado natural

COLOR	Amarillo-verde
APARIENCIA	Transparente, ligeramente acanalada
RAREZA	Rara
ORIGEN	Brasil

ATRIBUTOS: La brasilianita tiene una vibración silbante de alta energía que fortalece la voluntad espiritual y ayuda en el proceso de manifestación. Se dice que conecta con la Atlántida. Esta piedra altamente creativa abre a los dones metafísicos* y muestra cómo hacer cosas aparentemente sobrenaturales que están dentro de las capacidades humanas. Si hiciste un mal uso de esas capacidades en la Atlántida, limpia el pasado y fortalece la integridad de tu alma.

Psicológicamente, si tienes dificultades para establecer límites entre los demás y tú mismo, la brasilianita te ayuda a saber dónde acabas y dónde empiezan los otros, enseñándote a decir no y a impedir la intrusión psíquica en tu espacio. Permite superar la mentalidad de víctima o de mártir, especialmente si esto tiene sus raíces en una vida anterior, y te enseña a ser un superviviente orgulloso. La brasilianita es una piedra de la acción directa, que te ayuda a establecer límites, y es particularmente útil para establecer reglas para los adolescentes que ponen a prueba los límites de sus padres. La brasilianita también ayuda si otros traspasan tus límites de manera inapropiada; te enseña a expandir tus fronteras si son demasiado reducidas debido al miedo o a anteriores abusos. Te ayuda a asumir responsabilidad por ti mismo, a mantenerte en el límite y a avanzar confiadamente sabiendo que estás siguiendo con exactitud el camino de tu alma.

A nivel emocional, te ayuda a tomar conciencia de tus vulnerabilidades, especialmente si las has negado durante mucho tiempo. Si emociones como el resentimiento han estado conteniéndote, esta piedra las transmuta y te ayuda a perdonarlas. La brasilianita da fortaleza emocional y te enseña a encontrar tu fuerza nuclear en lugar de desplegar un caparazón para encubrir tu vulnerabilidad, pero dejando un agujero negro en tu centro emocional.

A nivel físico, la brasilianita favorece el flujo y la circulación de energía dentro del cuerpo, limpiando los meridianos* y retirando el exceso de calor.

CURACIÓN: Se dice que elimina polucionantes como los metales pesados, fortaleciendo los riñones y otros órganos excretores.

POSICIÓN: Sostenla, establece entramados con ella (véanse páginas 28-31) o ponla en el lugar apropiado.

BRONCITA

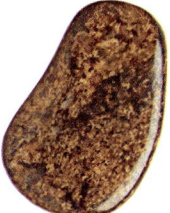

Pulida

COLOR	Marrón y negro
APARIENCIA	Piedra moteada
RAREZA	Fácil de conseguir
ORIGEN	Alemania, Finlandia, India, Sri Lanka, Estados Unidos

ATRIBUTOS: La broncita facilita el estado de simplemente «ser», la entrada en un estado dinámico de no-acción y de no-hacer. Espiritualmente, ésta es la piedra perfecta si tienes problemas para aquietarte, puesto que aporta una serenidad total. Se vende como una piedra eficaz contra las maldiciones y como protectora mágica, pues rechaza los pensamientos negativos y los malos deseos*. No obstante, devuelve los malos deseos, las maldiciones o los hechizos a su fuente notablemente agrandados, lo que perpetúa el problema, que «rebota» en ambas direcciones, haciéndose cada vez más intenso; hace que la persona que emite los malos deseos se sienta extremadamente enferma, mientras que el «recipiente» se mantiene protegido, pero es consciente de la alteración energética. Resulta más útil usar la broncita en combinación con la turmalina negra, puesto que ésta absorbe los malos deseos, deteniendo inmediatamente la interacción y desviando la atención de su fuente.

A nivel psicológico, esta «piedra de cortesía» fortalece el discernimiento libre de juicios, resalta tus elecciones más importantes y promueve la acción decidida. Este cristal protector te ayuda a enraizarte* y es de ayuda cuando te sientes en situaciones discordantes u ocurren eventos que escapan a tu control. Sostener una broncita incrementa la autoafirmación, restaura la compostura y ayuda a mantener la cabeza fría. Con su ayuda, puedes tener una perspectiva objetiva y ver el cuadro mayor. Ayuda a superar el estrés y a no usar tanto la fuerza de voluntad, enseñándote a seguir el flujo de la voluntad divina. Si te has quedado atascado en una pauta negativa, la broncita te libera de ella.

A nivel físico, la broncita resulta útil para sustentar y equilibrar la energía masculina yang dentro del cuerpo o la psique.

CURACIÓN: Es de ayuda en casos de agotamiento crónico, para asimilar el hierro, cuando se sufren calambres y nervios, y para eliminar el dolor y el exceso de alcalinidad.

POSICIÓN: Sostenla, establece entramados con ella (véanse páginas 28-31) o ponla en el lugar apropiado. Úsala en una formación estrella de David con turmalina negra para rechazar los malos deseos.

BUSTAMITA

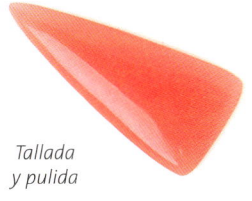

*Tallada
y pulida*

COLOR	Rosa-rojo
APARIENCIA	Vítrea, opaca y pautada
RAREZA	Fácil de conseguir, pero cara
ORIGEN	Sudáfrica, Suecia, Rusia, Perú, Argentina, Austria, Bulgaria, Alemania, Honduras, Italia, Japón, Nueva Zelanda, Noruega, Gran Bretaña, Brasil

ATRIBUTOS: La bustamita tiene una intensa energía que produce una profunda conexión con la tierra y facilita la curación terrenal*, reparando y realineando los meridianos del cuerpo etérico de la Tierra*. A nivel espiritual, es excelente para entramar* un espacio seguro en el que llevar a cabo un trabajo ritual, iniciación o meditación. La bustamita estimula el sueño consciente y la intuición, potenciando la canalización* y dando acceso a los reinos angélicos. Se dice que pierde lustre en presencia de un peligro.

Mentalmente, esta piedra te ayuda a mantener la compostura y a generar congruencia interna, permitiéndote alejarte de las experiencias poco armoniosas mientras te mantienes físicamente presente, o facilitando tu ausencia física de las situaciones que podrían causarte detrimento. Esta piedra convierte las ideas e ideales en acciones positivas. A nivel emocional, la bustamita retira los viejos dolores, armonizando el sistema de energías emocionales y sanando la memoria celular*. A nivel físico, esta piedra realinea los meridianos de energía de los cuerpos físico y sutil*. Cuando la bustamita te ayuda a curarte, sigues tu camino de vida con gran vitalidad.

CURACIÓN: Es beneficiosa para la memoria celular, para las enfermedades relacionadas con el estrés, las deficiencias de calcio, la circulación, los dolores de cabeza y la retención de fluidos. La bustamita fortalece las piernas y los pies, el corazón, la piel, las uñas, el pelo, los nervios motores, la fuerza muscular, el bazo, los pulmones, la próstata, los órganos sexuales y los sistemas endocrino y digestivo; equilibra el páncreas.

POSICIÓN: Sostenla, establece entramados con ella (véanse páginas 28-31) o ponla en el lugar apropiado.

PIEDRA DE COMBINACIÓN

La **bustamita con sugilita** une el cielo y la tierra. Incrementa la conciencia espiritual y física, al tiempo que potencia el asentamiento y abre la intuición, mejorando tu capacidad de escuchar la voz de tu ser interno. El uso de esta piedra ayuda a la gente sensible a adaptarse a estar en la Tierra, al tiempo que mantiene abierta su conexión espiritual para nutrir el núcleo de su ser. Psicológicamente, ésta es una piedra útil para cualquiera que sienta que no encaja. Prográmala (véase página 358) para atraer almas de mentalidad parecida y canalizar más amor hacia la Tierra. A nivel físico, esta piedra es excelente para aliviar la migraña y los dolores de cabeza.

Bustamita con sugilita (pulida)

CACOXENITA

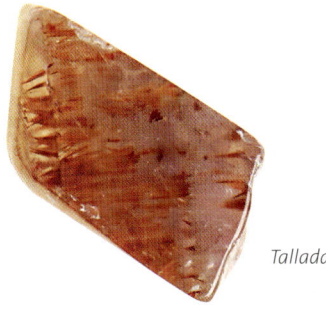

Tallada

COLOR	Amarillento-naranja
APARIENCIA	Inclusión radial, ligera como una pluma
RAREZA	Rara
ORIGEN	Inglaterra, Suecia, Francia, Alemania, Holanda, Estados Unidos

ATRIBUTOS: Conocida como la piedra de la ascensión*, la cacoxenita potencia la conciencia espiritual. Espiritualmente, esta piedra se usa en meditación y en las regresiones a vidas pasadas. Te lleva a los recuerdos de tu alma que requieren sanación o integración antes de que pueda producirse tu actual evolución espiritual. Cuando se incluye* dentro de una amatista, la cacoxenita activa los chacras tercer ojo y coronario, aumentando la receptividad a nuevas ideas. Este cristal potencia el efecto de los rituales de luna llena o nueva.

Psicológicamente, ayuda a superar el miedo y a limpiar el estrés.

Armoniza la voluntad personal con el Yo Superior* y acentúa lo positivo en todo lo que hacemos, ayudándote a liberarte de inhibiciones y restricciones. Si tienes que afrontar problemas aparentemente insuperables, la cacoxenita crea un espacio pacífico al que retirarte, animándote a ver lo que te sucede bajo una luz positiva.

A nivel medioambiental, la cacoxenita ayuda al realineamiento planetario para estimular la evolución vibratoria de la Tierra y puede usarse en entramados para curar la Tierra*.

CURACIÓN: Esta piedra es una sanadora holística que ayuda a tomar conciencia de las causas psicosomáticas de las enfermedades* y de la naturaleza holística de la curación. Sustenta la memoria celular*, así como el corazón, los pulmones, las glándulas adrenales y la tiroides; alivia las dolencias respiratorias, los resfriados y la gripe. Equilibra los desórdenes hormonales y celulares.

POSICIÓN: Sostenla, establece entramados con ella (véanse páginas 28-31) o ponla en el lugar apropiado.

(Véase también Super siete, páginas 333-334.)

DIRECTORIO DE CRISTALES

CALCITA «PIEDRA DE LAS HADAS»

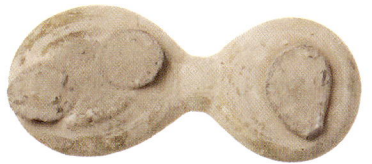

Formación natural

COLOR	Gris-beis
APARIENCIA	Discos lisos, redondeados y planos
RAREZA	Rara
ORIGEN	Canadá

ATRIBUTOS: Con un aspecto bastante parecido al de pequeños alienígenas, insectos o antiguas diosas de la Tierra, estas figuras de calcita son pseudomorfos creados cuando la calcita se asentó en la arcilla glacial. Si te adopta una de estas calcitas, actúa como una «pequeña ayudante», encargándose de todos los detalles y proporcionándote un espacio seguro y nutricio en el que trabajar, tanto a nivel práctico como espiritual.

Espiritualmente, la calcita «piedra de las hadas» tiene una fuerte conexión con las energías nutricias de la Madre Tierra y con el poder femenino, y nos recuerda que elevar nuestra vibración*, o ascender, no significa perder contacto con las necesidades de la Tierra. Esta piedra nos ayuda a cuidar y a preocuparnos por el planeta y todos sus habitantes a un nivel más pragmático que idealista. Cree en hacer las cosas de la manera más práctica que sea posible. Ayuda a canalizar*, pero no hay nada sutil y aéreo con respecto a la información que ofrece: es básica, terrenal y directa. Se trata de una piedra útil para abrir un ancla chamánica* a fin de viajar al mundo inferior* o la porción terrenal de un ancla cósmica, pues te conecta con el núcleo de la Tierra para que puedas cabalgar y asentar los cambios terrenales, pero hace falta una piedra de vibración más alta*, como la calcita rayo estelar, para llegar al centro galáctico*.

   Psicológicamente, la calcita «piedra de las hadas» te ayuda a desmantelar los muros defensivos que has erigido en torno a viejas heridas que te mantienen atrapado en viejos dolores. Al disolver el reflejo de «lucha o huida», o la reacción condicionada, te enseña a responder positivamente en cada nueva situación.

   Cada piedra tiene una energía única en función de su forma; medita con ella para aprender cómo quiere trabajar contigo y los dones específicos que ofrece.

CURACIÓN: Es excelente para los dolores artríticos y para disolver las calcificaciones.

POSICIÓN: Sostenla o ponla donde te parezca adecuado.

COBALTO-CALCITA

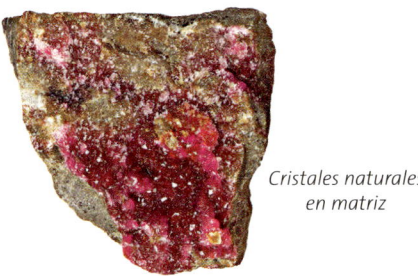

Cristales naturales en matriz

COLOR	Rosa vívido
APARIENCIA	Cristales pequeños, de transparentes a opacos
RAREZA	Fácil de conseguir
ORIGEN	Alemania, Estados Unidos, Gran Bretaña, Bélgica, República Checa, Eslovaquia, Perú, Islandia, Brasil, Rumania

ATRIBUTOS: La cobalto-calcita simboliza el amor incondicional y el perdón, y está sintonizada con la llama rosa* del amor puro y compasivo. Es una piedra que ayuda a autodescubrirse y conecta el corazón con la mente. Si tienes dudas con respecto a tus objetivos espirituales, la cobalto-calcita te ayuda a encontrar tus talentos innatos y el propósito de tu vida.

A nivel psicológico, este hermoso cristal ayuda a poner las ideas en acción sin forzar el paso. Armoniza el intelecto y las emociones, estableciendo un equilibrio entre ambos. Esta piedra compasiva es eficaz para la curación emocional y para superar bloqueos emocionales, la soledad, la pena o el dolor del corazón. Calma los sentimientos intensos, ayudándote a amarte y a amar a otros, y hace que te sientas bien con tu vida. Fomenta la maduración emocional, irradiando una energía profundamente nutricia que te ayuda a cuidar de ti mismo como si fueras tu propia madre. Es extremadamente útil para aquellos que han decidido cargar con los dolores de otros o del planeta, y para aquellos que han renunciado a la esperanza. También muestra si es apropiado asumir el dolor de otros, cortando suavemente los vínculos si no lo es, y favoreciendo el perdón por ambos lados.

Para la curación a distancia, programa la cobalto-calcita (véase página 358) para que emita una luz rosa que ayude a la otra persona a realizar su máximo potencial; después coloca la piedra sobre una fotografía de esa persona, o prográmala para sanar alteraciones* dondequiera que estén.

CURACIÓN: Funciona mejor al nivel emocional del ser, borrando cicatrices y llevando más amor al cuerpo físico.

POSICIÓN: Sostenla, establece entramados con ella (véanse páginas 28-31) o ponla en el lugar apropiado.

(Véase también Eritrita, página 127.)

CALCITA: **CALCITA HEMATOIDE**

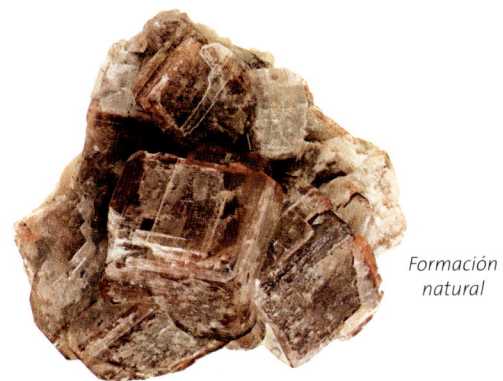

Formación natural

COLOR	Amarillo rojizo
APARIENCIA	Grandes cuadrados o placas de cristal opaco
RAREZA	Bastante fácil de conseguir
ORIGEN	Estados Unidos, Gran Bretaña, Bélgica, República Checa, Eslovaquia, Perú, Islandia, Rumania

ATRIBUTOS: Combinando el poder estabilizante del hematite con las energías purificadoras de la calcita, la calcita hematoide es una piedra excelente para asentar* y asimilar los flujos de energía entrante. Sostenla o ponla sobre el chacra básico entre cinco y diez minutos, o hasta que la energía se estabilice. Lleva contigo esta poderosa piedra protectora cuando entres en un campo energético intenso, particularmente si las energías chocan, puesto que rápidamente limpia y armoniza el entorno.

A nivel psicológico, ayuda al que se haya quedado fijado en una pauta de predador, sin detenerse ante nada para conseguir sus objetivos e ignorando las necesidades y los sentimientos de los demás. Es muy útil para quien parece ser la víctima de personas así, aunque en realidad se está castigando porque se siente culpable e inadecuada. La calcita hematoide te permite dar un paso adelante hacia la cooperación mutua.

A nivel mental, la calcita hematoide es una piedra que sustenta la memoria, de modo que si tienes «momentos de olvido» o pierdes cosas y no puedes recordar los cumpleaños o los nombres, lleva esta piedra contigo. Mejora la confusión mental, restaura la lucidez y estructura el pensamiento.

A nivel físico, la calcita hematoide instaura vitalidad y fomenta la autosanación, ayudando al cuerpo a movilizar sus defensas naturales.

A nivel medioambiental, sirve para establecer entramados* en el lugar de trabajo, particularmente donde haya conflictos del ego y manipulación. El hematite estabiliza el campo emocional y la calcita vierte energía aliviante al entorno, restaurando la paz y la armonía.

CURACIÓN: Es beneficiosa para la memoria, la limpieza de la sangre, la oxigenación y el estrés.

POSICIÓN: Sostenla, establece entramados o ponla en el lugar apropiado.

Calcita miel fantasma (natural)

(*Véase también* Hematite con rutilo, páginas 152-153.)

PIEDRA ADICIONAL

La **calcita miel fantasma (calcita mariposa)** ofrece una capa protectora de luz purificadora a la envoltura biomagnética* e imparte resistencia física al cuerpo. Es una sanadora eficaz para cualquier tipo de abusos. Se trata de una piedra que te enraíza, rompe viejas pautas y te enseña el correcto uso del poder, ayudándote a manifestar abundancia sobre la Tierra gracias a tus propios esfuerzos.

CALCITA: **CALCITA CARÁMBANO**

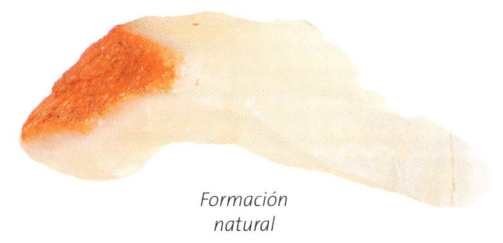

Formación natural

COLOR	Amarillo blancuzco y naranja
APARIENCIA	Cristal largo, opaco, bicolor, parecido a un dedo
RAREZA	Es posible que haya que buscarla
ORIGEN	Estados Unidos, Gran Bretaña, Bélgica, República Checa, Eslovaquia, Perú, Islandia, Rumania

ATRIBUTOS: La calcita carámbano es un cristal espiritual que ofrece una guía pragmática y activa la creatividad a todos los niveles. A nivel espiritual, es un poderoso amplificador de la energía, con propiedades intensamente limpiadoras y purificadoras que retiran rápidamente las energías estancadas, dondequiera que estén localizadas. La porción blanca de la calcita carámbano actúa como una vara que extrae la alteración, la desarmonía, la negatividad o los bloqueos de los cuerpos físico y etérico*; una vez que el cristal ha sido limpiado, es posible reparar y reenergizar el lugar con la porción naranja, que devuelve el equilibrio corporal a todos los niveles.

A nivel psicológico, la calcita conecta la mente y las emociones e incrementa la capacidad de ver las cosas de una manera nueva. La calcita carámbano te ayuda a comprender y limpiar las causas raíces de la enfermedad psicosomática o de los desequilibrios de la línea ancestral del ADN. Te devuelve a situaciones del pasado, reencuadrándolas, y extiende la curación hacia delante y hacia atrás por la línea ancestral para que el problema no surja en el presente.

A nivel emocional, la calcita carámbano libera delicadamente del miedo y alivia la tensión emocional, reemplazándola por serenidad. Insiste en que des un paso adelante, hacia el futuro, para vivir tu propósito con coraje, convicción y con la certeza de que estás siguiendo el camino de tu alma. Cuando sientas que necesitas apoyo, sostén una calcita carámbano y pide ayuda.

CURACIÓN: Trabaja etérica y físicamente para retirar bloqueos y reenergizar las células.

POSICIÓN: Úsala como vara.

CALCITA: **CALCITA RAYO ESTELAR**

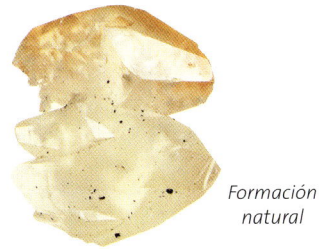

Formación natural

COLOR	Ámbar, amarillo o amarillo blancuzco
APARIENCIA	Cristal claro, laminado y con doble terminación
RAREZA	Disponible en comercios especializados
ORIGEN	Tennesee (Estados Unidos)

ATRIBUTOS: Nombrada por sus propiedades multidimensionales e interdimensionales, y por su capacidad de vincular con naves espaciales y extraterrestres, las dobles terminaciones de esta piedra canalizan un rayo dual de energía que eleva a una vibración muy alta* y, puesta sobre el chacra soma, atraviesa grandes distancias de espacio y tiempo. Es excelente para ponerla en el centro de la rueda de la medicina.

A nivel espiritual, puesta sobre el tercer ojo o el chacra coronario, esta piedra abre los chacras coronario superior y estrella del alma, facilitando la sintonía con la energía divina, la guía superior y los estados de conciencia elevada. Te lleva directamente al corazón de Todo Lo Que Es*, alumbra el camino de vuelta y te ayuda a recordar lo que ocurre en las dimensiones internas o externas*, acelerando tu desarrollo espiritual. La calcita rayo estelar te lleva al centro galáctico* para fijar el extremo superior de un ancla cósmica*, pero requiere otra piedra de menor vibración, como la calcita «piedra de las hadas», para anclarla en el núcleo de la Tierra.

A nivel psicológico, ayuda a romper viejas pautas, incluyendo las creencias espirituales o las vías que ya no sirven a tu propósito, y a avanzar en tu camino del alma. Te lleva a la «reunión de planificación» del estado entre vidas* para entender el propósito de tu alma y la vida que tenías que vivir, y te aporta sabiduría y habilidades del pasado lejano. Te sintoniza con tu alma grupal* y con el propósito superior del grupo.

A nivel emocional, la calcita rayo estelar te ayuda a sumergirte en el amor mutuo, el deseo y la ternura. Esta piedra es una amplificadora y purificadora de la energía, que limpia cualquier cosa negativa que hayas pillado durante el viaje espiritual* o el trabajo de sanación.

CURACIÓN: Trabaja más allá del nivel físico para curar el alma, alineando e integrando las energías sutiles* y curando la impronta etérica.*

POSICIÓN: Sostenla o colócala como sea adecuada. Úsala en entramados para favorecer el contacto extraterrestre o crear un espacio sagrado.

PIEDRA ADICIONAL

La **calcita «estallido estelar diente de perro»** dispersa bloqueos, te conecta con la infinitud de Todo Lo Que Es* y te lleva a viajar por tus vidas pasadas, presentes o futuras en la Tierra, o te conecta con las estrellas para trazar el mapa del propósito general de tu alma. Puede usarse para estabilizar las pautas cerebrales en casos de epilepsia, para mejorar el vértigo o el tinitus y para restaurar el cuerpo etérico después de haber abusado de las drogas o de sufrir los efectos secundarios de las medicinas.

Calcita «estallido estelar diente de perro» (formación natural)

DIRECTORIO DE CRISTALES

PIEDRA CALIGRAFÍA

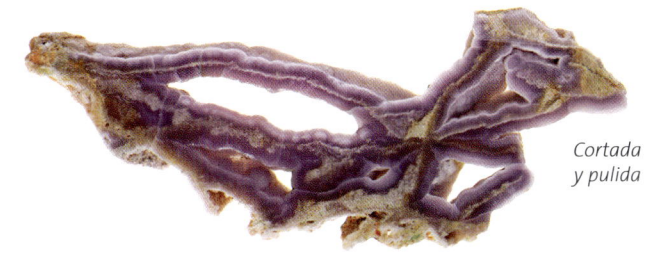

Cortada y pulida

COLOR	Lavanda, blanco y amarillo
APARIENCIA	Piedra con bandas que sugiere glifos y letras
RAREZA	Forma rara de la fluorita
ORIGEN	China

ATRIBUTOS: La piedra caligrafía es una forma de fluorita que te ayuda a leer el simbolismo sagrado, revelándote significados múltiples, tanto internos como elevados, y que te sintoniza con la sabiduría de tu pasado y de tu futuro. Esta piedra conecta los chacras tercer ojo, soma, garganta y vidas pasadas, facilitando la expresión de conceptos de otras dimensiones en un lenguaje comprensible en la realidad funcional.

A nivel psicológico, te ayuda a romper las pautas del pasado, abriendo tu mente a realidades espirituales. El efecto sobre el medio ambiente es extraer las energías negativas, defendiéndote de la radiación electromagnética.

CURACIÓN: Al ser delicada, es mejor usar fluorita para la curación.

POSICIÓN: Úsala para establecer entramados o sitúala con cuidado.

CASITERITA

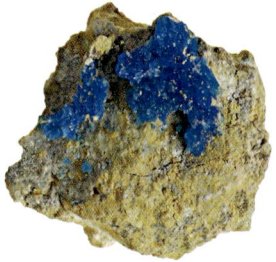

Turquesa (cristales sobre matriz)

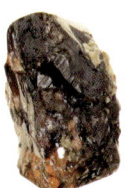

Gris (en estado natural)

COLOR	Azul turquesa vívido, amarillo, gris
APARIENCIA	Pequeños cristales con forma de prismas o piramidales
RAREZA	Fácil de conseguir
ORIGEN	Brasil, Cornualles (Inglaterra), Estados Unidos, China

ATRIBUTOS: La casiterita es un mineral del estaño y está vinculada tradicionalmente con la astrología y la astronomía, pues ayuda a entender los grandes ciclos de vida. La casiterita te ofrece protección a todos los niveles, y espiritualmente te recuerda tu divinidad y tu perfección inherente. Con la ayuda de la casiterita puedes manifestar tus sueños y esperanzas para el futuro.

A nivel psicológico, esta piedra te ayuda a percibir objetivamente cómo y por qué las cosas fueron como fueron, abriendo camino a la compasión

y al perdón para todos los implicados, y liberando las memorias celulares*
para que pueda producirse una profunda curación del alma. La casiterita
es una piedra del «amor duro», que te anima a hacer exactamente lo que
es necesario y no más para ti mismo y para los demás, cortando con la
tendencia a sacrificarse o a ser un mártir y mitigando el complejo de
salvador.

A nivel mental, la casiterita imparte precisión matemática, dándote una
mente afilada como una cuchilla de afeitar y la intuición necesaria para
ver la fuente de un problema y reencuadrarlo*.

La casiterita es una poderosa sanadora emocional y una piedra útil para
cualquiera que fue severamente reprendido durante su infancia; también
resulta útil en otras situaciones de rechazo, abandono, prejuicios o
alienación. Constituye un excelente continente de la energía negativa, que
disuelve suavemente el dolor sufrido, y resulta particularmente útil
cuando la negatividad subyace a los desórdenes de la alimentación
o de la conducta compulsiva. Esta piedra es de ayuda en todo tipo
de transiciones.

CURACIÓN: Es beneficiosa para los desórdenes de la
alimentación, la obesidad, la malnutrición, la memoria celular,
los sistemas nervioso y hormonal, y las secreciones.

POSICIÓN: Sostenla, establece entramados con ella (véanse
páginas 28-31) o ponla en el lugar apropiado.

Gris (cristales sobre matriz)

CAVANSITA

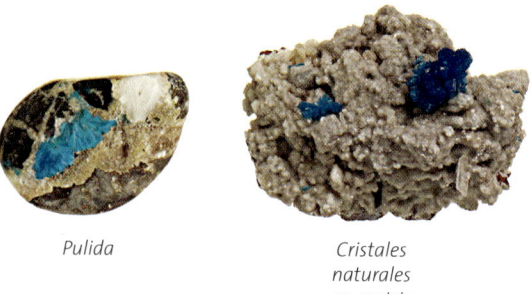

Pulida

Cristales naturales en matriz

COLOR	Azul turquesa vívido
APARIENCIA	De traslúcida a transparente, vítrea, cristalina o esferas radiales perladas, rosetas o abanicos sobre matriz
RAREZA	Fácil de conseguir
ORIGEN	India, Estados Unidos, Brasil, Nueva Zelanda

ATRIBUTOS: La cavansita es una piedra de purificación y regeneración que facilita el viaje astral consciente* y la exploración de vidas pasadas. A nivel kármico*, con la ayuda de esta piedra es posible reencuadrar un trauma en su origen para que no se manifieste en el presente (úsese bajo la guía de un terapeuta experimentado). Puesta sobre el tercer ojo, la cavansita estimula la canalización* y la conciencia metafísica, combinándolas con el aprendizaje cotidiano y el pensamiento lógico.

DIRECTORIO DE CRISTALES

A nivel psicológico, esta piedra afirma la vida, aportando optimismo e inspiración a tu mundo. Se trata de una piedra autorreflexiva que te ayuda a profundizar en ti; reorienta la conducta destructiva o las pautas de pensamientos profundamente arraigadas, permitiéndote sentirte cómodo en tu cuerpo físico y fomentando el autorrespeto. Mentalmente, la cavansita te ayuda a pensar antes de actuar y, combinando la lógica con la intuición, te muestra el camino para resolver tus problemas y te ayuda a comunicar todo lo que has visto.

A nivel físico, esta piedra facilita la liberación de endorfinas y la circulación de los impulsos nerviosos por el cuerpo, potenciando las buenas sensaciones y produciendo la curación celular. Se trata de una piedra protectora que resguarda al sanador o terapeuta de vidas pasadas durante la sesión de trabajo. En cuanto al medio ambiente, la cavansita te sensibiliza a la necesidad de cuidar del entorno e instaura en ti una apreciación general de la belleza. Es excelente para crear entramados* que salvaguarden tu hogar o tu coche.

CURACIÓN: Sustenta la memoria celular* y la curación de los ojos, dientes, el dolor de garganta, los riñones, la vejiga, la sangre y el tinitus; se dice que es de ayuda para el sistema endocrino, las enfermedades recurrentes, la deficiencia de calcio, la pérdida de masa ósea, la flexibilidad de las articulaciones, la migraña y la fragmentación del ADN; estabiliza el pulso.

POSICIÓN: Sostenla, crea entramados con ella (véanse páginas 28-31) o ponla en el lugar apropiado.

CELESTOBARITA

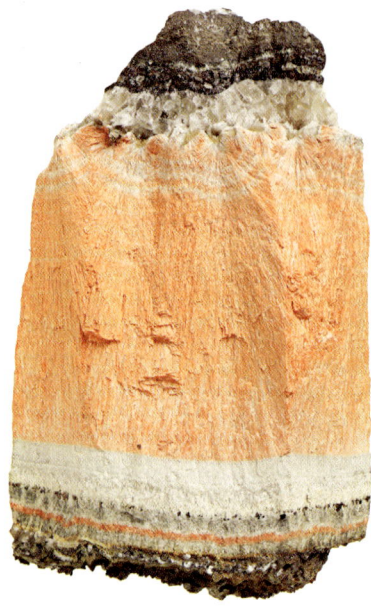

En estado natural

COLOR	Bandas naranjas, grises y blancas
APARIENCIA	Piedra opaca con bandas
RAREZA	Fácil de conseguir
ORIGEN	Inglaterra, Polonia, Dinamarca, Australia, EE.UU.

ATRIBUTOS: La celestobarita elimina los bloqueos y te lleva hasta el límite y más allá. A nivel espiritual, abarca el pasado, el presente y el futuro, y explora las capas multidimensionales del ser. Posee una fuerte energía protectora, siendo una piedra excelente para viajar* que te mantiene suspendido entre los chacras tierra y estrella del alma, llevándote de manera segura a los mundos chamánicos donde residen aspectos del alma y entidades*. La celestobarita es perfecta para crear un ancla chamánica* que te permita viajar por los mundos superiores e inferiores y activa un ancla cósmica*, estabilizando tu energía entre el núcleo del planeta y el centro de la galaxia, para lo que necesita las bandas superior e inferior.

La celestobarita es un oráculo chamánico que te muestra ambos lados de un asunto, elucidando lo que no está claro, pero dejándote decidir qué creer o poner en práctica.

Esta piedra pertenece al sur en la rueda de la medicina (véanse páginas 368-375) y tiene afinidad con el coyote, la energía bromista que presenta el lado oscuro de manera alegre, y te recuerda que nada permanece igual. Te enseña a reírte de ti mismo y los aspectos absurdos de la condición humana. Si sientes que hay una respuesta o una intuición que están fuera de tu alcance, sostener una celestobarita saca la respuesta a la superficie y podrás comprobar que te ha estado mirando a la cara en todo momento.

CURACIÓN: Produce sanación multidimensional más allá del nivel físico del ser, pero también puede ayudarte a sentirte más integrado en el cuerpo físico.

POSICIÓN: Sostenla, establece entramados con ella (véanse páginas 28-31) o ponla en el lugar apropiado.

CALCOPIRITA

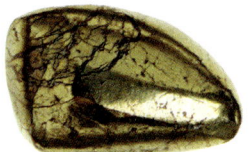

Pulida

COLOR	Amarillo bronceado cuando está pulida
APARIENCIA	Cristal opaco con tonos multicolores
RAREZA	Fácil de conseguir
ORIGEN	Francia, Chile, Namibia, Zambia, Perú, Alemania, España, Estados Unidos

ATRIBUTOS: La calcopirita es una poderosa conductora de la energía que te hace atravesar el «fuego de la verdad», atemperando tu alma, y te ayuda a asimilar el conocimiento.

A nivel espiritual, la calcopirita ayuda a alcanzar el estado de «no-mente» que se necesita para la meditación profunda y la contemplación de la perfección del universo. Vincula con antiguas civilizaciones y ayuda a evaluar la causa de las dificultades o enfermedades en la vida actual.

A nivel psicológico, la calcopirita te muestra que la prosperidad es un estado mental y te ayuda a atraer abundancia a tu vida. A nivel mental, la calcopirita ayuda a precisar la percepción y el pensamiento lógico mientras escuchas tu voz interna.

A nivel físico, esta piedra estabiliza la energía celular a medida que integras frecuencias superiores y es eficaz para potenciar los efectos de la acupuntura o de la acupresión, pues disuelve los bloqueos energéticos y potencia los movimientos de *qi** alrededor del cuerpo. Crea con ella un entramado* alrededor del sofá, cama o silla para que se produzca una máxima asimilación de energías. También ayuda durante la práctica del tai chi. En cuanto al medio ambiente, esta piedra te ayuda a encontrar objetos perdidos; la piedra misma desaparece y reaparece en las distintas realidades.

CURACIÓN: Es beneficiosa para la memoria celular*, el crecimiento del cabello, las venas, los órganos excretores y el ARN/ADN; alivia los desórdenes cerebrales, los bloqueos energéticos, los tumores, las enfermedades infecciosas, la artritis, la bronquitis, la inflamación y la fiebre.

POSICIÓN: Sostenla, establece entramados con ella (véanse páginas 28-31) o ponla en el lugar apropiado.

CRISOTILA

TAMBIÉN CONOCIDA COMO CRISOTITA

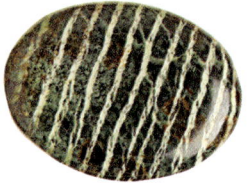

Pulida

COLOR	Amarillo y verde
APARIENCIA	Piedra con bandas oscuras y claras
RAREZA	Media
ORIGEN	Estados Unidos, Canadá, India, Rusia, Australia, Arabia Saudí

ATRIBUTOS: Si pones la crisotila a la luz, podrás ver antiguos escritos en su interior que la vinculan con el conocimiento de las eras, y es posible que ésta fuera una de las piedras que llevaba el sumo sacerdote en su peto (véanse páginas 17-18). La crisotila es una piedra chamánica que resulta útil cuando se trabaja la rueda medicinal de los cristales (véanse páginas 368-375), puesto que en lo profundo de ti mismo, tu animal de poder está esperando a darse a conocer para que puedas encarnarlo, viajar* y aprender de su sabiduría.

A nivel espiritual, esta piedra poderosa te ayuda a eliminar los residuos del pasado para revelar e integrar tu yo esencial. A nivel psicológico, ésta es una piedra de integridad y honestidad. La crisotila te muestra dónde tratas de controlar a los demás, ayudándote a soltar el control mientras diriges tu propio destino. Esta piedra puede usarse para traerte lo que deseas, pero tienes que estar seguro de todas las implicaciones de ese deseo antes de usarla.

A nivel físico, cuando se pone sobre la glándula timo, la crisotila trabaja sobre la impronta etérica* para sanar la memoria celular* y corregir los desequilibrios y bloqueos que podrían manifestarse como enfermedad física a menos que sean reorientados.

CURACIÓN: Es beneficiosa para la fatiga crónica, la inflamación, la esclerosis múltiple, las tos irritante y el enfisema. Sustenta la paratiroides, la garganta, el tallo cerebral, el meridiano canal central, las venas y las arterias.

POSICIÓN: Sostenla, establece entramados con ella (véanse páginas 28-31) o ponla en el lugar apropiado.

CLEVELANDITA

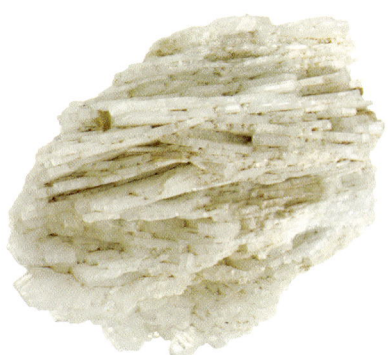

Formación natural

COLOR	Blanco
APARIENCIA	Opalescente, láminas de transparentes a translúcidas
RAREZA	Rara
ORIGEN	Pakistán

ATRIBUTOS: Ésta es una piedra útil para llevarla durante un tránsito vital profundo porque te ayuda a seguir adelante, hacia el futuro, con ecuanimidad. La clevelandita te ofrece un tránsito seguro para tu viaje*, animándote a planear con astucia y sabiduría cuando es necesario, y con confianza cuando es apropiado.

A nivel espiritual, es una piedra de iniciación y transformación, que te vincula con las tres fases de la diosa y de la feminidad: doncella, madre y bruja, facilitando la transición por cada etapa y el renacimiento. Es la piedra perfecta para las ceremonias de tránsito a la tercera etapa, la de bruja, para dar la bienvenida a la hermandad de las mujeres maduras y sabias.

A nivel psicológico, la clevelandita ayuda a transformar las circunstancias negativas en situaciones positivas que afirman la vida. Te ayuda a enfocarte exactamente en el tipo de cambio que necesitas producir y te muestra los dones y las herramientas que tienes a tu disposición para ayudarte a manifestarlo.

Resulta útil para la sanación emocional; puesta sobre el plexo solar, esta piedra libera los miedos profundamente enraizados al abandono, al rechazo y a la traición, o las consecuencias de tales experiencias, y facilita el cuidado de uno mismo.

CURACIÓN: Presta apoyo durante la pubertad y la menopausia. Sustenta las células membranosas y las articulaciones, y ayuda a superar los problemas cardiovasculares, la colitis y las alergias, así como el daño producido por la apoplejía.

POSICIÓN: Sostenla, establece entramados con ella (véanse páginas 28-31) o ponla en el lugar apropiado.

CONICALCITA

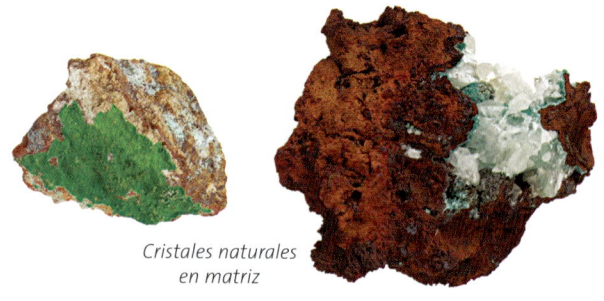

Cristales naturales en matriz

COLOR	Verde brillante en estado natural y metálico, pulida
APARIENCIA	Cristal translúcido o masa vítrea
RAREZA	Fácil de conseguir
ORIGEN	Estados Unidos, México, Chile, Polonia, Zaire

ATRIBUTOS: Es conductora de la energía que provee un escudo contra las alteraciones energéticas. Estimula la intuición y centra la mente para la meditación, eliminando las preocupaciones con el mundo de cada día, y abre el camino a que se manifiesten posibilidades ilimitadas.

A nivel psicológico, la conicalcita promueve una fuerza interna que es lo suficientemente flexible como para acomodar el cambio. Mentalmente, ayuda a comunicar, aunando el corazón con la mente para fortalecer a la persona, e incrementa la capacidad de hablar con las plantas.

CURACIÓN: Es beneficiosa para la desintoxicación, la mucosidad, los riñones, la vejiga, la soriasis y el herpes.

POSICIÓN: Sostenla, establece entramados o ponla en el lugar apropiado.

COVELLITA

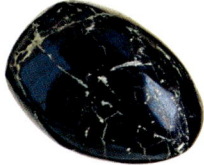

Pulida

COLOR	Azul oscuro
APARIENCIA	Piedra lustrosa, opaca y metálica; a veces empañada
RAREZA	Fácil de conseguir
ORIGEN	Italia, Estados Unidos, Alemania, Cerdeña, Gales, Alaska

ATRIBUTOS: La covellita está sintonizada con el Yo Superior*, transforma los sueños en realidades concretas y estimula tus habilidades metafísicas*. A nivel espiritual, esta piedra reflexiva abre una puerta al pasado y a la sabiduría adquirida en otras vidas. Es una compañera útil en el proceso de renacimiento y para realizar cualquier viaje al submundo*.

A nivel psicológico, la covellita es una piedra útil si te sientes vulnerable o si los demás te estimulan con demasiada facilidad. Esta piedra sustenta tu intención y te ayuda a integrar las cualidades de tu sombra* y a afrontar tu karma*, permitiéndote superar el descontento y sentirte satisfecho con la vida. Fortalece la creatividad y ayuda a entenderse con la sexualidad, mejorando la libido si es necesario. La covellita armoniza el cuerpo, la mente y el alma, facilitando el proceso de amarte a ti mismo incondicionalmente, al tiempo que eliminas la vanidad y la arrogancia.

A nivel mental, esta piedra libera cualquier cosa que te esté reteniendo, particularmente las creencias profundamente arraigadas de otras vidas. Facilita el pensamiento racional analítico y el proceso de toma de decisiones, y potencia la comunicación. A nivel emocional, la covellita ayuda a superar el desaliento y la ansiedad, reemplazando las emociones negativas por una serenidad amorosa.

A nivel físico, la covellita protege el cuerpo contra la radiación y facilita el flujo energético por las células, desintoxicando y retirando la energía estancada. Si la alteración* física tiene una causa kármica, la covellita te ayuda a explorar y reencuadrar* los factores que contribuyen a ello, pero es mejor hacerlo con la ayuda de un terapeuta cualificado.

CURACIÓN: Es beneficiosa para la desintoxicación, las enfermedades inducidas por la radiación, el nacimiento, los tumores, los oídos, los ojos, la nariz, la boca, los senos, la garganta y las infecciones causadas por hongos.

POSICIÓN: Sostenla, crea entramados con ella (véanse páginas 28-31) o ponla en el lugar apropiado.

CREEDITA

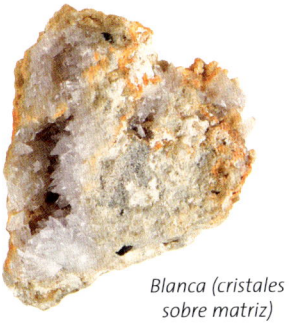

Blanca (cristales sobre matriz)

COLOR	Blanca, naranja
APARIENCIA	Cristales de transparentes a opacos, a veces con forma de aguja, dispuestos sobre una matriz
RAREZA	Fácil de conseguir
ORIGEN	Estados Unidos, México

ATRIBUTOS: La creedita facilita las experiencias de salida del cuerpo*, guiando el alma a su destino y fomentando un recuerdo total de la experiencia. A nivel espiritual, sintoniza con una vibración* elevada y clarifica los mensajes canalizados* y las impresiones recibidas de los planos superiores, trayéndolos a la encarnación física. Esta piedra ayuda a leer la sabiduría universal encerrada en los antiguos textos, y potencia la comunicación y el entendimiento de la sabiduría a cualquier nivel, incluyendo la de los Registros Akáshicos*.

A nivel emocional, la creedita te ayuda a entender las razones y los dones que están detrás de las experiencias, incluyendo las experiencias de vidas pasadas. Siendo una piedra que favorece la observación desapasionada, la creedita te libera de la necesidad arraigada de ser una reina del drama —o una mártir—, permitiéndote estar en el pacífico centro de tus emociones en lugar de sentirte sobrepasada por ellas.

Esta piedra es eficaz para limpiar, realinear y recargar todos los sistemas de chacras de los cuerpos energéticos.

CURACIÓN: Es beneficiosa para las fracturas, para los músculos desgarrados y los ligamentos, así como para estabilizar el pulso y asimilar las vitaminas A, B y E.

POSICIÓN: Sostenla, crea entramados con ella (véanse páginas 28-31) o ponla en el lugar apropiado.

COLOR ESPECÍFICO

La **creedita naranja** incrementa la capacidad de moverse entre niveles multidimensionales de conciencia, sintonizando el cuerpo físico con la vibración cambiante e impartiendo urgencia a la evolución espiritual. Esta formación en racimo irradia energía hacia el entorno y absorbe las energías que producen detrimento. Es útil para limpiar y recargar una habitación o espacio de trabajo, y puede crearse un entramado* con ella y dejarse en el espacio. Esta piedra purifica otros cristales, pero necesita ser limpiada posteriormente.

Creedita naranja (formación natural)

CROCOITA

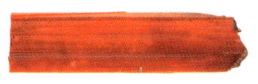
Formación natural

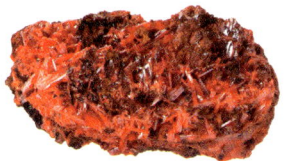
Cristales sobre matriz

COLOR	Rojo
APARIENCIA	Cristales como agujas o varas largas y estriadas
RAREZA	Rara
ORIGEN	Tasmania, Rusia, California (Estados Unidos)

ATRIBUTOS: La crocoita es una piedra muy energética, vital y fértil, que proporciona ímpetu para producir nuevos descubrimientos a cualquier nivel.

A nivel psicológico, sustenta todo aquello con respecto a lo cual puedas sentirte apasionado, y ayuda al flujo de la energía kundalini* durante el coito tántrico. Esta piedra energiza el proceso creativo y produce un profundo cambio espiritual al encender el fuego de tu vientre y alienarlo con el fuego del espíritu despierto.

CURACIÓN: Imbuye el cuerpo de energía, estimulando el sistema inmunitario y los órganos reproductores. Se dice que señala el mejor momento para la concepción.

POSICIÓN: Póntela sobre los chacras inferiores o crea un entramado alrededor de la cama (véanse páginas 28-31).

PIEDRA DÁLMATA

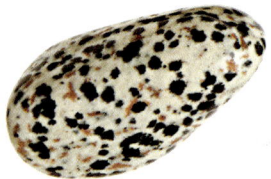

Pulida

COLOR	Blanca con puntos negros o marrones
APARIENCIA	Piedra moteada
RAREZA	Fácil de conseguir
ORIGEN	México

ATRIBUTOS: La piedra dálmata abre los chacras básico, sacro y tierra, impartiendo al alma una sensación de la dimensión física y recordándote que eres un ser espiritual recorriendo un camino humano. Estabiliza tu cuerpo y entra en él, ayudándote a aceptar alegremente tu encarnación. La piedra dálmata es una influencia protectora y se dice que hace sonar una alarma cuando se acerca el peligro, ayudándote a mantener la compostura en todas las circunstancias.

A nivel psicológico, sintoniza con el niño interno inocente y fortalece el espíritu, estimulando la sensación de diversión, y resulta útil para recuperarse de la depresión o del agotamiento energético. Al contener turmalina, la piedra dálmata transmuta rápidamente la energía negativa y las pautas superadas. Si tiendes a la excesiva intelectualización o al exceso de pensamientos, la piedra dálmata te ayuda a salir de la cabeza y a estar más en el cuerpo.

A nivel mental, esta piedra juguetona te ayuda a evitar el exceso de análisis y a avanzar en la vida, pero sugiere, al mismo tiempo, que reflexionar sobre posibles acciones y planificar con cuidado puede ser apropiado en ciertas circunstancias.

A nivel emocional, esta piedra te anima a ser fiel y a armonizar las emociones. Te ayuda a superar los posibles escenarios de revancha que te resultarían más dañinos. A nivel físico, se dice que la piedra dálmata es beneficiosa para los animales y los atletas. Los niños se benefician de ella a todos los niveles, y resulta particularmente útil por la noche para ayudar a dormir bien y prevenir terrores nocturnos.

CURACIÓN: Es beneficiosa para los cartílagos, los nervios, los reflejos y las luxaciones; equilibra el yin y el yang, eleva el ánimo y protege contra las pesadillas.

POSICIÓN: Sostenla, crea entramados con ella (véanse páginas 28-31) o ponla en el lugar apropiado.

DANBURITA: **DANBURITA DORADA**

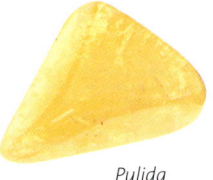

Pulida

COLOR	Amarillo o amarillo dorado
APARIENCIA	Cristal estriado, translúcido o transparente
RAREZA	Se está haciendo más fácil de conseguir
ORIGEN	Madagascar, Myanmar, Afganistán

ATRIBUTOS: La danburita dorada está sintonizada con la llama dorada* de la mente iluminada; opera sobre la frecuencia más elevada de la energía del corazón y del corazón superior, vinculándote con la mente universal y los reinos angélicos. A nivel espiritual, ofrece serenidad y sabiduría eterna; en meditación, esta piedra te transporta a un estado de conciencia puro y a una guía profunda, llevándote a oír la música de las esferas. Puesta al lado de la cama, acompaña a los moribundos en su viaje más allá de la muerte, permitiendo la transición espiritual consciente. A nivel kármico*, la danburita dorada facilita un cambio profundo y actúa como limpiadora del alma, liberando las miasmas*, emociones e imperativos* mentales del alma que se han traído de otras vidas. Esta piedra disipa los ganchos mentales adheridos a los cuerpos sutiles*. Te permite acceder al plan* del alma para la actual encarnación y dirige el alma en una nueva dirección. Mentalmente, esta piedra potencia el funcionamiento cerebral y el procesamiento de información.

DIRECTORIO DE CRISTALES

CURACIÓN: Esta piedra funciona mejor a nivel psicosomático. Alivia las alergias y las enfermedades crónicas; tiene una acción desintoxicante: trata el hígado y la vesícula biliar; mejora el funcionamiento motor y muscular.

POSICIÓN: Ponla donde sea adecuado: sobre el corazón o bajo la almohada, para tener sueños lúcidos.

FORMAS ADICIONALES

La **danburita aqua aura** proporciona un vínculo de alta vibración* con Todo Lo Que Es*. Esta piedra conecta los corazones físico y espiritual, activa la compasión y permite perdonar el pasado, haciéndote abrir los brazos para dar la bienvenida a casa a los fragmentos* del alma.

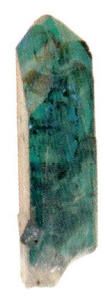

La **danburita en drusa** está recubierta de finas puntas de cuarzo que amplifican la energía del corazón, elevándola a una vibración más refinada; atrae arcángeles y poderes superiores, y promueve el flujo de la energía búdica y el amor universal. Esta piedra potencia la armonía, haciendo que sea más fácil aceptar y ofrecer ayuda, así como mostrar agradecimiento y aprecio. Incrementando la compasión, la danburita en drusa ayuda a reírse de la vida incluso en las circunstancias más difíciles. Esta combinación es un don maravilloso para los enfermos terminales o las almas profundamente problematizadas.

Danburita aqua aura (punta natural tratada)

A nivel psicológico, la danburita en drusa fomenta la serenidad, cambiando las actitudes recalcitrantes e induciendo paciencia y calma mental. Es perfecta para los impacientes y los que no confían en esperar «al momento oportuno». La danburita en drusa tiene una fuerte acción purificante y desintoxicante. Combínala con el cuarzo ahumado para que sus efectos sean máximos.

Danburita en drusa (formación natural recubierta)

115

DATOLITA

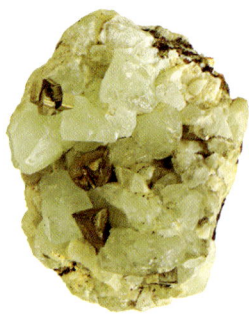

*Amarilla
(formación natural)*

COLOR	Amarillo o verde
APARIENCIA	Cristal vítreo o en masa, de transparente a opaco
RAREZA	Raro
ORIGEN	México, Estados Unidos, Sudáfrica, Tanzania, Escocia, Rusia, Alemania, Noruega, Canadá

ATRIBUTOS: La datolita tiene una fuerte conexión con los Registros Akáshicos* y, puesta sobre los chacras tercer ojo o vidas pasadas, proporciona una descarga de información kármica* e histórica que puede llevar tiempo procesar e integrar, pero en último término te muestra el plan* general del alma para todas tus vidas.

Es una piedra útil para la curación kármica y de las líneas ancestrales, pues facilita la recuperación de información codificada en el ADN sutil, y te conecta con las pautas ancestrales y los eventos para que puedas entender por qué tu familia es como es; facilita la curación del pasado si es lo apropiado.

A nivel espiritual, la datolita también activa el alma personal y la memoria lejana, y abre el chacra estrella del alma. A nivel psicológico, esta piedra ayuda a reconocer la transitoriedad de todas las cosas y se asegura de que sepas que «esto también pasará». Por tanto, es una piedra útil durante las grandes alteraciones y los cambios tumultuosos, pues proporciona mucha comodidad y un lugar de paz interna al que aferrarse, disolviendo el miedo y liberando la pena.

A nivel mental, la datolita es una piedra para resolver problemas que potencia la capacidad de estudio. Mejora la claridad del pensamiento y profundiza la concentración, ayudando a recordar los pequeños detalles cuando es apropiado y descartando el resto. Esta piedra facilita el pensamiento maduro y el flujo de ideas. A nivel emocional, te acerca a tus seres queridos y retira los obstáculos surgidos en el pasado por la incapacidad de disfrutar de la intimidad.

CURACIÓN: Mejora la concentración y la memoria celular*; es beneficiosa para la diabetes, la hipoglucemia y el sistema nervioso, adaptándolo a las nuevas vibraciones.

POSICIÓN: Sostenla, crea entramados con ella (véanse páginas 28-31) o ponla en el lugar apropiado.

CALCEDONIA DENDRÍTICA

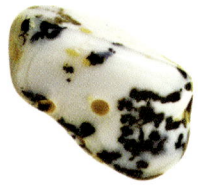

Pulida

COLOR	Negro y blanco
APARIENCIA	Marcas como de helecho sobre piedra opaca
RAREZA	Fácil de conseguir en su variedad pulida
ORIGEN	Todo el mundo

ATRIBUTOS: La calcedonia dendrítica ayuda a vivir el momento presente y ofrece apoyo cuando hay que afrontar asuntos desagradables.

A nivel psicológico, se trata de una piedra alegre que facilita una aproximación amistosa a los demás, promueve la interacción tolerante sin juicio y ayuda a procesar los recuerdos.

CURACIÓN: Es beneficiosa para las enfermedades crónicas, los problemas asociados con el fumar, el sistema inmunitario, la asimilación del cobre, la inflamación de los órganos sexuales femeninos, la candidiasis y el hígado.

POSICIÓN: Sostenla, crea entramados con ella (véanse páginas 28-31) o ponla en el lugar apropiado.

DIRECTORIO DE CRISTALES

DIOPSIDA

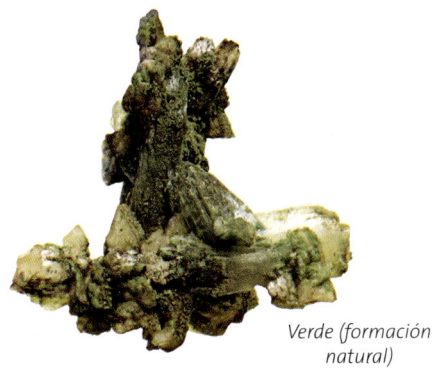

Verde (formación natural)

COLOR	Verde, negra, blanca
APARIENCIA	Cristales largos, a menudo sobre matriz o racimo
RAREZA	Fácil de conseguir
ORIGEN	Estados Unidos, Suecia, Canadá, Alemania, India, Rusia, China

ATRIBUTOS: La diopsida verde es una piedra de servicio que incrementa la compasión, abriendo el corazón al sufrimiento de los demás y animándote a prestar servicio al planeta a través de una profunda conexión con la Tierra. A nivel espiritual, esta piedra te enseña humildad y te ayuda a honrar lo que realmente sientes, animándote a seguir tu intuición y potenciando tu capacidad de *sentir*.

Es una útil sanadora de las dolencias psicológicas, pues te enseña el valor de la confianza y el perdón, y te ayuda a reconciliarte con cualquiera o cualquier cosa que te haya herido en el pasado, empujándote suavemente a dar el primer paso. Si siempre has sentido que te faltaba algo, pero no estabas seguro de qué era, la diopsida te ayuda suavemente a soltar la necesidad y a ser consciente de tus dones.

A nivel mental, la diopsida es de ayuda para los propósitos creativos y el estudio académico, y estimula las facultades intelectuales y el arte del análisis. Se usa desde hace tiempo para facilitar el estudio de las matemáticas.

A nivel emocional, la diopsida es beneficiosa para aquellos que no pueden mostrar su pena, pues favorece el dejar ir. Si te sientes sobrecargado o abrumado por los problemas de la vida, te enseña a vivirla con aprecio y alegría.

A nivel físico, la diopsida verde potencia la recuperación de las operaciones quirúrgicas, los traumas y las enfermedades graves.

La diopsida negra está sintonizada con los chacras raíz y tierra, y con las corrientes telúricas*, devolviéndoles el equilibrio y la armonía.

CURACIÓN: La diopsida verde sustenta la memoria celular* y fortalece la debilidad física, mejorando el equilibrio ácido-alcalino, los pulmones, la circulación, el equilibrio hormonal y la presión sanguínea; es beneficiosa para la inflamación, los dolores y espasmos musculares, el estrés, los riñones y el corazón. La diopsida negra resulta útil para la curación de la tierra* o para dar apoyo durante las enfermedades terminales o crónicas.

POSICIÓN: Sostenla, crea entramados con ella (véanse páginas 28-31) o ponla en el lugar apropiado.

DUMORTIERITA

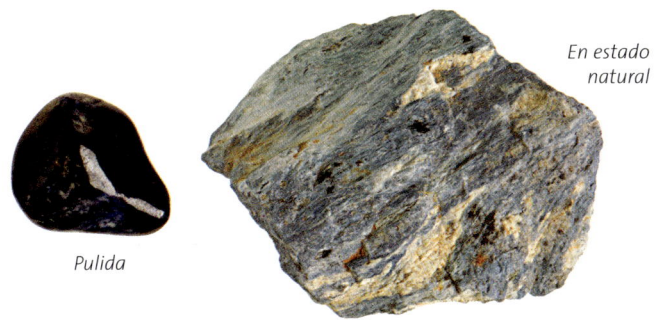

En estado natural

Pulida

COLOR	Azul o azul-gris
APARIENCIA	Piedra densa, polvorienta y moteada, con destellos iridiscentes e inclusiones azules o cristalinas
RAREZA	Fácil de conseguir
ORIGEN	Estados Unidos, Brasil, Namibia, Sri Lanka, Madagascar, Canadá, Francia, Polonia

ATRIBUTOS: La dumortierita te hace más receptivo al contacto con los guías angélicos o espirituales. A nivel espiritual, te muestra el yo eterno arquetípico y te reconecta con la sabiduría innata. Puesta sobre la oreja, abre la clariaudiencia*, y puesta más atrás, sobre los chacras vidas pasadas o soma, activa los recuerdos de vidas pasadas. Te lleva al principio del viaje* de tu alma para examinar los contratos y acuerdos realizados a lo largo de los eones, y te ayuda a renegociarlos si ya no son aplicables. Puesta sobre otros chacras, esta piedra rompe los vínculos ya superados y facilita la rescisión de los votos. Identifica y libera causas de inquietud procedentes de otras vidas, de circunstancias difíciles o de las relaciones de la vida presente, poniendo de relieve las pautas que subyacen en las adicciones y compulsiones para reprogramar la memoria celular*. Rompe el ciclo kármico de codependencia, ayudando a los cuidadores a darse cuenta de que «ellos no pueden hacerlo por el adicto» o por cualquier otra persona con conducta adictiva.

A nivel psicológico, te ayuda a confiar por ti mismo y a adaptarte a la realidad, ofreciendo paciencia o coraje; activa tu instinto de autopreservación instaurando una confianza inamovible. Calma el exceso de excitabilidad, promueve el desapego y abre al autoamor y a la alegría de vivir, ayudándote a mantenerte joven y con una actitud positiva. Resulta útil para los que tienen que lidiar diariamente con la crisis y el trauma, pues genera calma y se enfoca en los esfuerzos por aliviar la situación. Si te sientes caótico y desorganizado, te ayuda a asumir el control de tu vida y a superar el miedo escénico, la timidez, el estrés, las fobias, el insomnio, el pánico, la depresión o la terquedad.

A nivel mental, la dumortierita fomenta la claridad y la autodisciplina, y potencia las habilidades organizativas, el enfoque y las capacidades lingüísticas para comunicarse con otras culturas; facilita un archivamiento eficiente. A nivel emocional, esta piedra estabiliza una relación complicada y atrae a un compañero del alma, aunque en el proceso haya que aprender lecciones difíciles. La dumortierita te ayuda a ver el valor de cada ser humano y las razones para la interacción. Resalta por qué eliges aprender a través de dificultades y desafíos, y te ayuda a dar las gracias a la otra persona por el papel que ha jugado en tu proceso de aprendizaje kármico.

CURACIÓN: Funciona mejor a nivel psicosomático, pero es beneficiosa para la memoria celular, la hipersensibilidad, los desórdenes excretores, las quemaduras solares, la epilepsia, los dolores de cabeza, las náuseas, los vómitos, los calambres, el cólico, la diarrea y las palpitaciones.

POSICIÓN: Sostenla, crea entramados o ponla en el lugar apropiado.

PIEDRA EILAT

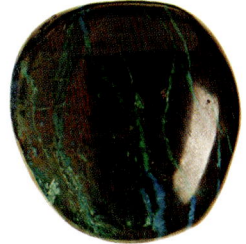
Pulida

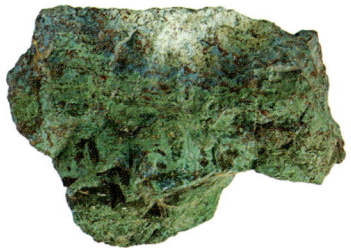
En estado natural

COLOR	Verde, azul y turquesa
APARIENCIA	Piedra moteada, opaca
RAREZA	Fácil de conseguir
ORIGEN	Israel, Jordania

ATRIBUTOS: Uniendo espiritualmente los chacras corazón, corazón superior y garganta, la piedra eilat suscita una sensación de maravillamiento por la belleza de la Tierra. Esta piedra equilibra el yin y el yang, y aporta ligereza.

A nivel mental, como combina la malaquita, la turquesa, la crisocolla, la azurita y otros minerales, y es conocida como la piedra de los sabios, la piedra eilat ofrece sabiduría y soluciones creativas para resolver problemas.

A nivel emocional, la piedra eilat armoniza y estimula los sentimientos, asegurando que tu vida emocional sea calmada pero no plana, y fomentando la telepatía con la pareja del alma. Esta piedra es particularmente útil para la sanación emocional cuando ha habido incesto, violación, violencia física, misoginia o represión sexual. Liberando del miedo y la depresión, aporta creatividad y autoexpresión emocional, y te anima a adueñarte de tu propio poder.

La piedra eilat es una excelente sanadora a nivel físico, siendo una limpiadora eficaz del timo. Ayuda a limpiar el dolor y la pérdida, retira toxinas y bloqueos creados por eventos que destrozaron el alma en esta vida o en vidas anteriores, y facilita el hablar y dejar atrás las heridas del pasado. Aportando aceptación y reconciliación interna, integra los fragmentos* del alma y limpia los Registros Akáshicos*, reprogramando el alma y la memoria celular*, y reintegrando el yo.

CURACIÓN: Es beneficiosa para la memoria celular, la regeneración de los huesos y tejidos, los senos, la reordenación del ritmo de crecimiento, la fiebre, el dolor, los tumores, el hígado, la tiroides y los calambres menstruales.

POSICIÓN: Sostenla, crea entramados con ella (véanse páginas 28-31) o ponla en el lugar apropiado.

NOTA: Ocasionalmente, el componente de malaquita de esta piedra puede causar palpitaciones. De ser así, debe retirarse y usar cuarzo ahumado, rodocrosita o tugtupita para calmarse.

EPIDOTO

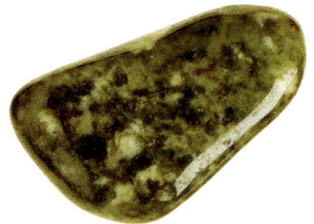

Pulido

COLOR	Verde
APARIENCIA	Cristales translúcidos o masa vítrea, a menudo sobre cuarzo
RAREZA	Fácil de conseguir
ORIGEN	Estados Unidos, Bulgaria, Austria, Francia, Rusia, Noruega, Sudáfrica, Pakistán, Mozambique, México

ATRIBUTOS: El epidoto incrementa la sintonía espiritual y retira la resistencia arraigada al despertar espiritual. No obstante, no todo el mundo responde bien a esta piedra, porque puede producir el efecto contrario: incrementar la negatividad y sacar a la superficie sentimientos y pautas de pensamiento que requieren esfuerzos considerables para su transformación.

A nivel psicológico, el epidoto potencia la percepción. Te ofrece el coraje de disfrutar de la vida al máximo y la capacidad de manifestar los sueños, fortaleciendo tu sentido de identidad y tu poder personal. Ésta es la piedra perfecta para los que caen fácilmente en el victimismo o se creen mártires, pues disipa la autocrítica y te ayuda a mirar objetivamente tus puntos fuertes y débiles, y también los de otras personas. Te enseña a establecer objetivos realistas, alejándote de las expectativas inalcanzables y de las inevitables decepciones que surgen cuando planeas desde tus emociones.

Limpia los estados emocionales negativos, como el estrés, la autocompasión y la ansiedad. El epidoto purifica el cuerpo emocional, liberando el dolor y los viejos traumas emocionales. Te mantiene centrado en cualquier situación. Su efecto desintoxicante puede crear una poderosa liberación de energía negativa de los cuerpos sutiles* y del cuerpo físico, y a veces puede experimentarse una catarsis «definitiva» o abreación (que es mejor emprender con un terapeuta cualificado), que limpia la impronta emocional* y la memoria celular*.

A nivel físico, resulta útil durante la convalecencia, pues sustenta el proceso sanador del cuerpo y se asegura de que cuides de ti mismo de la mejor manera posible. Puede muy bien sacar a la superficie las causas subyacentes de la obesidad y así facilitar la pérdida de peso, pero es posible que para resolver los problemas necesites la ayuda de un terapeuta cualificado o sanador.

CURACIÓN: Ayuda a curar el trauma emocional, los sistemas nervioso e inmunitario, la memoria celular y la deshidratación, generando vigor. Sustenta el cerebro, la glándula tiroides, el hígado, la vesícula biliar y las glándulas adrenales. Se dice que su esencia de gema (véase página 361) suaviza la piel.

POSICIÓN: Sostenlo, crea entramados con él (véanse páginas 28-31) o ponlo en el lugar apropiado.

(*Véase también* Cuarzo sueño, páginas 248-249.)

ERITRITA

TAMBIÉN CONOCIDA COMO FLOR DE COBALTO

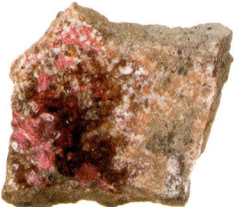

Cristales sobre matriz

COLOR	Morado, violeta, magenta, rosa fucsia
APARIENCIA	Cristalina densa o capa irradiante
RAREZA	Bastante fácil de conseguir
ORIGEN	México, Marruecos, Australia, Polonia, España

ATRIBUTOS: La eritrita fortalece la energía esencial a cualquier nivel, sea en la columna, el cuerpo, el cuerpo de luz* o el planeta.

A nivel psicológico, ofrece la confianza, la seguridad y el poder personal que surgen de la firmeza inconmovible de la fuerza interna. La eritrita también fortalece el corazón físico y los vínculos de verdadero amor, uniendo a las personas con compasión amorosa.

CURACIÓN: Fortalece el tuétano de los huesos, los glóbulos rojos y las estructuras celulares, y ayuda a superar los desórdenes de la piel.

POSICIÓN: Sostenla o crea entramados con ella (véanse páginas 28-31).

EUDIALITA

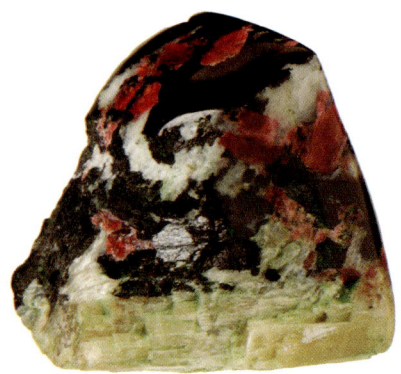

Formación tallada

COLOR	Rojo, verde y negro
APARIENCIA	Piedra moteada, de opaca a transparente
RAREZA	Se está haciendo más fácil de conseguir
ORIGEN	Groenlandia, Rusia, Canadá, Madagascar, Estados Unidos

ATRIBUTOS: Imbuida de una intensa fuerza de vida conectada con la energía kundalini*, la eudialita abre el chacra corazón, lo vincula con los chacras tierra y base de la columna, y alinea el flujo de los centros sutiles para conectar el espíritu y la mente con el cuerpo emocional, produciendo una profunda reorientación. Kármicamente*, la eudialita te muestra cómo rectificar las elecciones desafortunadas y abrirte a la verdad, enseñándote que puedes crecer espiritualmente a través de la alegría y la realización en lugar del sufrimiento, y abrazando la plenitud que ofrece la vida sobre la Tierra. Si necesitas que acabe una situación o una relación, la eudialita te ayuda a hacerlo con gracia y paz en lugar de con conflicto.

A nivel espiritual, si te sientes enfadado con Dios, la eudialita te ayuda a explorar el porqué, facilitado el viaje* de vuelta a vidas pasadas. Es una piedra de purificación y de unificación que cura la división, te reconcilia con la divinidad en ti mismo y te alinea con tu verdadero propósito.

A nivel psicológico, es una piedra de poder personal que ahuyenta la depresión y la insatisfacción, liberando las emociones negativas como los celos, la ira, la culpa, el resentimiento y la animosidad. Fomenta el autoperdón y el autoamor saludable, acelera el cambio profundo, instaura confianza y ayuda a aprender de los errores aparentes. Esta piedra te enseña que no puedes estar bien, o ser feliz, si tu creatividad está bloqueada o no se expresa. Te ayuda a encontrar una vía de salida y a atesorar tus dones.

A nivel emocional, junta a los compañeros del alma, revelando la razón de su unión. Si te encuentras con un «compañero del alma» que no quiere saber nada de ello, o si te sientes profundamente atraído por alguien pero te cuestionas si una relación sexual es lo correcto, o si vuestro encuentro tiene otro propósito, meditar o dormir con la eudialita te revela la respuesta, que podría presentarse de manera inesperada.

CURACIÓN: Es beneficiosa para la curación celular multidimensional, el agotamiento energético, la armonización de las ondas cerebrales, la estabilización del sistema nervioso y el nervio óptico, el mal de Alzheimer y el Parkinson, el síndrome menstrual y el lupus; anima al cuerpo a curarse a sí mismo.

POSICIÓN: Sostenla, crea entramados con ella o ponla en el lugar apropiado.

RUBÍ EN MATRIZ FISKENAESSET

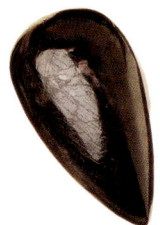

Pulido

COLOR	Rojo profundo, negro-plateado
APARIENCIA	Piedra translúcida
RAREZA	Muy rara
ORIGEN	Groenlandia

ATRIBUTOS: El rubí Fiskenaesset, piedra de alta energía, es una de las formas más antiguas de esta gema en el planeta. Espiritualmente ayuda a la comunicación con el mundo de los espíritus y a inducir el trance, facilitando la entrada en un profundo estado de conciencia alterada. Forma un poderoso escudo contra el ataque psíquico* y el vampirismo de la energía del corazón, y ha sido considerado tradicionalmente un gran protector de la familia y de las posesiones. Se dice que el rubí avisa oscureciéndose cuando amenaza algún peligro o enfermedad. La activación del chacra alta mayor (de las vidas anteriores) es de gran ayuda en la sanación del núcleo del alma y el trabajo con vidas pasadas, pues da acceso a recuerdos del alma y a aprendizajes espirituales, y aporta curación celular multidimensional. La piedra ayuda a superar el agotamiento espiritual cuando se da demasiada energía a otros para ayudarles a evolucionar espiritualmente en detrimento del propio yo.

A nivel psicológico, esta piedra fomenta la individualidad, al tiempo que retiene la interconexión con el resto de la humanidad. Anima la pasión por la vida, mejora la motivación y ayuda a establecer objetivos realistas, enseñándote a planear para el futuro sin implicación emocional ni proyecciones* que te obstaculicen. Facilita el liderazgo dinámico, el coraje y el desprendimiento, animándote a «hacer aquello que te hace feliz». El rubí promueve sueños positivos y la visualización clara. Es una de las piedras de abundancia que ayuda a retener la riqueza y la pasión.

A nivel emocional, el rubí Fiskenaesset te enseña autonomía e independencia emocional, aportando la toma de conciencia de que sólo tú eres responsable de crear y mantener tu bienestar y felicidad, y que no dependes de ninguna fuente externa, incluyendo una pareja o ser querido. No obstante, el apasionado rubí también profundiza el verdadero amor y reactiva la libido.

A nivel físico, el rubí Fiskenaesset fortalece el flujo de fuerza de vida, estimulando el sistema inmunitario y la circulación. Supera el agotamiento y el letargo, imparte vigor a la vida y es beneficioso para la recuperación de las enfermedades crónicas o del estrés prolongado.

CURACIÓN: Es beneficioso para la vitalidad física, la sangre y la linfa, el sistema circulatorio, la fertilidad, la potencia sexual, la hiperactividad, el exceso de acidez, la desintoxicación, el insomnio y el flujo sanguíneo restringido, así como las fiebres y las enfermedades infecciosas. Sustenta el corazón, las glándulas adrenales, los riñones, los órganos reproductores y el bazo.

POSICIÓN: Sostenlo, crea entramados con él (véanse páginas 28-31) o ponlo en el lugar apropiado.

PEDERNAL

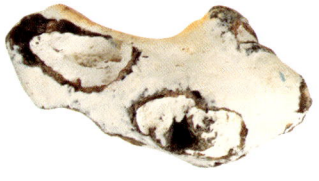

Negro-blanco (formación natural)

COLOR	Negro, blanco, azul, gris, marrón, amarillo, naranja
APARIENCIA	Densa y vidriosa, a menudo con una capa blanca
RAREZA	Fácil de conseguir
ORIGEN	Todo el mundo

ATRIBUTOS: Sagrado desde siempre, el pedernal es estabilizador y limpiador, y atrae la ayuda de los dioses hacia un propósito. Ha sido usado durante eones para acompañar a los muertos al mundo siguiente, invocando a los guías y a los poderes aliados. Es protector, devuelve las maldiciones y los malos deseos*, y se dice que impide las pesadillas.

Espiritualmente, el pedernal afila el espíritu y corta con todo, deshaciendo bloqueos psicológicos, y une etéricamente* a gente vinculada. Disuelve cuerdas en los chacras y los sana. Los fragmentos de pedernal realizan cirugía etérica y cauterizan las heridas de vidas pasadas, limpiando la impronta etérica*, física o los cuerpos etéricos. Con su acción estabilizadora, el pedernal aporta integridad estructural a los cuerpos físico y mental. Crea un ancla chamánica* cuando viajas* a remembrar tu alma, generando solidez en el núcleo interno para poder acompañar los cambios terrestres. Es un eficaz conductor de la energía electromagnética, potencia el flujo energético y es un poderoso sanador de la Tierra.

Simboliza el misterio de la masculinidad profunda, proveyendo una vinculación con la Tierra que te lleva a su útero para reconectar con la feminidad sabia y el poder de la sacerdotisa. Es perfecto para los ritos de tránsito que marcan las transiciones a la madurez femenina, y ayuda a los hombres a conectar con sus cualidades femeninas.

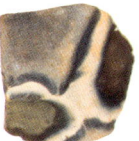

Gris-blanco (formación natural)

CURACIÓN: Dispersa el dolor y la alteración*; el sistema reproductor, la memoria celular* y la reestructuración de los tejidos; permite superar la depresión y los desórdenes obsesivos, las verrugas, los lunares, las piedras y los tumores. Es excelente para el dolor de mandíbula o de espalda.

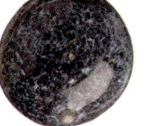

Negro (pulido)

POSICIÓN: Sostenlo, crea entramados o llévalo puesto. Pon pedernal naranja sobre el chacra tierra y pedernal blanco o azul, o selenita, en la estrella del alma para activar el ancla cósmica*. Combínalo con selenita o natrolita para asentar* descargas vibratorias* y crear una matriz dentro de la tierra durante los cambios o para invertir los flujos de energía terrestre. Combínalo con nuumita para retirar entidades*.

COLORES ESPECÍFICOS

El **pedernal negro o marrón** ayuda a entender las causas de la depresión y a aceptar el lado sombrío* de tu naturaleza, encontrando su don interno.

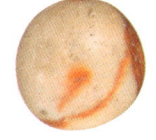

Naranja (formación natural)

El **pedernal naranja** te da fuerza interna durante tiempos difíciles, disipando las tendencias obsesivas.

El **pedernal azul** te eleva más allá de lo mundano, hacia una comprensión espiritual superior de la enfermedad. Te apoya mentalmente cuando estás luchando con las causas de problemas y bloqueos; el pedernal azul los limpia, facilitando el pensamiento enfocado y concentrado.

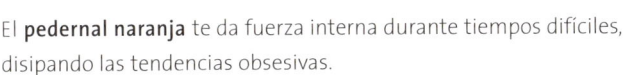

Azul (formación natural)

FRONDELITA

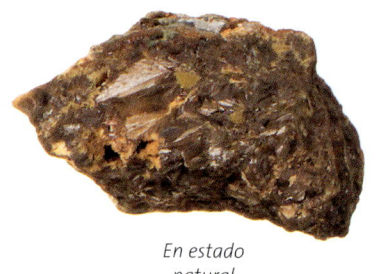

En estado natural

COLOR	Rosado-bronceado
APARIENCIA	Estriada y opalescente
RAREZA	Rara
ORIGEN	Estados Unidos

ATRIBUTOS: La frondelita es una forma de mica fuchsita, una poderosa limpiadora de las infecciones psíquicas, especialmente las que se alojan en el tercer ojo, que retira energías negativas, implantes* y luchas de poder que cruzan las avenidas psíquicas desde otros tiempos y espacios, y disuelve los pensamientos y malos deseos* actuales. No obstante, el efecto puede ser nauseabundo, pues se produce una desintoxicación psíquica que puede requerir otras piedras para retirarla del cuerpo físico. Es mejor usar la frondelita con estrengita para transmutar el proceso.

A nivel psicológico, la frondelita ayuda a quienes tienen un miedo obsesivo a la suciedad y a las bacterias, llevándote de vuelta para descubrir la causa y reencuadrar la experiencia. En el proceso es posible que experimentes una catarsis emocional y que se repitan los sentimientos oscuros, y por eso es mejor hacer este proceso bajo la supervisión de un terapeuta de vidas pasadas.

A nivel mental, la frondelita organiza los pensamientos desorganizados y pone orden en el caos, permitiéndote ver la pauta o solución instantáneamente. A este respecto, resulta útil para divertirte con juegos o asumir roles.

A nivel emocional, la frondelita ayuda a liberar emociones negativas y un apego excesivo al pasado, liberándote para que puedas cambiar y transformarte.

A nivel físico, la frondelita puede ser beneficiosa para estimular la producción de células T y equilibrar el sistema inmunológico.

CURACIÓN: Funciona mejor más allá del nivel físico del ser, pero puede usarse sobre la muñeca para evitar el síndrome del túnel carpal.

POSICIÓN: Sostenla, crea entramados con ella (véanse páginas 28-31) o llévala puesta.

PIEDRA DE COMBINACIÓN

La **frondelita con estrengita** tiene una energía más suave de purificación y transmutación, que te eleva por encima de la causa de la alteración* o fobia, para observar y desapegarte sin entrar completamente en la experiencia. Limpia el tercer ojo y lo fortalece para que las infecciones psíquicas no puedan volver a entrar en él.

Frondelita con estrengita (en estado natural)

FULGURITA

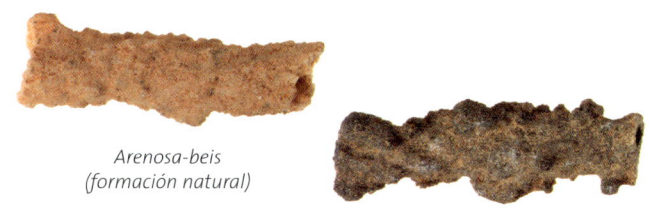

Arenosa-beis (formación natural)

Gris (formación natural)

COLOR	Arenoso-beis, gris, amarillento
APARIENCIA	Pequeños granos cementados en un tubo
RAREZA	Fácil de conseguir
ORIGEN	Estados Unidos, Sahara, desierto de Gobi

ATRIBUTOS: La fulgurita se forma cuando los rayos golpean la arena: éste es un suceso que enfoca una gran cantidad de energía en un pequeño espacio. A pesar de su delicadeza, tradicionalmente la fulgurita ha sido una poderosa herramienta chamánica, pues esta piedra contiene la energía de alta frecuencia producida durante el impacto. Cuando el chamán emprende un viaje* para recuperar al niño perdido o las partes* del alma, dichas partes se ponen sobre fulgurita para que tengan un viaje de retorno seguro. Seguidamente, la fulgurita se coloca sobre el chacra corazón y se sopla suavemente al niño perdido o a la parte del alma para que vuelvan a casa, y el impacto del rayo abre el camino. Esta piedra también transporta partes del alma que quedaron atrapadas en una muerte traumática de una vida pasada o en traumas, decepciones u otros sucesos que atan el alma a otras vidas. Esta piedra ayuda a viajar al estado* entre vidas para evaluar por qué un alma no se ha encarnado plenamente en el presente. Purificando los fragmentos del alma que se han recuperado, la fulgurita los lleva a casa para reintegrarlos.

La fulgurita ha sido usada tradicionalmente para elevar plegarias al universo, siendo una poderosa herramienta para manifestar los sueños. Establece tu intención, pronúnciala en voz alta y sopla sobre la fulgurita para dejar que se manifieste libremente de la mejor manera posible para tu bien más alto. El centro del tubo es un conducto para que la energía divina, que acelera el desarrollo espiritual de la humanidad, pase al mundo físico. Crea un vórtice energético desde los chacras hacia los cuerpos sutiles* que purifica, realinea y reenergiza a medida que se mueve por las frecuencias, llevando el cuerpo y el alma a un nivel superior y abriendo el camino para que se impriman nuevos patrones. Es un ancla* chamánica perfecta, pues la fulgurita abre la sección terrenal de un ancla* cósmica, vinculándote profundamente con el núcleo de la Tierra.

A nivel psicológico, la fulgurita facilita que dejes atrás cualquier cosa que bloquee tu progreso, abriendo el camino a nuevas conductas que sirvan a tu ser superior y a tu actual estado de evolución.

A nivel mental, la fulgurita lleva el pensamiento a tomar forma y te enseña a aferrarte a tus intenciones más elevadas y positivas.

A nivel físico, puedes crear entramados de fulgurita alrededor del cuerpo para extraer la energía negativa o los bloqueos y recargar la energía perdida por la vampirización* psíquica o la enfermedad crónica.

CURACIÓN: Hace estallar las restricciones y constricciones que bloquean la energía o el flujo de sangre, y eleva los niveles de energía y la libido, pero su trabajo más profundo se realiza al nivel del alma.

POSICIÓN: Maneja la fulgurita delicadamente y no le apliques presión.

PIEDRA GAIA

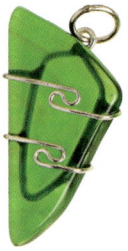

Cortada

COLOR	Verde profundo
APARIENCIA	Cristal claro y transparente, parecido a la obsidiana
RAREZA	Fácil de conseguir
ORIGEN	Se manufactura artificialmente de las cenizas volcánicas del monte St. Helens, en Estados Unidos

ATRIBUTOS: La piedra Gaia también es conocida como la piedra de la diosa, pues establece una profunda conexión con lo femenino divino, tanto en las mujeres como en los hombres. A nivel espiritual, habiendo nacido del fuego, esta piedra muestra el valor de la purificación espiritual y de la transmutación que se produce mediante la catarsis psicológica y los procesos alquímicos dentro del cuerpo o de la tierra.

La piedra Gaia abre y unifica los chacras tierra y corazón, y armoniza todo el flujo de los chacras. Tiene un poderoso vínculo con la Madre Tierra y, a nivel medioambiental, sintoniza con los devas* y el *anima terra*, y te lleva en un viaje* al lugar fuera del sistema solar donde se originó el alma.

DIRECTORIO DE CRISTALES

Esta piedra reconforta a aquellos que sienten que la Tierra no es su verdadero hogar, activa la sección terrenal de un ancla* cósmica y estabiliza tu campo energético esencial o actúa como un ancla* chamánica para los viajes al mundo inferior*.

Creando una gran armonía con la tierra y el entorno, la piedra Gaia te ayuda a reparar el entramado energético del planeta, especialmente cuando se usa para crear un entramado en torno a las áreas de desarmonía o polución. Fomenta la compasión y la empatía, y te enseña que todas las cosas sobre y dentro de la Tierra forman una unidad; es una piedra útil para explorar el oeste en la rueda de la medicina cristalina (véanse páginas 368-375).

A nivel emocional, la piedra Gaia extrae las emociones dolorosas del cuerpo emocional y neutraliza los traumas del pasado, reemplazando la negatividad por el amor incondicional por ti mismo y por los demás.

A nivel físico, la piedra Gaia te sintoniza con los flujos energéticos de la Tierra y con lo femenino divino, tal como se manifiesta a través de la Madre Tierra. Es una piedra de prosperidad y abundancia que estimula las habilidades curativas de todo tipo.

CURACIÓN: Es particularmente útil para curarse uno mismo y superar las heridas emocionales y los traumas del pasado. Puesta sobre el tercer ojo, alivia las alteraciones* psicosomáticas y la migraña, pudiendo aportar una curación benéfica y refrescar las dolencias oculares.

POSICIÓN: Sostenla, crea entramados con ella (véanse páginas 28-31) o colócala donde sea adecuado. Para favorecer el proceso de autocuración, llévala puesta constantemente.

GASPEÍTA

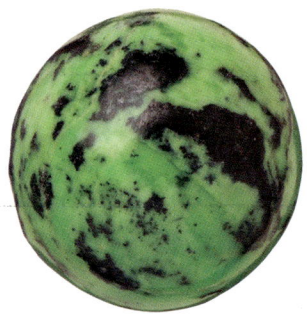

Bola pulida

COLOR	Verde manzana claro y oscuro
APARIENCIA	Opaca, moteada y estriada
RAREZA	Rara, pero cada vez más accesible, especialmente para joyería
ORIGEN	Canadá, Australia

ATRIBUTOS: La gaspeíta es una de las piedras que fortalece la evolución de la Tierra y la de todos aquellos que la habitan. A nivel espiritual, fortalece el alma y asienta la energía espiritual en el cuerpo asegurándote que, si necesitas ayuda, sólo tienes que pedirla. Medita con gaspeíta sentándote en el suelo, dejando a un lado cualquier dificultad y confiando en que la respuesta llegará de la manera más apropiada. Sostenla cuando necesites un tránsito seguro, pues facilita el tránsito por lugares oscuros y peligrosos sin ser notado. Si tienes que hacer un viaje* al mundo inferior* durante el trabajo chamánico de recuperación del alma*, la gaspeíta te envuelve en una capa de invisibilidad e invencibilidad.

Ponte la gaspeíta protectora sobre el chacra del bazo (debajo de tu axila izquierda) si estás siendo vampirizado por algún pirata energético, o si una persona necesitada agota tus recursos, y llévala puesta debajo de la axila derecha para protegerte contra la ira de otra persona, especialmente si le has cortado el suministro de energía cerrando tu chacra del bazo y ella responde con ira o resentimiento.

A nivel emocional, la gaspeíta te ayuda cuando sientes resentimiento o amargura con respecto a la vida en general, o porque alguien ha hecho algo dañino o destructivo. Esta piedra disuelve la ira, el daño, la inquietud o el dolor del corazón; abre el chacra corazón superior y limpia la zona del chacra del hígado, debajo de tu axila derecha, de la ira y el rencor que otra persona pueda enviarte, generando emociones de calma. Esta piedra tiende un puente entre los niveles físico y emocional del ser, y mejora los efectos psicosomáticos de la mente sobre el cuerpo cuando las emociones y los pensamientos inservibles se han vuelto físicos y concretos como piedras, o se han convertido en bloqueos que tienen que ser disueltos.

CURACIÓN: Sustenta el hígado y la vesícula biliar, y es beneficiosa para las piedras de la vesícula biliar, los bloqueos de los conductos, la cirrosis y los problemas intestinales, pues apacigua o estimula el tracto digestivo según se necesite; alivia las náuseas y el mareo.

POSICIÓN: Sostenla, crea entramados con ella (véanse páginas 28-31) o llévala puesta. Póntela debajo de la axila para obtener protección energética. Llévalo en el bolsillo mientras viajas.

Cortada

GEOTITA

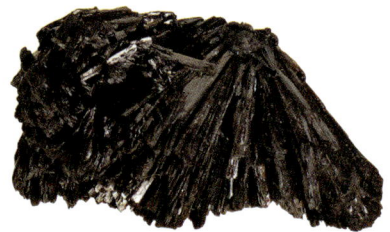

*Cristales acanalados
en matriz*

COLOR	Marrón
APARIENCIA	Piedras o «estrellas» opacas con canales profundos
RAREZA	Fácil de conseguir
ORIGEN	Estados Unidos, Alemania, Inglaterra, Francia, Canadá

ATRIBUTOS: Meditar con geotita produce la sensación de estar suspendido en un punto silencioso y aquietado de no-acción y de no-hacer. Con la geotita, simplemente *eres*. Abre un ancla* cósmica que te mantiene firmemente sujeto entre el núcleo de la Tierra y el centro galáctico*.

A nivel espiritual, esta piedra resuena con el 44, el número de la metamorfosis. Facilita la clariaudiencia* y las habilidades metafísicas*. Resulta útil para cualquier tipo de adivinación, revelando la intención del alma para el futuro en situaciones donde saber esto facilita tu viaje.

La geotita purifica el cuerpo emocional. Libera los ganchos, sentimientos y creencias de vidas pasadas con respecto a ti mismo que ya no sirven a tu propósito, y te llena el corazón de compasión por lo que has tenido que pasar, mostrándote el regalo de la experiencia.

A nivel físico, esta piedra ofrece la energía necesaria para disfrutar de la experiencia humana y potencia el flujo de oxígeno alrededor del cuerpo. Es una herramienta de comunicación útil, pues combina la inspiración con la habilidad pragmática de hacer las cosas, y ayuda al cuerpo físico a recuperarse de cualquier tipo de trauma.

A nivel medioambiental, como está fuertemente sintonizada con el poder sanador de la naturaleza, esta piedra potencia la radiestesia, alineándote con la nota de la Tierra. Te lleva a encontrarte con los devas* y el *anima terra*, sensibilizándote a las energías sutiles y a las corrientes dentro de la tierra y del cuerpo humano, y facilita la sintonización con los meridianos* energéticos. Limpia los chacras básico y tierra, alineando todo el sistema de chacras para conectar con la mente superior.

CURACIÓN: Ayuda a quienes practican halterofilia. Es de ayuda en casos de epilepsia, anemia y menorragia; alivia problemas de oídos, nariz, garganta, el canal digestivo, las venas, el esófago y el tuétano de los huesos.

POSICIÓN: Crea entramados con ella (véanse páginas 28-31) para establecer contacto con los extraterrestres.

FORMA ESPECÍFICA

La **geotita arco iris iridiscente** corta con la depresión, la tristeza y el desánimo, instaurando luz y esperanza en tu vida. Es particularmente útil para potenciar los dones metafísicos.

NOTA. La geotita forma las estrellas del cuarzo estrella holandita (véanse páginas 304-305).

Geotita arco iris iridiscente (en estado natural)

GREENLANDITA

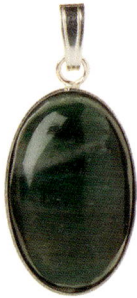

Verde (pulida)   *Azulada-verde (en estado natural)*

COLOR	Grisáceo o azulado-verde en estado natural (azul-verde profundo cuando está pulida), violeta
APARIENCIA	Piedra densa, opaca con destellos metálicos
RAREZA	Rara
ORIGEN	Groenlandia

ATRIBUTOS: La greenlandita es una resonancia* superior de la aventurina. Esta gema forma parte de la capa del Obispo de Groenlandia y tiene 3.800.000 años. En sus estrías contiene energías codificadas que te enseñan a cuidar de la Tierra y a vivir en armonía con la naturaleza.

A nivel espiritual, la greenlandita activa y protege el chacra corazón, guardando contra el vampirismo* psíquico de la energía del corazón. Es protectora del chacra bazo contra los piratas energéticos, y opera a niveles sutiles para liberarte de los enredos* kármicos con almas que entran y salen de la encarnación. Siendo una piedra positiva, la greenlandita disipa y endereza las situaciones negativas.

A nivel psicológico, la greenlandita refuerza las cualidades de liderazgo y la decisión. Esta piedra ayuda en casos de tartamudez y neurosis severa, llevándote a comprender lo que está detrás de estas dolencias. Fomenta la compasión, la empatía y el acto de volver a intentarlo, llevándote al pasado para encontrar las fuentes de la alteración*.

La greenlandita unifica los cuerpos intelectual y emocional. Es una piedra estabilizadora que equilibra tu estado mental, estimula la percepción y potencia la creatividad. Te vincula con la sabiduría de la mente universal y te ayuda a aceptar sus alternativas y posibilidades, especialmente las que te presenta otra gente.

A nivel emocional, la greenlandita fomenta un sentimiento de bienestar. Equilibra las energías masculina y femenina y favorece la regeneración del corazón.

A nivel medioambiental, como tiene una fuerte conexión con el reino dévico*, los entramados de greenlandita alivian el estrés geopático* y facilitan la curación de la Tierra* y el realineamiento con el entramado terrestre. Llevar puesta una greenlandita absorbe la neblina magnética* y protege de la polución medioambiental. Esta piedra protege a la persona sensible cuando se lleva puesta o se adosa a un teléfono móvil.

CURACIÓN: Sustenta los ojos, la glándula timo, el tejido conjuntivo, el sistema nervioso, las glándulas adrenales, los pulmones, los senos, el corazón, los sistemas muscular y urogenital, y el metabolismo; alivia la presión sanguínea, el colesterol y la arteriosclerosis; ayuda con las erupciones de la piel y las alergias; disipa los dolores de cabeza y los ojos; es antiinflamatoria. En forma de elixir, ayuda con los problemas de la piel.

POSICIÓN: Sostenla o ponla donde sea adecuado. Para proteger el chacra bazo, póntela debajo de la axila izquierda o en la base del esternón.

HACKMANITA

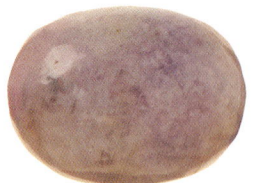

Pulida

COLOR	Azul, lila, rosa
APARIENCIA	Piedra densa opaca o cristalina
RAREZA	Rara (las corregidas con calor son más accesibles)
ORIGEN	Groenlandia, Canadá, Rusia, Australia, Afganistán, Myanmar, Pakistán

ATRIBUTOS: La hackmanita, una resonancia* superior de la sodalita, tiene una vibración refinada, al tiempo que se mantiene conectada con la Tierra. Activa un ancla* cósmica y protege la envoltura biomagnética*, produciendo una expansión dentro del cuerpo a la infinitud del ser e integrando el cuerpo de luz*. Corta los vínculos al nivel de los chacras sutiles.

A nivel espiritual, esta piedra refinada une la intuición con la lógica, dando acceso a la mente superior y conectándola con el plano físico para crear la mente iluminada. Facilita profundos estados de meditación y sintoniza con los dones espirituales que producen alegría, libertad y sanación.

A nivel psicológico, la hackmanita ayuda a entender la situación en la que te encuentras, alineándose con el propósito que tenía el alma para pasar por esa experiencia. Es excelente para aceptar las energías de tu sombra* y encontrar el tesoro que contienen. Transforma la personalidad defensiva o sensible, iluminando y liberando los miedos, las fobias, la culpabilidad y los mecanismos de control que impiden al alma expresarse plenamente. Potencia la autoestima, la autoaceptación y la confianza en uno mismo. Dotada de un poderoso deseo de verdad y de idealismo, la hackmanita te anima a ser fiel a ti mismo y a defender tus creencias.

A nivel mental y kármico*, te libera de las ataduras intelectuales y de los marcos mentales rígidos, especialmente de los ideales religiosos impresos en el pasado, abriendo tu mente a infinitas posibilidades. Permite una percepción racional e instintiva y ayuda a verbalizar sentimientos, creando espacio para que puedas poner en práctica tus comprensiones.

A nivel medioambiental, limpia la contaminación. Es útil usada en forma de entramados para tratar el síndrome del edificio enfermo, la neblina electromagnética* y múltiples alergias químicas.

CURACIÓN: Sustenta el metabolismo y el sistema linfático, el sistema inmunitario, la garganta, las cuerdas vocales y la laringe. Es beneficiosa para las deficiencias de calcio, el daño producido por la radiación, el insomnio, la ronquera, los desórdenes digestivos, las fiebres, la presión sanguínea, la rotura de ligamentos y la absorción de fluidos.

POSICIÓN: Sostenla, haz entramados o ponla donde sea apropiado.

PIEDRA DE COMBINACIÓN
La **hackmanita con ussingita violeta** funciona para asentar en la Tierra las vibraciones* espirituales más elevadas y para estabilizar en el reino físico la conciencia expandida de un alma ascendida.

NOTA: Si la piedra de combinación no está disponible, usa una ussingita individual encima de la hackmanita, montada en plata.

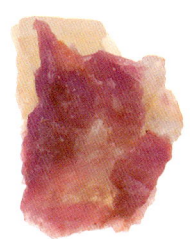

Hackmanita con ussingita violeta (en estado natural)

HALITA

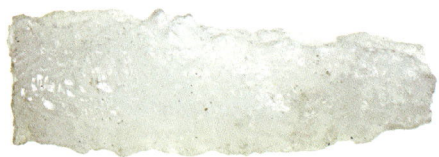

Blanca (formación natural)

COLOR	Blanca, rosa, azul
APARIENCIA	Cristales cúbicos, frágiles, transparentes, grandes o pequeños que recubren la corteza
RAREZA	Fácil de conseguir
ORIGEN	Estados Unidos, Francia, Alemania, norte de África

ATRIBUTOS: Eficaz para purificar, la halita estimula el discernimiento espiritual y la evolución multidimensional. A nivel espiritual, extrae las impurezas adosadas en tu alma o cuerpos etéricos* y crea equilibrio interno. La halita ayuda a que tu voluntad siga la guía de tu Yo Superior* y crea una perspectiva más objetiva. Esta piedra protectora guarda contra las energías negativas, las entidades* que se adhieren o el ataque* psíquico, especialmente cuando se está bajo la influencia de la bebida o de las drogas, o en estados espirituales de gran expansión. Resulta particularmente útil cuando te conviertes en el objeto del deseo sexual poco razonable de otra persona o de sus sentimientos de necesidad.

 A nivel psicológico, la halita disuelve viejas pautas, pensamientos negativos y sentimientos arraigados, como la ira, y te ayuda a trascender problemas. Mejorando la ansiedad y aportando satisfacción, la halita transmuta los

DIRECTORIO DE CRISTALES

sentimientos de abandono o rechazo, fomentando el bienestar emocional e incrementando la buena voluntad.

A nivel físico, esta piedra estimula los meridianos del cuerpo y potencia la acupuntura o acupresión, estabilizando* las propiedades curativas de otros cristales.

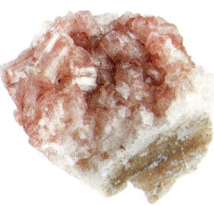

Rosa (en estado natural)

CURACIÓN: Sustenta la desintoxicación, el metabolismo y la memoria celular*; es beneficiosa para la retención de agua, los problemas intestinales, el desorden bipolar, los problemas respiratorios y la piel.

POSICIÓN: Ponla en tu entorno inmediato o en una bolsita. Como absorbe rápidamente la energía negativa y la humedad, límpiala frecuentemente con arroz integral y mantenla en un lugar seco, pero ponla en el baño o bajo la ducha para purificarla (así se disuelve, limpiando las energías).

COLORES ESPECÍFICOS

La **halita rosa** es eficaz para despegar entidades y para tratar la posesión espiritual, así como para prevenir que las entidades se enganchen* o reenganchen. Este color fomenta el desarrollo espiritual, elevando las vibraciones personales, estimulando las habilidades psíquicas* y retirando la negatividad. A nivel emocional, facilita el bienestar y la sensación de ser amado. A nivel psicológico, disipa la sensación de opresión y actúa como diurético.

La **halita azul** abre eficazmente las puertas metafísicas. Potencia la intuición y favorece la conciencia mística. Reprograma la visión distorsionada de la realidad y limpia las adherencias mentales o las influencias indebidas sobre el tercer ojo y los cuerpos sutiles*. A nivel físico, esta piedra es beneficiosa para la absorción de yodo, así como para la tiroides, el timo y el tálamo.

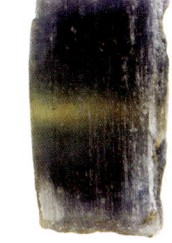

Azul (formación natural)

HANKSITA

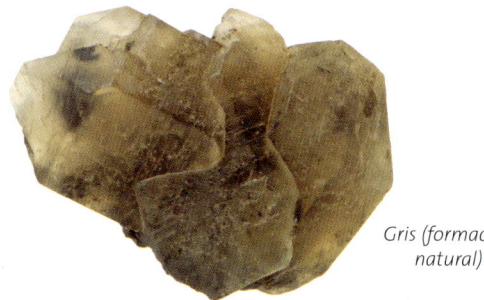

Gris (formación natural)

COLOR	Verde, gris, blanco, marrón, amarillo
APARIENCIA	Cristal translúcido, grasiento o que desprende polvo, con inclusiones de arcilla
RAREZA	Raro, pero cada vez más fácil de conseguir
ORIGEN	California (Estados Unidos)

ATRIBUTOS: La hanksita, que contiene bórax y halita, se forma por evaporación y se encuentra en lo profundo del barro, simbolizando la sabiduría que espera liberarse de la escoria del pasado. Esta piedra es purificadora y ayuda a respirar en lugares tóxicos. Accediendo a ella a través de los chacras soma y vidas pasadas, recupera el poder femenino y la intuición. Combina bien con los cristales semilla lemurianos.

A nivel espiritual, promueve la evolución multidimensional y contiene un conocimiento poderoso que permite acelerar la expansión de la conciencia encerrada desde los lejanos tiempos de Lemuria y la Atlántida. Facilita la conexión con esas civilizaciones y con el poder personal y la sabiduría allí contenidos, advirtiendo de que dicho poder debe ser usado

DIRECTORIO DE CRISTALES

para el bien de todos y no con fines egoístas. El componente de halita, que es una piedra de perdón, enmienda los errores y el mal uso del poder, y te recuerda que no debes repetir tales experiencias. La hanksita es una protectora psíquica eficaz, especialmente contra la adherencia* de espíritus. Purificante y catártica a todos los niveles, limpia los chacras y a otras piedras. Facilita una rápida desintoxicación del detritus de muchas vidas; limpia antiguos sentimientos de ira, celos y resentimiento o manipulación, y transmuta su efecto en el cuerpo físico, estabilizando los cambios de humor. Extrae las impurezas y crea equilibrio interno, ayudándote a sintonizar con la guía de tu yo espiritual en lugar de con la guía de tu yo emocional. Recrea el estado juguetón del niño interno inocente*, y también puede sacar a la superficie el miedo infantil, produciendo una sensación fría y repulsiva.

Mentalmente, la hanksita crea una perspectiva más objetiva, limpiando las pautas de pensamiento y conducta que ya no sirven a ningún propósito.

A nivel medioambiental, ha sido descrita como «una bomba de tiempo hacia la que las cosas retornan eventualmente»: un espejo del mundo antes del comienzo de la humanidad y del estado al que podría retornar el planeta si la humanidad continúa polucionándolo. Este cristal apoya la regeneración del planeta cuando se agotan el aire y la capa de ozono.

CURACIÓN: Resulta útil para la retención de agua y la desintoxicación, el metabolismo y la memoria celular*, los problemas intestinales y de la piel. Alivia las dificultades respiratorias causadas por un exceso de mucosidad.

POSICIÓN: Ponla en los pies. Crea un entramado con forma de estrella de David, con un elestial ahumado en su centro para extraer toxicidad, o úsala como estabilizadora de un cristal lemuriano. Si tienes dolor de cabeza y náuseas, empuja esa energía situada sobre el chacra tierra.

NOTA: Se disuelve al mojarse. Mantenla seca y limpia en arroz integral.

HEMATITE CON RUTILO

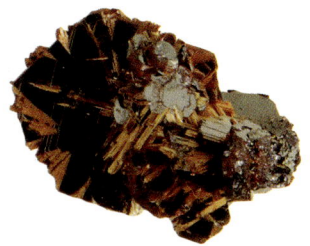

Formación natural

COLOR	Plata y oro
APARIENCIA	Preciosa piedra opaca, dorada y plateada
RAREZA	Rara
ORIGEN	África, Australia

ATRIBUTOS: El hematite con rutilo combina las funciones estabilizantes* y energizantes del hematite con las propiedades limpiadoras del rutilo, produciendo una piedra de alta vibración* que activa los chacras soma y vidas pasadas, y profundas conexiones del alma.

A nivel espiritual, puesta sobre los chacras soma y estrella del alma, esta piedra sintoniza con el verdadero yo, y ayuda a encarnarlo en el reino físico para que funcione más allá de la dualidad o la división. Esta combinación purifica y reintegra las partes desmembradas de tu alma, dondequiera que estén y en cualquier marco temporal. Produce una profunda sanación multidimensional, limpiando los chacras hasta los niveles más elevados, anclando el cuerpo de luz* y produciendo una conexión inamovible con las vibraciones más elevadas del universo.

Esta combinación es particularmente útil para una profunda limpieza kármica* y del alma. Corrige la impronta etérica y repara la memoria celular*, reenergizando y realineando el cuerpo físico.

A nivel psicológico, el hematite con rutilo ayuda a entender las causas psicosomáticas de la enfermedad, y después ayuda a reequilibrar el cuerpo emocional y otros cuerpos sutiles*. Esta piedra poderosa, protectora y regeneradora ayuda a la reconciliación y a aunar los opuestos, ayudando tanto en las relaciones personales como en las impersonales. Equilibrará cualquier cosa que requiera equilibrio en tu vida.

CURACIÓN: Funciona mejor más allá del nivel físico del ser, actuando sobre los cuerpos sutiles para producir la curación multidimensional.

POSICIÓN: Sostenlo en las manos, crea entramados con él (véanse páginas 28-31) o ponlo donde sea apropiado.

(*Véase también* Rutilo, páginas 318-319.)

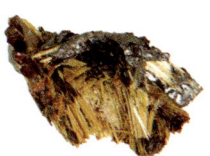

Formación natural

HEMIMORFITA

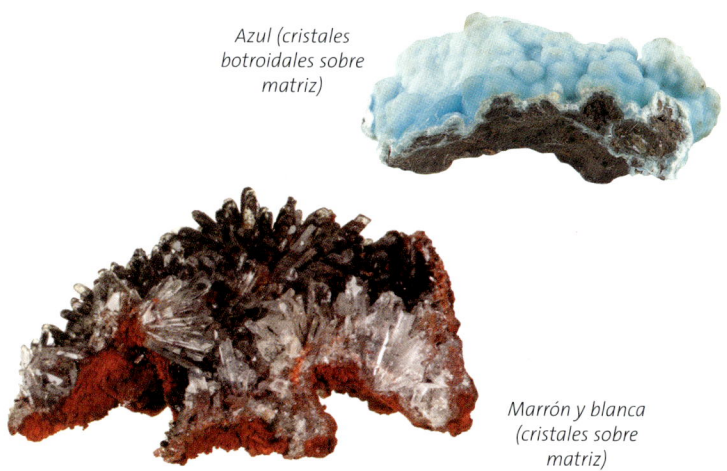

Azul (cristales botroidales sobre matriz)

Marrón y blanca (cristales sobre matriz)

COLOR	Azul, marrón, blanco
APARIENCIA	Pequeños cristales transparentes, como agujas y estriados sobre matriz, o corteza botroidal
RAREZA	Fácil de conseguir
ORIGEN	Inglaterra, México, Estados Unidos, Zambia

ATRIBUTOS: La hemimorfita es una piedra protectora de los pensamientos maliciosos y de la manipulación. Se dice que antiguamente se usaba para contrarrestar el veneno. A nivel espiritual, facilita la elevación de las vibraciones* de los cuerpos físico y sutil*, y la comunicación con los niveles espirituales más elevados y las multidimensiones.

Esta piedra no ofrece un viaje fácil, pues fomenta el desarrollo personal de la manera más rápida posible. Insiste en la responsabilidad personal y te vincula con tu Yo Superior*, animándote a responsabilizarte de tu felicidad o de tu alteración*, y te enseña que tú mismo creas la realidad por medio de tus pensamientos y actitudes. Pone de relieve las influencias externas que no están de acuerdo con el plan de tu alma y te ayuda a liberarte de ellas.

A nivel psicológico, esta piedra te muestra cómo desarrollar tu fuerza interna y a manifestar tu potencial más elevado, al tiempo que sigues siendo consciente de formar parte de la humanidad. Instaura una sensación de responsabilidad social y resulta útil para mantenerse energizado y comprometido con los proyectos, permaneciendo en ellos hasta el final.

A nivel emocional, la hemimorfita alivia delicadamente la angustia. Si siempre te propones unos objetivos y expectativas inalcanzables, te ayuda a establecer objetivos realistas sin apegarte emocionalmente al resultado. Esta piedra optimista te ayuda a volver a mirar y a reencuadrar* los rasgos irritantes y a ser totalmente abierto y honesto en la comunicación emocional.

A nivel físico, la hemimorfita te ayuda a recuperar la plena salud a todos los niveles.

CURACIÓN: Sustenta la pérdida de peso, el alivio del dolor, los desórdenes de la sangre, el corazón, la memoria celular* y las estructuras celulares; alivia el herpes genital, las verrugas, las úlceras, los desequilibrios hormonales, las quemaduras y el temblor de piernas.

POSICIÓN: Sostenla en las manos, crea entramados con ella (véanse páginas 28-31) o ponla donde sea apropiado. La hemimorfita pulida es óptima para llevarla puesta o para la sanación.

Azul (pulida)

HERDERITA

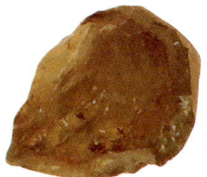

Marrón (en estado natural)

COLOR	Dorado, gris, marrón, verde, lavanda-púrpura
APARIENCIA	Piedra opaca o translúcida con facetas y terminaciones naturales
RAREZA	Rara
ORIGEN	Brasil, Sudáfrica, Estados Unidos, Alemania, Rusia

ATRIBUTOS: Se trata de una piedra de alta vibración* que alinea los chacras sutiles, elevando la conciencia a los niveles más elevados posibles y despertando la mente iluminada.

Las piedras de diferentes lugares varían en cuanto a su color y son específicas en su acción, afectando a la gente en función de su impronta energética* personal y de su disposición a pasar a una nueva etapa de su evolución.

A nivel espiritual, cuando la herderita abre el tercer ojo, produce una conciencia plena del yo multidimensional y una profunda conexión con la Tierra. Cuando sostienes esta piedra, tu cuerpo se siente perfectamente sustentado por la tierra, lo que te permite caminar por ella con ligereza, pero con un propósito claro.

La herderita promueve la evolución del cerebro físico para manifestar una conciencia elevada y las energías de la mente superior sobre la Tierra. A nivel físico, restaura la matriz etérica, de modo que las lesiones cerebrales y los bloqueos sean devueltos a su pauta óptima. Ayuda a mejorar la concentración y la memoria. Sintonizarse con la herderita facilita la reestructuración a todos los niveles.

CURACIÓN: La herderita trabaja principalmente más allá del nivel físico del ser para producir una curación multidimensional, y también ayuda en casos de dolor de cabeza, migraña y daños cerebrales, sustentando el buen funcionamiento del cerebro, el páncreas y el bazo.

POSICIÓN: Sostenla, crea entramados con ella (véanse páginas 28-31) o ponla en el lugar apropiado. Ponla sobre el tercer ojo para deshacer la migraña producida por el bloqueo de los dones metafísicos*.

COLOR ESPECÍFICO

La **herderita dorada** vincula con lo divino interno y te ayuda a reconocer que eres dios. Esta piedra te lleva a un espacio de dicha que parece «distante»; sin embargo, es una dimensión interna que encarna más plenamente tu ser divino. Resuena particularmente con los chacras estrella del alma y puerta estelar.

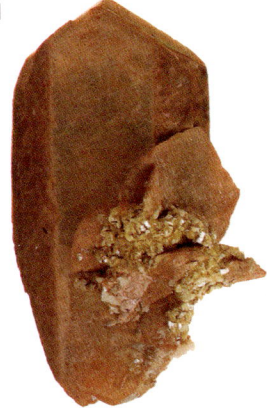

Herderita dorada (formación natural)

HEULANDITA

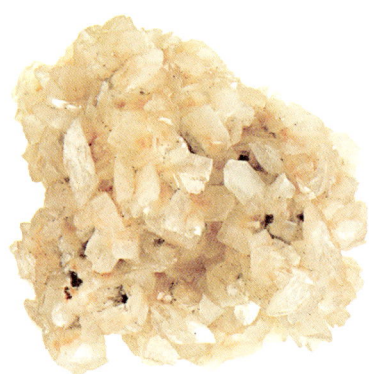

*Melocotón
(formación natural)*

COLOR	Melocotón, blanco, verde
APARIENCIA	Cristales con apariencia de cristalina a opaca vítrea sobre matriz
RAREZA	Fácil de conseguir
ORIGEN	India, Islandia

ATRIBUTOS: La heulandita es una piedra extremadamente beneficiosa si quieres evolucionar. Kármicamente, te ayuda a reconectar con los antiguos conocimientos y habilidades de las civilizaciones de Lemuria y la Atlátida, y con otras vidas pasadas. Ayuda a atravesar los espacios interdimensionales y las dimensiones internas, dando acceso a intuiciones y comprensiones de los Registros Akáshicos*, y te lleva a tu pasado kármico para liberar emociones negativas y recuperarte de todo tipo de pérdidas. Después te enseña cómo aplicar este conocimiento a tu vida actual.

A nivel psicológico, la heulandita facilita el cambio de hábitos o conductas profundamente arraigadas, especialmente aquellos que están grabados a nivel celular, reemplazándolos por apertura a nuevos caminos y a posibilidades interesantes.

A nivel emocional, ésta es una piedra útil para dejar atrás los celos y otras emociones negativas, y para aliviar actitudes paternalistas de superioridad y condescendencia o el sentimiento de que eres mejor que cualquier otra persona. La heulandita verde, en particular, evita las actitudes de juicio o condena. Ayuda a reconocer que todas las almas tienen el mismo valor y fomenta el perdón en cualquier lugar donde se necesite.

A nivel físico, cada color de esta piedra opera en diferentes niveles físico y sutil: el blanco sobre el cerebro y el sistema nervioso; el rosa sobre el sistema endocrino, y el verde sobre el corazón, aliviando el efecto de las emociones dolorosas sobre el cuerpo y reemplazándolas por alegría de vivir.

Dedica la heulandita y déjala en tu entorno para producir serenamente los cambios que deseas, aunque requiere ser limpiada regularmente.

CURACIÓN: Es beneficiosa para la memoria celular* y la movilidad; favorece la reducción de peso, el crecimiento, las extremidades inferiores, el flujo sanguíneo, los riñones y el hígado.

POSICIÓN: Sostenla, crea entramados con ella (véanse páginas 28-31) o ponla en el lugar apropiado.

HUEBNERITA

TAMBIÉN CONOCIDA COMO HUBNERITA

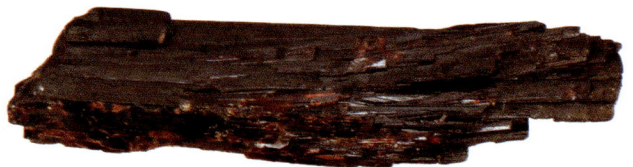

Formación natural

COLOR	Rojizo-negro
APARIENCIA	Estriada o laminada, opaca, ligeramente metálica
RAREZA	Rara
ORIGEN	Estados Unidos, México, Perú

ATRIBUTOS: La huebnerita es una desintoxicante útil, que limpia la vesícula, la bilis y la amargura de los niveles físico y emocional del ser, y energiza las emociones. Abre los chacras tierra y básico y activa el ancla cósmica*. Envía la energía negativa hacia la tierra para su transmutación y ayuda a asimilar las descargas* de energía de alta vibración, que pueden transmitirse a la tierra para producir su curación. Es posible que se necesiten otras piedras para completar el proceso. A nivel físico, esta piedra vigoriza y recarga.

CURACIÓN: Sustenta el hígado, la columna y el páncreas.

POSICIÓN: Sostenla, crea entramados o ponla en el lugar apropiado.

JASPE: JASPE ORBICULAR PIEL DE LEOPARDO

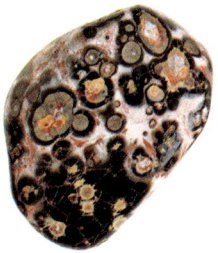

*Naranja bicolor
(pulido)*

COLOR	Naranja bicolor o verde
APARIENCIA	Marcas opacas que recuerdan la piel de leopardo
RAREZA	Fácil de conseguir
ORIGEN	Sudamérica

ATRIBUTOS: El jaspe piel de leopardo tiende un puente a los misterios más profundos de la dualidad y ayuda a reorientar el equilibrio entre la luz y la oscuridad, enseñándote a reconocer la oscuridad como un complemento de la luz más que como su opuesto. Asociada con el oeste en la rueda de la medicina (véanse páginas 368-375) e intensamente productiva, ésta es la piedra del cambiador de forma chamánica, que ayuda durante los viajes* y te pone en contacto con los aliados: el jaguar, el cougar, el leopardo y la pantera. Cierra la visión externa y enfoca la percepción, ayudándote a escuchar tu voz interna. Paradójicamente, al reflejar el mundo externo, el jaspe piel de leopardo limpia las suposiciones enraizadas y te enseña a ver *lo que es*, evaluando tu situación con claridad.

A nivel espiritual, ayuda a completar los acuerdos kármicos* o contratos del alma realizados antes de encarnar. El jaspe piel de leopardo avisa cuando esos contratos ya no son adecuados, y te ayuda a rescindir o renegociar los términos y la intención, rompiendo los vínculos cuando es necesario.

A nivel psicológico, esta piedra reduce las inseguridades, sana el cuerpo emocional y fortalece la identidad. Es la herramienta perfecta para equilibrar la actividad y la pasividad, la espiritualidad y la emoción, y para delinear tu camino de vida. Ofrece protección cuando afrontas desafíos y realizas objetivos. Si cuando planeas anticipadamente dejas una parte de ti en el futuro, esta piedra te devuelve al ahora. A nivel emocional, te ayuda a superar la culpabilidad, el miedo y el estrés emocional, produciendo calma y tranquilidad.

A nivel físico, el jaspe piel de leopardo activa la curación de las doce hebras del ADN*, fortalece la resistencia natural del cuerpo y te ayuda a mantener una salud y bienestar óptimos. A nivel medioambiental, el jaspe piel de leopardo engendra respeto por la sabiduría innata y los métodos de curación de los pueblos nativos, y fomenta la conexión entre la raza humana y el reino animal, produciendo armonía medioambiental.

Naranja bicolor (pulida)

CURACIÓN: Es de ayuda para la memoria celular*, el ADN, la regeneración de los tejidos, los procesos digestivos, la excreción, el dolor abdominal, las enfermedades de la piel, las piedras del riñón o de la vesícula; también ayuda a superar el olor corporal y el insomnio.

POSICIÓN: Sostenlo, crea entramados con él (véanse páginas 28-31) o ponlo en el lugar apropiado.

JASPE: JASPE OCÉANO ORBICULAR

TAMBIÉN CONOCIDO COMO PIEDRA DE LA ATLÁNTIDA

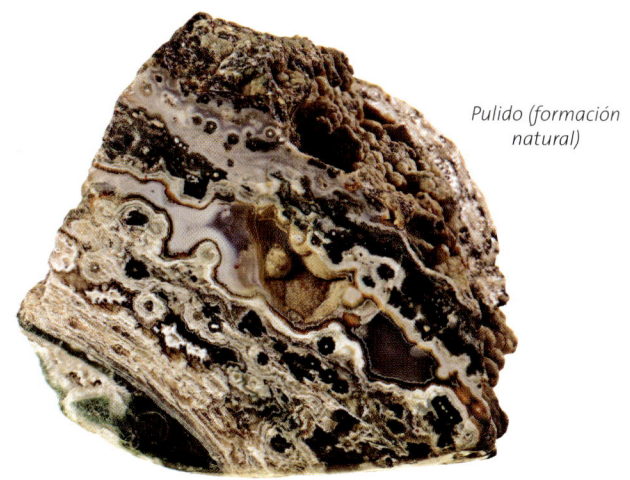

Pulido (formación natural)

COLOR	Multicolor
APARIENCIA	Piedra opaca con remolinos, líneas de contorno y bandas, intercalados con drusa
RAREZA	Rara, pero fácil de conseguir
ORIGEN	Madagascar

ATRIBUTOS: El jaspe océano es una piedra de renovación y fuerza, conectada con la Atlántida y que contiene conocimiento místico en su interior. Cuando meditas con ella te lleva a recuperar tu propia sabiduría. Ayuda a reencuadrar* y transmutar el mal uso del poder espiritual en cualquier momento en que se haya producido, enseñándote el uso correcto del poder y la voluntad. Es de ayuda para los sanadores y consejeros, ayudándote a amarte a ti mismo y a los demás, y a ser más empático con tus necesidades emocionales y mentales, al tiempo que te mantienes objetivo y desapegado. Si la piedra contiene cuarzo en drusa, enfoca e intensifica la intención sanadora.

A nivel espiritual, las líneas arremolinadas y espirales simbolizan la interconexión de todas las cosas: un recordatorio de que la naturaleza es cíclica, rítmica y fluida. El jaspe océano te ayuda a lidiar con el cambio y a ponerte al servicio de la humanidad. Sus marcas circulares resuenan con la respiración circular, que ella facilita, y con cualquier cosa que vaya en ciclos o que circule.

A nivel psicológico, el componente de jaspe verde sana y libera la alteración* y la obsesión, equilibrando aquellas partes de la vida que se han vuelto demasiado importantes en detrimento de otras.

A nivel emocional, el jaspe océano, con su suave energía nutricia, saca a la superficie los problemas emocionales sin resolver y largo tiempo ocultados, y ayuda a afrontar el futuro con espíritu positivo, aceptando la responsabilidad de tu propia vida. Esta piedra genera paciencia. El jaspe océano desintoxica físicamente, estimulando el drenaje linfático que elimina las toxinas que causan el olor corporal.

Pulido

CURACIÓN: Es un sanador completo. Alivia la tensión y sustenta el sistema inmunitario, la linfa, la circulación, los órganos internos, el sistema reproductor femenino, el síndrome premenstrual, la parte superior del torso y el tracto digestivo; es beneficiosa para los tumores, las infecciones de las encías, el eccema, los quistes, los resfriados, las alucinaciones, el insomnio, la inflamación, las enfermedades de la piel y la hinchazón.

POSICIÓN: Sostenlo, crea entramados con él (véanse páginas 28-31) o ponlo en el lugar apropiado.

JASPE: JASPE AMAPOLA

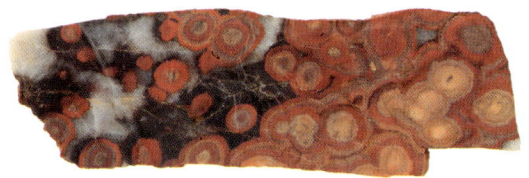

Corte natural

COLOR	Rojo
APARIENCIA	Piedra opaca moteada, con marcas parecidas a flores
RAREZA	Fácil de conseguir
ORIGEN	California, Estados Unidos, China, Sudáfrica

ATRIBUTOS: El jaspe amapola es alegre, potente y recibe su nombre de sus «flores» orbiculares. Se trata de una central energética que puede ser estimulante o fogosa, siendo una piedra física que resuena con el chacra básico para aportar vitalidad y pasión, asentar* la energía en el cuerpo y estimular la libido. Por otra parte, calma un chacra básico sobreestimulado y dispersa la frustración sexual, aliviando una libido activada. Resulta útil cuando se necesita una nueva motivación y actúa como una subida de adrenalina. Seguir los remolinos del jaspe amapola facilita los viajes por el mundo inferior chamánico* y mejora el recuerdo de los sueños, proporcionando protección. Al rectificar situaciones injustas, recuerda a los seres humanos que se han de ayudar los unos a los otros. Equilibra el yin y el yang, y alinea los cuerpos físico, emocional y mental con el reino etérico. Despeja la polución electromagnética y medioambiental, y ayuda cuando se practica la radiestesia.

A nivel psicológico, el jaspe amapola imparte determinación. Aporta el coraje necesario para afrontar los problemas asertivamente y fomenta la honestidad con uno mismo. Sustenta durante el conflicto necesario, sacando los problemas a la luz antes de que se hagan demasiado grandes, y ofrece comprensiones de las situaciones difíciles. Da apoyo en momentos de tensión, aporta tranquilidad y compleción, y cuando se sostiene calma las emociones.

Mentalmente, el jaspe amapola ayuda a pensar con rapidez, fomenta las capacidades organizativas y la capacidad de quedarse en un proyecto hasta su fin. Estimula la imaginación y lleva las ideas a la práctica.

A nivel físico, el jaspe amapola prolonga el placer físico. Da apoyo durante la enfermedad prolongada o la hospitalización y reenergiza el cuerpo. Es una piedra de salud que fortalece y desintoxica el sistema circulatorio, la sangre y el hígado. El jaspe amapola activa el chacra básico y ayuda al nacimiento y al renacimiento. Limpia y estabiliza la envoltura electromagnética* y fortalece los límites, incluyendo las paredes celulares. Es de ayuda en las alergias de los animales y permite sintonizar con lo que ellos necesitan para curarse, proporcionando un apoyo energético continuo. Esta piedra es excelente para repeler a los acechadores y a las ex parejas que no están dispuestas a soltar.

Pulido

CURACIÓN: Sustenta los sistemas circulatorio y digestivo, los órganos sexuales y mejora las alergias. Se dice que disuelve los bloqueos del hígado o los conductos biliares y equilibra el contenido mineral del cuerpo.

POSICIÓN: Póntelo en el chacra básico o donde sea apropiado, preferiblemente en contacto con la piel. Úsalo durante largos periodos de tiempo. Ponlo debajo de la almohada para estimular el recuerdo de los sueños o crea un entramado alrededor de la cama (véase página 28) para potenciar el placer sexual o repeler a los acechadores y asegurarte un sueño seguro.

JASPE: **JASPE SELVA TROPICAL**

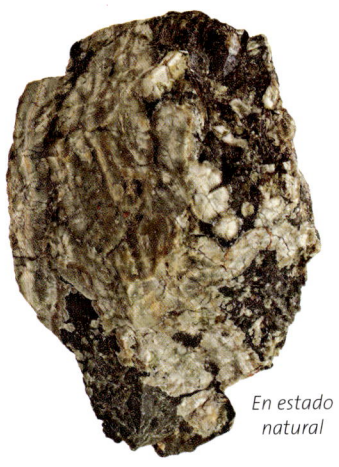

En estado natural

COLOR	Verde y blanco
APARIENCIA	Piedra musgosa y opaca
RAREZA	Fácil de conseguir
ORIGEN	Sudamérica

ATRIBUTOS: El jaspe selva tropical conecta con la naturaleza y con la tierra, uniendo los chacras tierra, básico y bazo para generar estabilidad emocional.

A nivel espiritual, si como alma te sientes perdido, esta piedra te devuelve a tus raíces para que puedas volver a anclarte y reevaluar tu situación objetivamente. Este sanador natural reactiva el conocimiento del pasado lejano relacionado con la curación con hierbas, dirige tu atención hacia la acción de las plantas y transmite dicho conocimiento, especialmente a través de la línea femenina. Esta piedra da acceso a las matriarcas ancestrales, que nos reconectan con los mitos familiares y la sabiduría que guió sus vidas.

A nivel psicológico, este jaspe te ayuda a recuperar el equilibrio con su capacidad para detener la mente y animarte a aceptarte a ti mismo tal como eres, sin necesidad de cambiar. Fomenta un profundo respeto por ti mismo y por los demás.

A nivel mental, el jaspe selva tropical ofrece objetividad, claridad, imaginación y creatividad práctica. A nivel emocional, fomenta la estabilidad y el pragmatismo.

A nivel físico y medioambiental, esta piedra equilibra la humedad, creando unas condiciones que no son ni demasiado húmedas ni demasiado secas. Resulta especialmente útil para mejorar la memoria celular*.

CURACIÓN: Es beneficioso para la memoria celular, la gripe, los resfriados, la susceptibilidad a la humedad, las infecciones víricas y los desequilibrios de fluidos.

POSICIÓN: Sostenlo, crea entramados con él (véanse páginas 28-31) o ponlo en el lugar apropiado.

KAKORTOKITA

TAMBIÉN CONOCIDA COMO SANGRE DE LOPAR

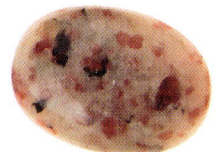

Pulida

COLOR	Blanco, rojo y negro
APARIENCIA	Piedra opaca con flecos
RAREZA	Rara
ORIGEN	Groenlandia, Alaska

ATRIBUTOS: La kakortokita es una piedra de alta energía imbuida de fuerza de vida y vitalidad, aunque no alcanza la más elevada de las vibraciones*. A nivel espiritual, te enseña a «respirar y ser», y te permite experimentar al mismo tiempo una conexión con la Tierra y una conexión espiritual con la infinitud del ser. Te muestra que lo que está delante de tus ojos es la manifestación perfecta de dónde estás y de lo que necesitas ser ahora mismo.

La kakortokita se forma geotérmicamente a partir de la eudialita roja y de la arfvedsonita negra sobre sienita blanca: una poderosa fusión de energía y color. Esta piedra plutoniana une los chacras tierra, básico, corazón, coronario y estrella del alma, abriendo el camino para la llegada de la luz y la activación de un ancla cósmica*, que la asienta en el núcleo de la Tierra. Esta piedra conecta con el centro galáctico* y actúa como conducto para que la fuerza de vida cósmica vuelva a fertilizar la tierra y permita cabalgar los cambios energéticos que están por venir. También ayuda a viajar* por los mundos* inferior y superior.

Kármicamente*, junta a los compañeros del alma y a los miembros del grupo del alma*, arroja luz sobre el motivo de su reunión, que puede ser complejo y tener que ver con un antiguo propósito del alma.

Esta piedra resulta útil para comprobar si los contratos y los imperativos* del alma siguen siendo válidos. Si hace falta dejar atrás alguna situación o relación, la kakortokita te ayuda a cortar lazos y a perdonarte y perdonar a la otra parte.

A nivel psicológico, la kakortokita fortalece la confianza en tus capacidades y potencia la confianza de los demás. El simple esfuerzo de extraer esta piedra indica una voluntad indómita y la determinación de superar todos los obstáculos. La seguridad y la destreza que se necesitan para bajarla desde los lugares donde se extrae ayuda a adaptarse a cualquier circunstancia y a negociar hábilmente tu camino en medio de la adversidad.

A nivel emocional, la kakortokita mejora los celos, la animosidad, la ira y el resentimiento, y ayuda a perdonar. Es una piedra alegre que ayuda a superar la depresión y el desorden afectivo estacional (DAE), pues sus intensas vibraciones elevan el ánimo y dispersan la lobreguez del invierno. A nivel físico, la kakortokita reenergiza y reoxigena el cuerpo y la sangre.

CURACIÓN: Resulta útil para el agotamiento energético, para el desorden afectivo estacional y para la curación celular multidimensional; se dice que fortalece el nervio óptico, y sustenta el hígado, la sangre y el sistema nervioso.

POSICIÓN: Llévala puesta o colócala donde sea apropiado.

(*Véase también* Eudialita, páginas 128-129.)

KIANITA: **KIANITA CRISTALINA**

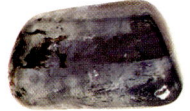

Pulida

COLOR	Azul
APARIENCIA	Cristal azul claro ligeramente estriado
RAREZA	Fácil de conseguir
ORIGEN	Estados Unidos, Brasil, Suiza, Austria, Italia, India

ATRIBUTOS: La kianita cristalina clara azul se autopurifica, siendo una resonancia* superior de la kianita opaca. Tiene una vibración extremadamente ligera y rápida, que activa rápidamente los chacras superiores y la mente iluminada. Resulta útil para entrar en meditación profunda y abrirse a los dones metafísicos, induciendo conexiones multidimensionales; también sana la impronta etérica*.

A nivel espiritual, la kianita cristalina te conecta con el camino de tu alma y con tu verdadera vocación. Debe usarse con integridad de propósito, porque su mala utilización repercutirá en quien la lleve puesta. Te muestra dónde hubo abusos de confianza en el pasado y abre el tercer ojo o las puertas metafísicas, que se cerraron como resultado de la espía psíquica y actividades parecidas.

A nivel emocional, esta piedra prepara el camino para las relaciones prolongadas. Programa un par (véase página 358) de ellas para potenciar la comunicación telepática e intuitiva, y para llevar armonía y amor incondicional a una relación de pareja.

CURACIÓN: Ayuda con los dolores de ovarios y la ovulación, así como con los problemas de laringe y la ronquera.

POSICIÓN: Sostenla, crea entramados con ella (véanse páginas 28-31) o ponla en el lugar apropiado.

FORMA ADICIONAL

La **kianita negra** es una eficaz herramienta curativa de la psique y de la tierra, que te ayuda a moverte en el estado entre vidas* para tener acceso y poder manifestar el plan* actual de tu alma, y libera los imperativos del alma* que ya no sirven a un propósito. Esta piedra te muestra el karma* que estás creando actualmente con tus elecciones y te ayuda a prever el resultado de un plan del alma. Es una piedra eficaz para la limpieza psicológica y del aura, pues sus estrías expulsan rápidamente la negatividad de los cuerpos sutiles*, alineando los chacras. Esta piedra expulsa la alteración* y la energía estancada del cuerpo físico, reabasteciéndolo de fuerza de vida. A nivel físico, mantiene las células conectadas con la impronta general, divina y perfecta para poder conservar una salud óptima. Es muy poderosa para quienes tienen dificultades para encarnarse en la vida terrenal, ayuda a limpiar la mente y los sistemas urogenital y reproductor, así como los músculos, las glándulas adrenales, la garganta y la paratiroides. La kianita negra fomenta la curación medioambiental, conectando con los que ayudan en la evolución terrestre y extrayendo la polución fuera del planeta para transmutarla.

Kianita negra (formación natural)

LAZULITA

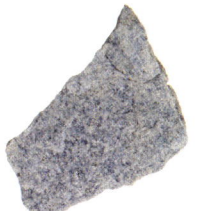

En estado natural

COLOR	Índigo-morado
APARIENCIA	Masa densa y granulada, con cristales piramidales
RAREZA	Fácil de conseguir
ORIGEN	Brasil, Austria, Suiza, Estados Unidos, Canadá

ATRIBUTOS: La lazulita atrae energía universal pura, estimula la intuición y fomenta el equilibrio y el alineamiento cósmico, induciendo un estado de dicha. Espiritualmente, y sobre el tercer ojo, crea una identidad serena, basada en la sensación de formar parte de lo divino. Permite tener vislumbres de las causas subyacentes de los problemas psicológicos y vitales, ofreciendo nuevas soluciones intuitivas. Indica las razones que están detrás de una adicción, y ayuda a deshacerse del deseo adictivo o del control obsesivo. A nivel psicológico, potencia la confianza y la autoestima.

CURACIÓN: Fortalece los sistemas inmunitario y linfático, la memoria celular*, las fracturas, la tiroides, la pituitaria y el hígado; también es de ayuda en casos de sensibilidad al sol y migraña.

POSICIÓN: Crea entramados con ella. (*Véase* Cuarzo azul con lazulita, página 231).

JADE LEMURIANO

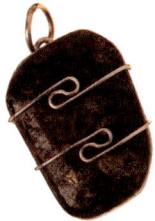
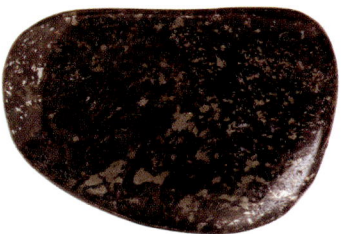

Medianoche (pulido) *Sombra (pulido)*

COLOR	Gris-azul-verde (sombra) y negro (medianoche)
APARIENCIA	Piedra densa, moteada, con puntos dorados
RAREZA	Raro
ORIGEN	Perú (sólo hay una mina)

ATRIBUTOS: Esta piedra se alza en el umbral entre dos mundos. Si trabajas en el punto de encuentro entre el cuerpo y la conciencia superior, te ayuda a mantener una frontera clara, al tiempo que te ayuda a entender lo que está ocurriendo en el otro lado. Sostén esta piedra durante el trabajo chamánico para profundizar la conexión con la Madre Tierra, los aliados de poder y la naturaleza en estado puro. Esta piedra crea un ancla chamánica* y activa un ancla cósmica*, estabilizando tu campo energético para asimilar las subidas de vibración y asentar los cambios que se producen en la energía de la Tierra.

A nivel espiritual, el jade lemuriano te ayuda a caminar con ligereza y a restaurar el equilibrio entre la naturaleza, el planeta y la humanidad.

DIRECTORIO DE CRISTALES

Úsalo para sintonizarte con las corrientes telúricas*, practicar la curación terrenal* o hacerte uno con las rocas y piedras. Ésta es una piedra de iniciación que acompaña a los que mueren a su nuevo hogar y ayuda en las transiciones existenciales, como las que se producen a nivel espiritual. Esta piedra contiene jade, cuarzo, hierro, pirita y otros minerales, siendo muy protectora. El jade lemuriano, con su capacidad de atravesar la oscuridad confiadamente y de mostrar el valor de los dones que se hallan en los lugares oscuros, es un compañero vigoroso en tiempos de tribulación antes del retorno de la luz. Atrae a tu camino a cualquier persona del pasado con la que queden cosas pendientes o que esté en el plan* de tu alma para tu vida actual. Cuanto más oscuro sea el color, más facilita tu viaje a través de los misterios tanto internos como externos.

A nivel psicológico, el jade lemuriano ayuda al que haya tenido una vida difícil en el pasado y sana todo tipo de abusos. Estabiliza las emociones, abre el corazón y suscita un sentimiento de gratitud por lo que es, en lugar de pensar en lo que te falta. Llévalo puesto si sufres el síndrome del «pobre de mí», pues dirige tu atención hacia lo que puedes dar a los demás en lugar de al mal que se te ha hecho. Cuando se produce este cambio, atrae hacia ti una abundancia alegre. El jade lemuriano está sintonizado con el principio femenino divino y ayuda a que esta energía se manifieste tanto en los hombres como en las mujeres, produciendo la integración interna y yendo más allá de las perspectivas vitales que son específicas de cada sexo.

CURACIÓN: Ofrece apoyo durante el proceso de recuperación o durante una enfermedad crónica que afecte al sistema inmunitario. Revitaliza el sistema inmunitario y el corazón.

POSICIÓN: Sostenlo o ponlo en el lugar apropiado.

NOTA: Tiene una energía similar al oro del sanador de Arizona.

SERPENTINA PIEL DE LEOPARDO

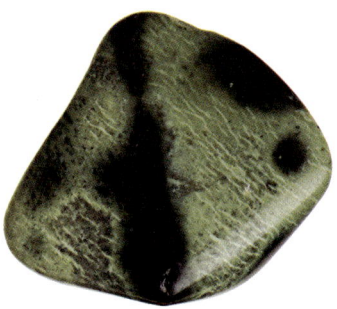

Pulida

COLOR	Verde, gris y negro
APARIENCIA	Piedra opaca parecida a la piel de leopardo
RAREZA	Rara
ORIGEN	Gran Bretaña, Noruega, Rusia, Zimbabwe, Italia, Estados Unidos, Suiza, Canadá

ATRIBUTOS: La serpentina piel de leopardo es muy táctil y responde al sostenerla y a la conexión mental más que a llevarla puesta sobre el cuerpo. Con su poderosa energía estabilizadora*, esta piedra chamánica te mantiene enraizado mientras emprendes viajes* al mundo inferior*, y facilita el trance y la meditación profunda, abriendo un canal directo a la guía espiritual.

En la rueda de la medicina pertenece al oeste (véanse páginas 368-375) y da acceso a la energía del leopardo, facilitando el viaje con el leopardo o jaguar como animal de poder o curativo, y el cambio de forma cuando es necesario. Kármicamente*, la serpentina piel de leopardo te ayuda a recuperar tu poder, especialmente cuando lo has dado a otros, o ha sido robado o mal utilizado en vidas anteriores o en otras dimensiones.

A nivel psicológico, la serpentina piel de leopardo te ayuda a comprender por qué estás viviendo la vida que vives, poniendo de relieve las elecciones del alma y las cualidades que manifiestas, y ayudándote a realizar cualquier reajuste que pueda ser necesario para alinearte con el plan de tu alma* para esta vida.

A nivel medioambiental, la serpentina piel de leopardo suscita un profundo amor por la Tierra y los lugares salvajes. Te ayuda a encontrar solaz en la naturaleza y a defender los espacios abiertos que oxigenan el planeta.

CURACIÓN: Desintoxica y equilibra la tiroides, paratiroides y el páncreas.

POSICIÓN: Sostenla, crea entramados con ella (véanse páginas 28-31) o ponla en el lugar apropiado.

LEPIDOCROCITA

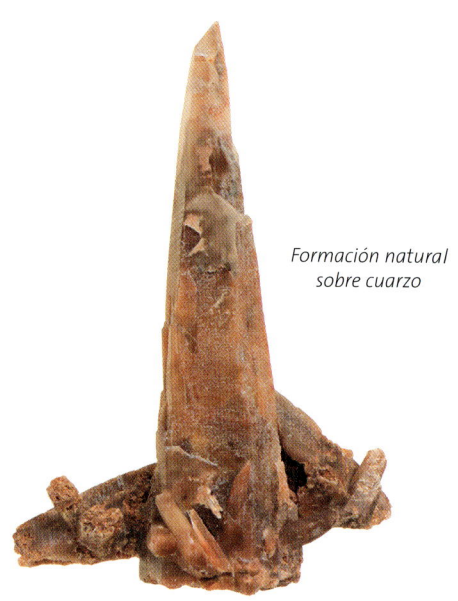

Formación natural sobre cuarzo

COLOR	Rojo
APARIENCIA	Cristales opacos en la corteza o inclusiones rojizas
RAREZA	Fácil de conseguir
ORIGEN	España, India

ATRIBUTOS: La lepidocrocita profundiza tu intuición y la vincula con tu mente práctica, actuando como un puente entre la materia y la conciencia, y potenciando la aplicación de las comprensiones espirituales

DIRECTORIO DE CRISTALES

a la realidad funcional. La lepidocrocita alinea y estimula todos los chacras, y limpia la envoltura biomagnética*.

A nivel espiritual, esta piedra permite enseñar la verdad sin dogma y el arte de observar sin juzgar. Fortalece la capacidad de capacitar a otros sin entrar en luchas de poder. Te da la fuerza de hacer un fuerte compromiso con tu viaje de vida, dondequiera que te lleve, y facilita el trabajo que debes llevar a cabo de acuerdo con el plan* de tu alma. La lepidocrocita te ayuda a reconocer tus puntos fuertes, dondequiera que estén. Esta piedra estimula la mente y asienta tu ser en la realidad funcional del mundo de cada día.

A nivel mental, la lepidocrocita disuelve la confusión y permite superar los pensamientos negativos, el distanciamiento y la desigualdad reemplazándolos por amor incondicional, tanto hacia ti mismo como hacia el entorno o la humanidad.

A nivel físico, esta piedra resulta útil para calmar la hiperactividad, el desorden bipolar o el déficit de atención por hiperactividad y otros desequilibrios energéticos.

CURACIÓN: Potencia la energía curativa de otras piedras. Se dice que actúa como supresora del apetito y que es beneficiosa para el hígado, el iris y los órganos reproductores; disuelve tumores y fomenta la regeneración celular.

POSICIÓN: Sostenla, crea entramados con ella (véanse páginas 28-31) o ponla en el lugar apropiado.

(*Véase también* Super siete, páginas 333-334.)

Lepidocrocita en punta de cuarzo

TECTITA ORO LIBIO

TAMBIÉN CONOCIDA COMO CRISTAL DE LIBIA, TECTITA DEL DESIERTO LIBIO

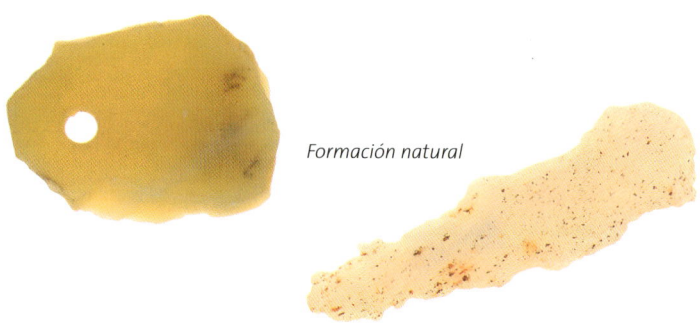

Formación natural

COLOR	Amarillo pálido, dorado, verde claro, blanco
APARIENCIA	«Cristal» translúcido, liso o con ligeras burbujas
RAREZA	Va siendo más fácil de adquirir (puede ser manufacturada artificialmente)
ORIGEN	Libia

ATRIBUTOS: Se cree que la tectita oro libio se creó cuando un meteorito golpeó el inhóspito desierto occidental y catapultó la roca fundida y la arena hacia la estratosfera, creando una sustancia parecida al cristal.

El oro libio es eficaz para aquellos que no se sienten plenamente conectados con la Tierra o que se sienten abandonados por su planeta natal. Era valorado por los antiguos egipcios en su joyería ritual por traer el Sol a la Tierra, y formaba parte del escarabajo protector que guiaba a

Tutankhamon en su viaje después de la vida hacia las estrellas (véanse páginas 14-15).

Espiritualmente, esta piedra es portadora de la poderosa energía del Sol y de abundante fuerza de vida, y actúa como amuleto protector en cualquier viaje —físico o metafísico—, yendo más allá de los límites de lo conocido y cruzando las fronteras de la conciencia. Ayuda a viajar al antiguo Egipto para reconectar con su sabiduría y a identificar el uso erróneo del poder y del conocimiento. Los egipcios defendían sus fronteras cuidadosamente y los visitantes no invitados eran echados atrás por sus encantos mágicos. Si te resulta difícil recorrer el camino que lleva hacia el pasado, el presente y el futuro, pide a la piedra que disuelva las restricciones impuestas en otra vida.

A nivel medioambiental, el oro libio conecta las fuerzas cósmicas con el planeta, asentando* y transmutando esta energía hacia la Tierra y el cuerpo, y abriendo la visión espiritual. Ayuda a equilibrar los cambios terrenales. Por haber surgido de una fuerza tan fenomenal, el oro libio ayuda a crear una nueva vida, manifestando tu voluntad en la Tierra. Corta con todo lo que ya está superado y dejado atrás, y resulta útil para las operaciones quirúrgicas etéricas, pues te libera del pasado y te reconecta con tus raíces espirituales. Esta piedra trabaja con intensidad, de modo que asegúrate de estar preparado antes de usarla.

Formación natural

CURACIÓN: Restaura la fuerza de vida agotada; tiene pocas aplicaciones físicas, aparte de resonar con los riñones, la vejiga y la vesícula biliar, y se dice que permite evitar la diarrea del viajero.

POSICIÓN: Sostenla o póntela según sea apropiado. Para viajar*, colócala sobre los chacras soma o vidas pasadas. Para acceder a información o inducir visiones, póntela sobre el tercer ojo.

LIMONITA

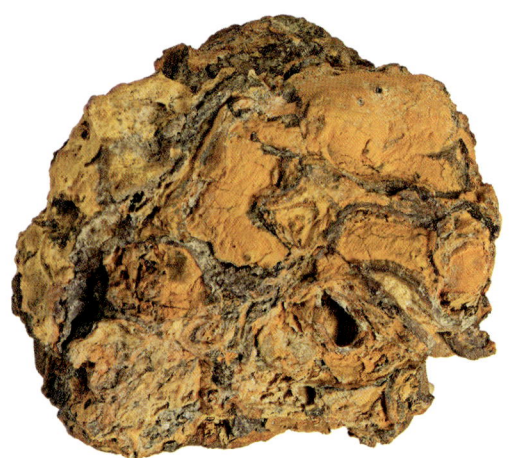

En estado natural

COLOR	Amarillo
APARIENCIA	Masa densa cristalina, metálica u opaca; puede estar ocluida u oxidada
RAREZA	Fácil de conseguir
ORIGEN	Brasil, Francia, Alemania, Luxemburgo, Italia, Rusia, Cuba, Zaire, India, Namibia, Estados Unidos

ATRIBUTOS: La limonita resuena con los chacras tierra, básico y sacro. La limonita es óxido de hierro, un mineral protector que asienta y enraíza en la tierra*, imparte resistencia y estimula la fuerza interna, particularmente cuando es necesario afrontar condiciones extremas.

A nivel espiritual, la limonita protege de la influencia mental o de los malos deseos* e impide el agobio psíquico. Ofrece protección al cuerpo físico durante las actividades metafísicas y potencia la telepatía.

A nivel psicológico, la limonita se usa para salir del fango, sea del tipo que fuere. Permite defender tu terreno sin necesidad de responder y es favorable a la hora de afrontar pleitos legales. Con la ayuda de otras piedras, produce la sanación del niño interior*.

A nivel mental, esta piedra es un poderoso facilitador intelectual que afila la mente, incrementa la eficiencia del pensamiento y aclara la confusión. A nivel físico, la limonita se ha usado tradicionalmente para tratar la deshidratación y se dice que devuelve el aspecto juvenil.

CURACIÓN: Resulta útil para la purificación, la ictericia, las fiebres, el hígado, la digestión y para superar la deshidratación; sustenta el sistema músculo-esquelético y la asimilación del hierro y del calcio.

POSICIÓN: Sostenla, crea entramados con ella (véanse páginas 28-31) o ponla en el lugar apropiado. Es más fácil usar la limonita en una de sus formas ocluidas.

(Véase también Cuarzo fantasma rojo y amarillo, páginas 277-278.)

MARCASITA

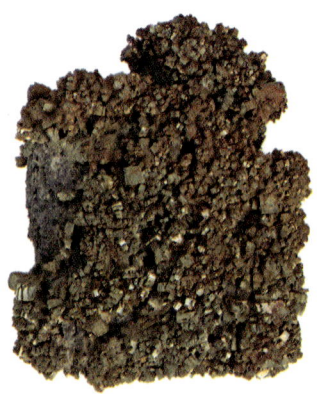

En estado natural sobre matriz

COLOR	Blancuzco-amarillo
APARIENCIA	Masas metálicas o pequeños cristales
RAREZA	Fácil de conseguir
ORIGEN	Estados Unidos, México, Alemania, Francia

ATRIBUTOS: Proporciona un escudo psíquico y te enraíza en el mundo cotidiano, estimulando las capacidades psíquicas*, como la clarividencia* y la conciencia del espíritu. A nivel espiritual, la marcasita ayuda y protege a aquellos que emprenden una limpieza de la casa* o la retirada de entidades*, y apoya a quienes desean incorporar su espiritualidad a la realidad funcional del mundo cotidiano.

A nivel psicológico, esta piedra incrementa la objetividad, animándote a tener una perspectiva más desapegada cuando tratas de comprenderte a ti mismo o a otros. Ayuda a realizar confiadamente los ajustes necesarios para crecer y apropiarte de tu propio poder sin buscar el dominio sobre los demás. Ésta es la piedra que debes usar si quieres que brille tu luz. Incrementa la fuerza de voluntad y te ayuda a entrar decididamente donde antes no te atreviste a aventurarte. Kármicamente*, ayuda a encontrar la verdadera abundancia a cualquiera que haya tenido una sensación prolongada de carencia espiritual.

A nivel mental, la marcasita resulta útil para el pensamiento dispuso o confuso, o para los problemas de memoria, pues supera el agotamiento mental, mejora la concentración y aporta claridad.

A nivel emocional, la marcasita disipa la histeria y las pautas arraigadas de martirio y mentalidad de víctima, aliviando el cansancio e induciendo prosperidad emocional.

A nivel físico, la marcasita resuena con la energía yang. Equilibra las energías del cuerpo físico y conduce a un bienestar óptimo y a disfrutar de altos niveles energéticos.

CURACIÓN: Ayuda a limpiar la sangre, y las verrugas, los lunares, las pecas y el bazo.

POSICIÓN: Sostenla, crea entramados con ella (véanse páginas 28-31) o ponla en el lugar apropiado. Llévala puesta para superar el agotamiento.

MENALITA

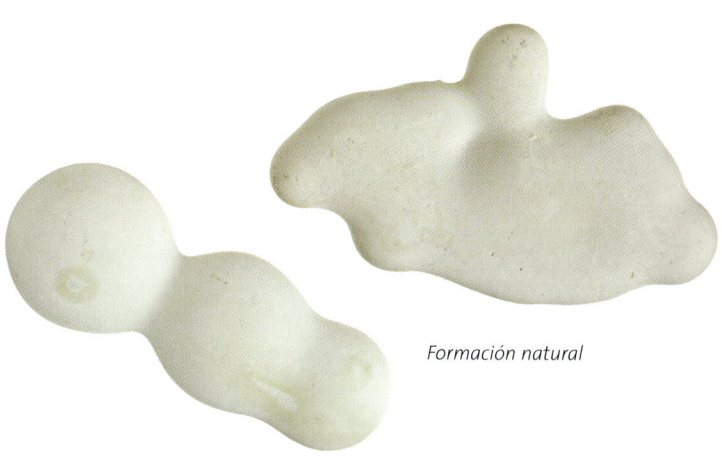

Formación natural

COLOR	Blanco
APARIENCIA	Piedra opaca y caliza
RAREZA	Rara
ORIGEN	Estados Unidos, África, Australia

ATRIBUTOS: La menalita potencia la adivinación y la predicción, reconectado con la sabiduría femenina y el poder de la sacerdotisa. Es una piedra excelente para llevar a cabo los ritos que marcan las transiciones en la vida de la mujer. La menalita te recuerda que los ciclos de vida son interminablemente recurrentes, y es particularmente útil para el renacimiento y el rejuvenecimiento de todo tipo.

A nivel espiritual, esta piedra ayuda a entenderse con la muerte, eliminando el miedo y asegurándote que sobrevivirás en otra realidad. La menalita es una acompañante natural de las meditaciones destinadas a remembrar tu alma.

Esta piedra chamánica ha sido usada desde el principio de los tiempos para viajar* a otros reinos y llevar a cabo rituales metafísicos. Muchas de las piedras simulan animales de poder o las antiguas diosas de la fertilidad, y proveen un vínculo con la Madre Tierra, devolviéndote al útero para curarte y reconectar con la raíz de tu ser. Tiene una energía similar al pedernal o a la novaculita y abre la sección terrenal de un ancla cósmica*, asiéndote fuertemente al núcleo de la Tierra y solidificando tu campo energético esencial; es un ancla chamánica útil para los viajes al mundo inferior*. Esta piedra conecta con los aliados de poder, cuya forma imita. Sostenla para llamar a tu animal de poder antes de los trabajos rituales o para explorar la rueda de la medicina (véanse páginas 368-375).

A nivel físico, la menalita es beneficiosa para las transiciones, particularmente las que afectan al equilibrio hormonal, como la pubertad y el nacimiento de un hijo. Pon una menalita debajo de la almohada durante la menopausia y sostenla cuando sufras un sofoco o sudor nocturno.

CURACIÓN: Es beneficiosa para la fertilidad, la menopausia, la menstruación, la lactancia y los sudores nocturnos.

POSICIÓN: Sostenla, crea entramados con ella (véanse páginas 28-31) o ponla en el lugar apropiado.

MERLINITA

TAMBIÉN CONOCIDA COMO PSILOMELANE

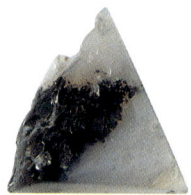

Tallada

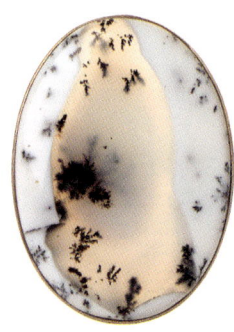

Pulida

COLOR	Negro y blanco
APARIENCIA	Piedra opaca o translúcida de dos colores, con una especie de zarcillos; puede tener destellos opalescentes
RAREZA	Fácil de conseguir
ORIGEN	Nuevo México

ATRIBUTOS: La merlinita aporta magia y suerte a tu vida. Esta piedra dendrítica* contiene la sabiduría de chamanes, alquimistas y sacerdotes-magos, dando acceso a las multidimensiones, y es una compañera útil durante los viajes* entre los mundos. La merlinita sustenta las prácticas chamánicas y los rituales mágicos, ofreciendo vislumbres del pasado o del futuro cuando es apropiado, y produciendo una conclusión exitosa de los trabajos espirituales. Esta piedra es una combinación de cuarzo y psilomelane, que puede estar opalizada y mostrar destellos de fuego incandescente; está sintonizada con los elementos tierra, aire, fuego y agua. Es perfecta para el centro de una rueda de la medicina cristalina (véanse páginas 368-375), pues simboliza la unidad de los elementos y de los mundos.

A nivel espiritual, es una piedra de equilibrio y su color dual aporta armonía, equilibrando los complementarios, como el yin y el yang, el consciente y el inconsciente, el intelecto y la intuición, y las energías masculina y femenina. Es la piedra perfecta para unificar las energías divinas masculinas y femeninas —el dios y la diosa—, fundiendo las vibraciones espirituales y terrenales, y asentándolas* en el cuerpo o en el entorno.

A nivel psicológico, es un poderoso limpiador energético, que reprograma las pautas de conducta profundamente arraigadas en las improntas mental, emocional y etérica, produciendo un cambio profundo. Ayuda a entenderse con las experiencias negativas, convirtiéndolas en un aprendizaje positivo.

La merlinita es muy eficaz para la curación kármica, pues lleva hacia el pasado para leer los Registros Akáshicos*, y ayuda a reencuadrar* las creencias y antiguos votos que crean bloqueos en la actualidad.

A nivel físico, la merlinita favorece la circulación de energía y oxígeno en el cuerpo. Es una piedra de ahorro de energía que ralentiza los procesos o los estimula según sea apropiado, y sus zarcillos dendríticos resuenan con las fibras nerviosas, incrementando el flujo energético a lo largo de la columna y por el cerebro, pudiendo ser de ayuda para armonizar el sistema nervioso con el influjo de vibraciones superiores*.

CURACIÓN: Sustenta los sistemas respiratorio, nervioso y circulatorio, así como los intestinos y el corazón.

POSICIÓN: Sostenla, crea entramados con ella o ponla en el lugar apropiado.

MOLIBDENITA

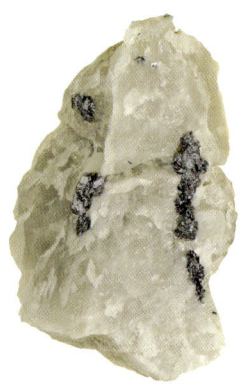

*Molibdenita en cuarzo
(cristales naturales sobre matriz)*

COLOR	Plateado
APARIENCIA	Cristal denso, metálico, grasiento al tacto
RAREZA	Raro
ORIGEN	Estados Unidos, Inglaterra, Canadá, Suecia, Rusia, Australia

ATRIBUTOS: La molibdenita se conoce como la piedra del soñador. Si necesitas un sueño lúcido o sanador, pon una molibdenita adecuadamente programada (véase página 358) bajo tu almohada.

A nivel espiritual, esta piedra integra la identidad cotidiana con el Yo Superior* y ayuda a los sanadores en su trabajo. Se dice que facilita el contacto intergaláctico. A nivel psicológico, la molibdenita es una herramienta útil para encontrarte con tu sombra* y acceder a los regalos que ésta ofrece. Esta piedra te anima a perfeccionar tu carácter sin juzgarte, perdonándote tus antiguas imperfecciones.

La molibdenita opera de manera extremadamente eficaz a nivel mental y agudiza la mente. A nivel físico, mantener esta piedra en tu campo energético te asegura un recarga continua y el reequilibramiento, puesto que posee una fuerte carga eléctrica que repara y reenergiza los cuerpos energéticos sutiles*.

La molibdenita puede usarse para armonizar los empastes de mercurio y darles una vibración más benéfica, y para favorecer la eliminación de la toxicidad producida por el mercurio en el cuerpo.

CURACIÓN: Es beneficiosa para el dolor de mandíbulas, los dientes, la circulación, la oxigenación y el sistema inmunitario.

POSICIÓN: Sostenla, crea entramados con ella (véanse páginas 28-31) o ponla en el lugar apropiado.

PIEDRA DE COMBINACIÓN

La **molibdenita en cuarzo** lleva luz a la oscuridad y te ayuda a saber que no estás solo. Conectando con la sabiduría inconsciente, abre a la intuición espiritual y vincula con los espacios multidimensional e interdimensional. Esta combinación protectora es beneficiosa para el trabajo grupal y para armonizar las vibraciones y los cuerpos energéticos de dos o más personas. La molibdenita en cuarzo retira eficazmente los bloqueos mentales, permitiéndote renunciar al equipaje sobrante y sellar después la envoltura biomagnética*. Es extremadamente útil para comprender intuitivamente los sueños.

TOPACIO MÍSTICO

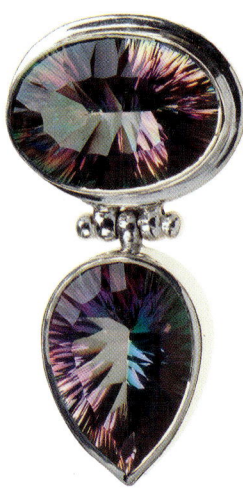

Facetado

COLOR	Arco iris; predominan el morado, azul y verde
APARIENCIA	Cristal facetado transparente, brillante
RAREZA	Raro; generalmente se encuentra en forma de joya
ORIGEN	Topacio tratado artificialmente

ATRIBUTOS: La capa de óxido de titanio vaporizado (rutilo) eleva la energía del topacio hasta una vibración extremadamente elevada* que permite el acceso a las multidimensiones. El topacio místico arroja luz sobre el camino espiritual, resaltando sus objetivos y conectando con los recursos internos.

A nivel espiritual, este cristal genera la confianza en el universo que te permite «ser» más que «hacer». Corta la duda y la incertidumbre, y manifiesta el plan del alma* para la actual encarnación, sustentando las afirmaciones, la manifestación y la visualización. Enseña a establecer la intención desde el corazón, sin involucrarse emocionalmente y sin proyecciones mentales*.

Es excelente para limpiar la envoltura biomagnética* e inducir relajación, pues libera tensiones a todos los niveles y acelera el desarrollo espiritual cuando éste ha sido laborioso. A nivel psicológico, el topacio místico ayuda a descubrir las riquezas internas.

A nivel mental, esta piedra ayuda a resolver problemas y da acceso a la mente universal. Muestra las influencias que has tenido y el conocimiento adquirido a través de múltiples experiencias de vida. El topacio místico es capaz de ayudarte a ver tanto el cuadro mayor como los pequeños detalles y a reconocer cómo se interrelacionan.

Es un apoyo emocional eficaz, que estabiliza los sentimientos y te hace receptivo al amor procedente de todas las fuentes. Esta piedra brillante realinea los meridianos* de los cuerpos sutiles*.

CURACIÓN: Funciona mejor en los niveles sutiles del ser, pero permite manifestar salud a todos los niveles. Ayuda a la digestión, y en casos de anorexia restaura el gusto, fortalece los nervios y estimula el metabolismo. La esencia de esta gema debe aplicarse a la piel; también se aplica en casos de pérdida de visión, pero debe elaborarse por el método indirecto (véase página 361).

POSICIÓN: Llévalo en las orejas, sobre el cuello o en la muñeca.

NATROLITA

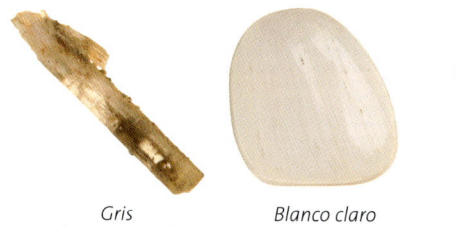

Gris
(vara natural)

Blanco claro
(pulida)

Amarillo pálido
(pulida)

COLOR	Blanco claro, gris o amarillo pálido
APARIENCIA	Cristal largo y ligeramente acanalado, o piedra pulida
RAREZA	Raro
ORIGEN	Estados Unidos, Alemania, República Checa

ATRIBUTOS: Prepara el sistema nervioso y lo sintoniza de manera precisa al influjo de las vibraciones, armonizándolo con el cuerpo de luz*.

Espiritualmente, la natrolita blanca pura puede producir una conversión profunda y estimular los cambios metafísicos para canalizar energía hacia los cuerpos de luz y el cuerpo físico, permitiendo que el alma despierta viva con plena conciencia multidimensional dentro de una envoltura protectora.

A nivel mental, esta piedra ayuda a ver el cuadro mayor y a practicar el pensamiento holístico desde una mente iluminada.

CURACIÓN: Opera más allá del nivel físico, pero fortalece el sistema nervioso.

POSICIÓN: Sostenla en la mano izquierda, crea entramados con ella (véanse páginas 28-31), ponla sobre los chacras tercer ojo o soma, o a medio camino entre los chacras soma y coronario.

NEPTUNITA

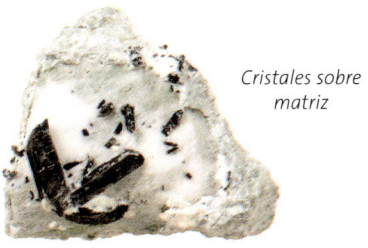

Cristales sobre matriz

COLOR	Negro
APARIENCIA	Cristal estriado en matriz
RAREZA	Rara
ORIGEN	California (Estados Unidos)

ATRIBUTOS: La neptunita tiene una afinidad natural con la Luna y el mar, y alivia la presión medioambiental submarina. A nivel espiritual, te ayuda a entender las ilusiones y los engaños que te impones a ti mismo y a los demás, especialmente en asuntos espirituales. Enfoca y centra, te enseña a descorrer el velo y a ver la verdadera realidad. A nivel psicológico, esta piedra reconforta en situaciones aparentemente intolerables, disolviendo la ira y el resentimiento, y te muestra por qué tu alma eligió pasar por esa experiencia, ayudándote a aclarar las falsas creencias que bloquean tu progreso.

CURACIÓN: Opera más allá del nivel físico del ser, pero también disipa los enfados y las pataletas.

POSICIÓN: La neptunita es frágil y es mejor situarla en el entorno que sostenerla en las manos.

NOVACULITA

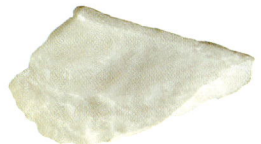

En estado natural

COLOR	Blanco
APARIENCIA	Piedra lustrosa, de translúcida a opaca, y textura fina, como de cera.
RAREZA	Razonablemente fácil de conseguir
ORIGEN	Estados Unidos

ATRIBUTOS: Con su energía extremadamente refinada y elevada, la novaculita afila el espíritu y la psique.

A nivel espiritual, esta piedra facilita el contacto angélico y el viaje* multidimensional. Abre los chacras coronario y coronario superior, y alinea todos los chacras, asentando la energía espiritual en el cuerpo. Crea un intenso rayo de energía fuertemente enfocado, siendo la herramienta definitiva para cortar cuerdas energéticas. La novaculita corta los vínculos que vinculan etéricamente a la gente, arrancándolos de raíz. Usada sobre los chacras, deshace estos vínculos a niveles extremadamente sutiles, sanando el lugar. Corta bloqueos y problemas a cualquier nivel. Es extremadamente eficaz cuando se usa con nuumita para limpiar antiguos conjuros y hechizos. A continuación,

DIRECTORIO DE CRISTALES

usa tugtupita para aportar el amor incondicional y el perdón que sanen el pasado.

A nivel psicológico, la novaculita ayuda a tener una nueva perspectiva, especialmente en caso de desórdenes obsesivos, pues indica la causa subyacente. Ayuda a encontrar la parte positiva en cualquier situación, por traumática que ésta sea. La novaculita es una piedra plácida y calmante, siendo beneficiosa para aquellos que están en un pozo de desesperación o sufren estados maníacos.

A nivel físico, debido a su fina textura, la novaculita fortalece la estructura y la elasticidad corporal, particularmente de la piel o del entorno. Conduce bien la energía electromagnética, siendo benéfica para el cuerpo etérico* y para limpiar las alteraciónes* de la impronta etérica*. La novaculita realiza cirugía etérica en los cuerpos sutiles*: las operaciones deben ser llevadas a cabo por un sanador cualificado, pues la piedra tiene un borde muy afilado.

A nivel medioambiental, la novaculita puede limpiar bloqueos en los meridianos* de la Tierra y reparar el flujo electromagnético.

Se cuenta que potencia el contacto interestelar y que ayuda a descifrar los lenguajes antiguos. Potencia el magnetismo personal y ayuda a todos los que venden servicios a otros, aunando armoniosamente al comprador y al vendedor.

CURACIÓN: Ayuda a la memoria celular*, la depresión, los desórdenes obsesivos, las verrugas, los lunares, la estructura celular y a tener una piel saludable.

POSICIÓN: Sostenla, haz entramados con ella (véanse páginas 28-31) o colócala con cuidado, pues los bordes son afilados.

(Véase también Pedernal, páginas 132-133.)

NUUMITA

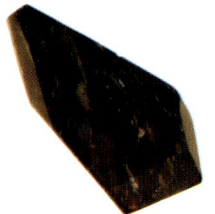

Fragmento pulido

COLOR	Negro
APARIENCIA	Opaca con reflejos centelleantes
RAREZA	Se está haciendo más fácil de adquirir
ORIGEN	Groenlandia, Canadá

ATRIBUTOS: La nuumita es la piedra del hechicero y es muy protectora contra los malos deseos* y la manipulación psíquica. Es uno de los minerales más antiguos de la Tierra y es una herramienta energética excepcional para aquellos cuyas energías han evolucionado lo suficiente como para trabajar con su intensidad; es particularmente eficaz cuando tiene forma de vara para extraer la energía negativa, las improntas y los implantes*. Engarza la nuumita en plata y combínala con tugtupita, especialmente para el trabajo ritual.

Espiritualmente, la nuumita ayuda a ver más allá de la fachada superficial, creando un paisaje interno que ha de ser atravesado. Es una piedra protectora que fortalece el escudo áurico* y es eficaz contra las energías negativas y la brujería; ayuda a viajar con fuerza y seguridad, siendo la piedra perfecta para los viajes* al mundo inferior* a fin de recuperar un alma perdida o una parte del niño interior. Esconde de la vista y salvaguarda tu coche. Esta piedra intensa contiene un elemento de magia y debe usarse con respeto, con la intención justa, porque de otro modo podría hacer que una intención desviada rebotara hacia ti. Activa los chacras vidas pasadas y soma, y abre e integra todos los chacras sutiles, produciendo un profundo cambio de conciencia.

Kármicamente*, la nuumita ayuda a reconocer los contratos de vidas pasadas y pone de relieve las deudas producidas por el mal uso del poder, recordándote que no debes repetir esas conductas. Puesta sobre el chacra soma, extrae los residuos kármicos de los cuerpos físico y emocional. Con su potente campo electromagnético y su capacidad de reprogramar la memoria celular*, la nuumita restaura rápidamente la energía o el poder agotado por las deudas kármicas y otras causas, y limpia los bloqueos, incluyendo los que son autoimpuestos.

Psicológicamente, al cortar los embrollos de la vida actual que son producto de pasadas manipulaciones y encantamientos, la nuumita retira las dificultades que surgen de proteger inadecuadamente a otra persona, o del intento de guiar a otros, y disuelve las pautas defensivas construidas contra esa manipulación. Habiendo limpiado estas experiencias, la nuumita te conecta con tu verdadero yo. Va directamente a tu núcleo, reprograma tus pensamientos e insiste en que te responsabilices de tu propia protección. La nuumita te enseña respeto y honor, y exige el cumplimiento de las obligaciones y promesas que son relevantes para la vida actual, dejando ir las que no lo son.

A nivel físico, esta piedra alinea la envoltura biomagnética* con el cuerpo físico, y retira cualquier implante mental de las fuentes extraterrestres o mágicas de la vida actual o de otras vidas. La nuumita combina bien con la novaculita para liberar maldiciones, imperativos* de

Nuumita con tugtupita (pulida, engarzada en plata)

vidas pasadas y los efectos de la brujería y de los malos deseos en cualquier vida. La novaculita proporciona guía espiritual, cortando las antiguas cuerdas con mentores que hemos dejado atrás y situaciones similares. Esta combinación resulta útil para realizar cirugía psíquica sobre la impronta etérica*, pues corta con toda enfermedad debida a pasadas lesiones, traumas y acciones. Usa la nuumita para cortar y la novaculita para llevar energía vitalizante y purificadora, curando y sellando donde ha habido enfermedad*. Añadir tugtupita aporta perdón y amor incondicional. Engarza la nuumita en plata y combínala con tugtupita para el trabajo ritual.

CURACIÓN: Es beneficiosa para el insomnio, el estrés, las enfermedades degenerativas, la regeneración de los tejidos, el mal de Parkinson, los dolores de cabeza, la regulación de la insulina, los ojos, el cerebro, los riñones y los nervios. Fortalece el meridiano triple calentador*.

POSICIÓN: Sostenla, haz entramados con ella (páginas 28-31) o ponla donde sea adecuado. Llévala puesta constantemente para protegerte contra los malos deseos o la manipulación psíquica. Es particularmente eficaz engarzada en plata.

(Veáse también Tugtupita con nuumita, páginas 342-343.)

OLIGOCRASA

TAMBIÉN CONOCIDA COMO OLIGIOCRASA

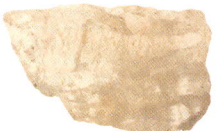

En estado natural

COLOR	Blanco
APARIENCIA	Piedra burbujeante, opaca o clara
RAREZA	Bastante fácil de conseguir
ORIGEN	Noruega, Rusia, Canadá, Tanzania, India, Francia, Estados Unidos

ATRIBUTOS: Piedra de sol sin amarillo, piedra de luna sin brillo, la oligocrasa facilita el procesamiento de las emociones con los ciclos de la Luna, retirándose a soñar en luna nueva y emergiendo para poner ideas y comprensiones en práctica en luna llena.

A nivel psicológico, esta piedra rompe viejos hábitos y pautas, restaurando la confianza y la inocencia, y funciona bien en el noroeste de la rueda de la medicina (véanse páginas 368-375).

CURACIÓN: Equilibra los fluidos dentro del cuerpo, ayuda al flujo linfático y es beneficiosa para los huesos y fracturas.

POSICIÓN: Sostenla, haz entramados o colócala donde sea apropiado.

ÓPALO: **ÓPALO AZUL ANDINO**

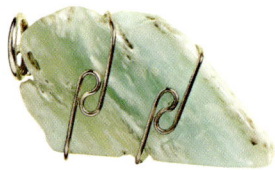

Andino azul (en estado natural)

COLOR	Verdoso-azul
APARIENCIA	Piedra opaca, azul y ligeramente iridiscente
RAREZA	Fácil de conseguir
ORIGEN	Perú

ATRIBUTOS: Promueve la acción correcta para un bien mayor. Es una piedra para viajar* que potencia la receptividad e induce un trance hipnótico, potenciando la adivinación y los dones metafísicos*. A nivel espiritual, estimula la comunicación desde el corazón, equilibra el campo biomagnético y potencia la comunicación con los demás. Es una sanadora kármica* que cauteriza las heridas emocionales y sustenta la serenidad interna durante las situaciones estresantes. Te recuerda la necesidad de sanar la Tierra y resulta útil para la curación medioambiental y para aquellos que transmutan la vibración cambiante a través de sus cuerpos físico o sutil*.

CURACIÓN: Es de ayuda para la memoria celular*, retención de agua e hinchazón muscular; fortalece el corazón, los pulmones y la glándula timo.

POSICIÓN: Llévalo puesto, haz entramados o ponlo donde sea apropiado.

DIRECTORIO DE CRISTALES

FORMAS ADICIONALES

El **ópalo de Oregón** es portador de la conciencia cósmica* y facilita el movimiento entre dimensiones, la exploración de vidas pasadas y la curación kármica, mostrando cómo lo que se crea en una vida afecta a otras. Va en busca de las mentiras y engaños, tanto los propios como los de otras personas, revelando la verdad. Libera las viejas penas, traumas y decepciones, reemplazándolos por alegría y ligereza. Limpia de equipaje el cuerpo emocional y amplifica todo el rango de emociones positivas, asegurándose de que expreses tu verdad emocional. A nivel físico, esta piedra retira el exceso de mucosidad.

Ópalo de Oregón (en estado natural)

El **girasol (ópalo azul)** potencia las conexiones entre los miembros de un grupo de almas* y muestra dónde son beneficiosas en la vida presente. Indica soluciones a las dificultades, especialmente cuando no se ha podido hablar de ellas en el pasado, y saca las mentiras a la luz. Kármicamente, el girasol resulta útil cuando las experiencias de vidas pasadas afectan a la presente, especialmente en forma de pánico o fobias. Disuelve las impresiones de la impronta etérica* y recupera la memoria celular. A nivel mental, el girasol estimula la creatividad y potencia la comunicación. Reconforta las emociones y separa las impresiones psíquicas de tus propios sentimientos ocultos. Ayuda a entender las causas profundas de las alteraciones* (enfermedades), fortalece los límites y te enseña a satisfacer tus necesidades emocionales. Cuando se establece un entramado con girasol se crea un espacio sereno en el que trabajar y meditar. A nivel físico, ayuda a asimilar el hierro; también es beneficioso para la visión, la fatiga, el metabolismo, la pérdida de cabello y los nódulos linfáticos.

Girasol (pulido)

TURMALINA PARAIBA

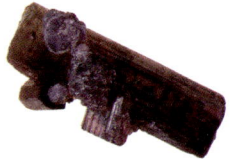
Rosa (en estado natural)

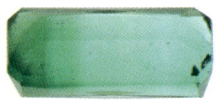
Turquesa (facetada)

COLOR	Turquesa-azul, también rosa o dorado
APARIENCIA	Piedra transparente u opaca con hojas largas o gema facetada
RAREZA	Rara y cara (puede estar tratada con calor)
ORIGEN	Brasil, Nigeria, Mozambique

ATRIBUTOS: La turmalina paraiba conecta con los ángeles de verdad y sabiduría, y tiene una radiante energía del corazón que te ayuda a sentir compasión infinita por ti mismo y por el planeta. Esta piedra vincula con la llama turquesa* del puro ser compasivo, invoca elevados estados de conciencia y fomenta el servicio a la humanidad. Se trata de una piedra de alta vibración* que aporta armonía y luz a las situaciones más oscuras, ayudando a encontrar en su corazón el don de la evolución espiritual. Fomenta el perdón a nivel multidimensional y en las dimensiones internas*, liberándote de tu pasado kármico*. Coloreada por el cobre, la paraiba protege contra los contaminantes físicos, emocionales, mentales, espirituales o medioambientales, y es una conductora de la energía.

Espiritualmente, es perfecta para la meditación y para sintonizar con el Yo Superior*: protege la envoltura biomagnética*, alinea los chacras e integra los

DIRECTORIO DE CRISTALES

cuerpos físico y de luz. Afila la intuición y abre la clarividencia*. A nivel psicológico, rompe los viejos programas de autoderrota, reemplazándolos por el plan actual de tu alma*. Te ayuda a vivir de acuerdo con tus aspiraciones e identifica dónde te has desviado de tu verdad. También ayuda a perdonarte, a perdonar a los demás y a dejar ir. Lleva los asuntos inconclusos a su compleción y permite cerrar círculos a todos los niveles. Tiene afinidad con la gente sensible, invoca la tolerancia hacia los demás y supera la tendencia a juzgar y el fanatismo. Ofrece apoyo al que se sienta abrumado por la responsabilidad y anima a responsabilizarse.

A nivel mental, ayuda a verbalizar los pensamientos y los sentimientos. Calma la mente y retira los pensamientos extraños. Asimismo, limpia el chacra garganta y facilita la comunicación desde un plano superior. También filtra la información que llega al cerebro y aclara la percepción, afilando el intelecto y aclarando la confusión.

Emocionalmente, esta piedra alivia el miedo, calma en situaciones de estrés y ayuda a comprender los estados emocionales subyacentes, permitiéndote interpretar cómo te sientes. A nivel físico tiene un efecto tonificante y es particularmente beneficiosa para los ojos. Calma las reacciones excesivas y las enfermedades del sistema inmunitario.

CURACIÓN: Es beneficiosa para el dolor de garganta, la fiebre del heno, los ojos, la mandíbula y los dientes, el estómago, la artritis, la hinchazón de las glándulas y los problemas de tiroides; limpia los órganos, el metabolismo y la producción de hormonas.

POSICIÓN: Llévala puesta, sostenla, o crea entramados o ponla donde sea apropiado.

NOTA: La apatita o fluorita corregida con calor se vende como paraiba. La fluorita paraiba es una piedra poderosa, similar al topacio místico.

SELENITA MELOCOTÓN

Tallada

COLOR	Melocotón
APARIENCIA	Piedra opaca con estrías finas
RAREZA	Fácil de conseguir
ORIGEN	Inglaterra, Estados Unidos, México, Rusia, Austria, Grecia, Polonia, Alemania, Francia

ATRIBUTOS: La selenita es luz divina cristalizada e irradia continuamente dicha luz hacia tu vida para transmutar tu entorno, convirtiéndolo en un espacio sagrado. Simboliza los fuegos transformadores del planeta Plutón y la sabiduría terrenal de su esposa, Perséfone, siendo una piedra regeneradora que, en lugar de luz blanca, emite la luz oscura del submundo. Arroja luz sobre tus procesos internos y te permite aceptar tu sombra* y tu yo oculto. Es la compañera perfecta para dar un salto evolutivo hacia una autoconciencia expandida y una nueva vida.

A nivel espiritual, esta piedra te permite mirar profundamente los ciclos de nacimiento, muerte y renacimiento, activa la sacerdotisa contenida en cada mujer y es ideal para los rituales lunares de acción de gracias que se realizan en la pubertad o cuando nace un niño. La selenita melocotón es una piedra de transformación emocional, una poderosa limpiadora y sanadora kármica* que te ayuda a revisar tu vida para liberar antiguos traumas. Saca a la luz asuntos relacionados con el abandono, el rechazo, la alineación y la traición, sin importar en qué marco hayan ocurrido. La selenita melocotón ofrece sanación, perdón y aceptación.

CURACIÓN: Es beneficiosa para la pubertad, la menopausia y cualquier transición.

POSICIÓN: Sostenla o sitúala donde sea apropiado.

PIEDRA ADICIONAL

La **selenita fantasma** disuelve cualquier cosa que haya sido superpuesta sobre el núcleo del alma y conecta con el verdadero yo espiritual y su propósito evolutivo general. Esta piedra limpia la confusión mental y espiritual, y retira los embrollos kármicos: es posible estabilizar las comprensiones adquiridas en el cuerpo físico con el extremo más ancho del fantasma. La punta corta los residuos kármicos, extrayéndolos del cuerpo etérico* y reprogramando la memoria celular*. Resulta útil para retirar entidades* de la envoltura biomagnética* o para impedir que los pensamientos externos influyan en la mente. Disuelve la alteración* emocional que tiene una causa kármica, actuando como un símbolo

*Selenita fantasma
(punta natural)*

de renacimiento y nueva vida. A nivel físico, esta piedra resulta útil para la memoria celular, el alineamiento de la columna vertebral y la flexibilidad de las articulaciones.

La **rosa del desierto** amortigua tu luz mientras viajas y facilita los encuentros clandestinos. A nivel psicológico, si te sientes pillado en un programa* negativo o en un sistema de creencias autoimpuesto, la rosa del desierto lo borra. Meditar con esta piedra transmuta antiguos conflictos en amor. La rosa del desierto enseña el arte de dar y recibir amor, y controla los estallidos emocionales. Es una sanadora eficaz para la Tierra y los lugares cuya energía telúrica está alterada, pues conecta con la protección de la Madre Tierra. A nivel físico, fortalece el tejido conjuntivo y los huesos.

Rosa del desierto (formación natural)

EL PORTAL QUE VA EN UNA SOLA DIRECCIÓN

Pon una vara de selenita como base, y sobre ella una cruz en forma de «X» con una larga punta de cuarzo clorita (como el cuarzo chamán o un fantasma verde) y una vara de estibnita por encima. Así creas un portal abierto en una única dirección que ayuda a las almas perdidas y entidades* a abandonar el plano terrenal, impidiendo su retorno o adherencia. La selenita crea un faro de luz, la clorita limpia la energía y la estibnita cierra y guarda el portal. Es muy eficaz cuando se sostiene sobre el chacra coronario superior. Seguidamente, limpia los cristales con un limpiador etérico especializado y lávate las manos meticulosamente después de tocar la estibnita porque es tóxica.

DOLOMITA PERLA BALNEARIO

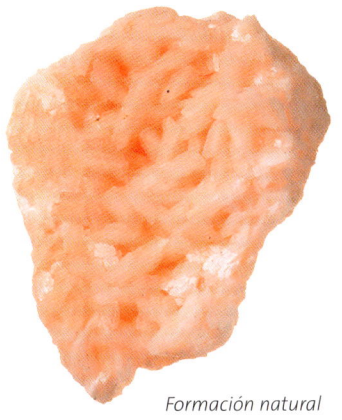

Formación natural

COLOR	Rosa pálido
APARIENCIA	Láminas sobre una matriz
RAREZA	Fácil de conseguir
ORIGEN	España, India, Italia, Gran Bretaña, Suiza, Namibia

ATRIBUTOS: La dolomita perla balneario es una piedra de expiación que te enseña que la espiritualidad es un asunto de equilibrio interno, pragmatismo y expresión en la realidad funcional del mundo de cada día, más que algo que se experimenta «ahí fuera», en otra dimensión. Ayuda a integrar la conciencia de que eres un ser espiritual que actualmente está realizando un viaje humano, y te ayuda a sentirte más cómodo en la encarnación y a amar tu cuerpo físico.

Psicológicamente, esta piedra serena supera el sentimientos de soledad, enseñándote el valor de la contemplación solitaria y el aunamiento. Protege de las pesadillas, especialmente a los niños. Disuelve viejos hábitos y conductas negativas, y te anima a responder espontáneamente a la vida en lugar de reaccionar, tal como se te ha enseñado que *deberías* hacer.

A nivel mental, fomenta la claridad y el pensamiento estructurado, ralentizando la mente acelerada.

A nivel emocional, esta piedra mejora la pena y las emociones negativas, como la ira o el resentimiento, creando un centro calmado. Mejora las pataletas de los niños y de los adultos.

A nivel físico, es una desintoxicante útil que estabiliza la hiperactividad. A nivel medioambiental, la dolomita perla balneario potencia y armoniza el efecto de la combinación de cristales y de los entramados*.

CURACIÓN: Fortalece los sistemas muscular, esquelético y reproductor; las uñas y la piel, y el metabolismo; ayuda a perder peso y a regular el apetito.

POSICIÓN: Sostenla entre las manos, crea entramados con ella (véanse páginas 28-31) o ponla donde sea apropiado.

PIEDRA AZUL PRESELI

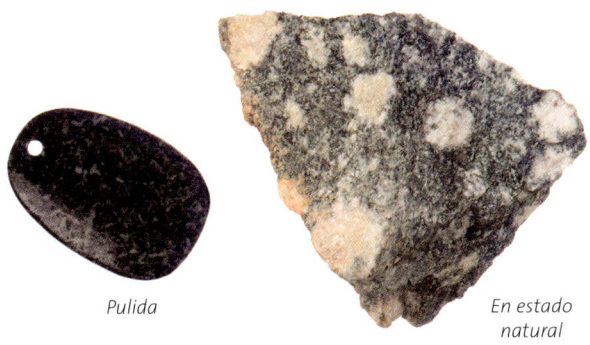

Pulida *En estado natural*

COLOR	Azul-gris, azul-verde
APARIENCIA	Moteada y pecosa, parecida al granito; lustrosa cuando está pulida
RAREZA	Sólo se encuentra en un lugar
ORIGEN	Montañas Preseli (Gales)

ATRIBUTOS: La Preseli es una antigua piedra de sueños y memorias lejanas que forma el anillo interno de Stonehenge, y que va más allá del espacio y del tiempo para dar acceso a las multidimensiones. Con su carga telúrica electromagnética, la piedra azul Preseli abre un ancla cósmica* y se adhiere al núcleo de la Tierra, creando una solidez energética interna que te estabiliza en medio de los cambios terrestres. Después alinea tu energía con el centro galáctico* para que te mantengas suspendido entre la Tierra y la galaxia, pudiendo permitir que pasen oleadas de energía por tu cuerpo y se asienten en el centro planetario. También funciona como un ancla chamánica* para los viajes* a los mundos superior e inferior*.

A nivel espiritual, la piedra azul vincula con la energía de Merlín y con el chamán dentro de cada persona. Tiene conexión con la Madre Tierra y advierte de que cualquiera que viole la Tierra se viola a sí mismo. En combinación con el yeso o el pedernal, actúa como una batería: genera, aterriza y asienta la energía y el poder espiritual, y potencia la capacidad psíquica y los dones metafísicos*. Piedra visionaria para la exploración de vidas pasadas, ayuda a hacer un seguimiento de su herencia celta; también vincula con el conocimiento egipcio contenido en lo profundo de la piedra. Puesta sobre los chacras soma o vidas pasadas, resulta útil para la recuperación del alma* y del poder, pues se remonta hacia el pasado sin esfuerzo. Es perfecta para soñar, aporta respuestas rápidas y ayuda a acceder a la información espiritual y a integrarla.

En el caso de la piedra azul, el tamaño importa: una pieza pequeña puede ser extremadamente intensa, y es posible que por la noche tengas que retirar de la habitación las piezas grandes para evitar la sobreestimulación. Esta piedra es específicamente direccional: si sientes presión o dolor de cabeza, gírate en otra dirección mientras trabajas con esta piedra o gira la piedra. Puede restablecer tu brújula interna o espiritual. Esta cualidad direccional significa que canaliza las fuerzas electromagnéticas de la Tierra, facilita el viaje a lo largo de las corrientes telúricas* y la curación del entramado terrestre. La Preseli vincula todos los círculos de piedras de las Islas Británicas en una enorme espiral de energía, y después conecta con otros centros de poder del planeta. Muestra los patrones energético-geométricos codificados dentro de los círculos y otros lugares sagrados, y facilita la reconexión con ellos allí donde las energías han sido violadas o fragmentadas, ya sea deliberada o accidentalmente. Si se está extrayendo poder de un enclave sagrado para darle un uso inapropiado, la piedra azul rompe la conexión y protege la energía del lugar.

A nivel psicológico, potencia la fuerza de voluntad y el coraje, y da fuerza, permitiendo encajar golpes con ecuanimidad y comprender las lecciones y los regalos allí contenidos. Potencia la energía y ofrece protección a todos los niveles. Vincula los chacras corazón, timo y garganta, capacitándote para decir la verdad. A nivel mental, la piedra azul se enfoca en un único punto, limpiando la mente de todas las trivialidades y creando un espacio donde el conocimiento surge intuitivamente.

A nivel emocional, la piedra azul es estabilizadora; ayuda a dejar atrás viejos apegos y sentimientos para poder vivir con calma el momento presente.

La piedra azul es inmensamente física, que involucra todos los sentidos y equilibra la energía, por lo que no es ninguna sorpresa que favorezca la práctica de la kinesiología y la psicometría. Tiene una fuerte conexión con las hierbas y el herbalismo, especialmente con las plantas cultivadas en las montañas. Esta piedra puede tener efectos opuestos: calma cuando hay exceso de energía y revitaliza en caso de agotamiento. La piedra azul potencia la capacidad de sentir las líneas de energía y las vibraciones de los cristales, y de sintonizarse con las energías sutiles del cuerpo humano, como los puntos de acupuntura. Cuando se camina por el campo llevando una piedra azul, uno «conecta» con todo lo que ha ocurrido allí, pero sin apego. Esta poderosa piedra te ayuda a «estar en el momento».

CURACIÓN: Tiene un efecto benigno sobre la garganta y el sistema inmunitario, equilibrando todas las energías corporales.

POSICIÓN: Póntela sobre los chacras soma o vidas pasadas (alta mayor) para soñar y recuperar antiguas memorias. Ponla debajo de la almohada para soñar. Retira o cambia de dirección si sufres dolor de cabeza.

NOTA: Es mejor comprar la piedra azul de proveedores que usen pedazos de material en estado natural. Algunas piedras son más direccionales que otras.

PIEDRA PÓMEZ

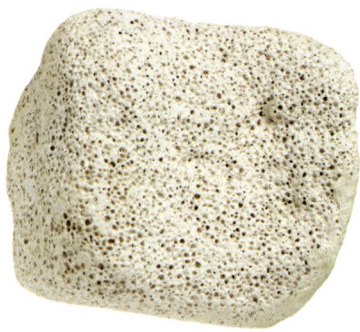

*Formación natural
desgastada por el agua*

COLOR	Gris claro o beis
APARIENCIA	Ligera y con agujeros, como si fuesen burbujas
RAREZA	Fácil de conseguir
ORIGEN	Todo el mundo

ATRIBUTOS: La piedra pómez no suele considerarse un cristal. Es una sanadora poderosa que absorbe las energías negativas. Puesta sobre la glándula timo, libera los antiguos dolores contenidos en el corazón o en el vientre, y cura las heridas emocionales arraigadas, reprogramando la memoria* celular emocional.

Psicológicamente, esta piedra limpia la capa sofocante de culpabilidad, resentimiento y otras energías negativas que han viajado desde el pasado kármico* o te han sido impuestas en la vida actual, especialmente en la infancia. También es de ayuda cuando sufres una sensación inadecuada, por más que trates de ocultarla de ti mismo. Como una serpiente que muda su piel, pela esa capa trabajando con esta piedra sobre la totalidad de la envoltura energética* y después séllala con selenita o cuarzo.

Emocionalmente, la piedra pómez es particularmente útil para las personas abrasivas que se han creado una defensa contra el dolor, pero que se sienten extremadamente vulnerables por debajo del caparazón duro. Esta piedra te ayuda a soltar delicadamente las barreras protectoras y aceptar tu vulnerabilidad, ayudándote a confiar y aceptar. Abre la capacidad de dejar entrar a los demás, animando la intimidad de todo tipo.

A nivel físico, esta piedra te ayuda a soltar toxinas, especialmente durante la hidroterapia del colon. Sostener una piedra pómez limpia al terapeuta de la energía negativa después de un tratamiento.

CURACIÓN: Ayuda a la hidroterapia del colon, la desintoxicación y la memoria celular; alivia la irritación intestinal.

POSICIÓN: Sostenla entre las manos, crea entramados con ella (véanse páginas 28-31) o ponla donde sea apropiado. Déjala en una sala donde se practique la sanación, y límpiala frecuentemente con agua salada.

PURPURITA

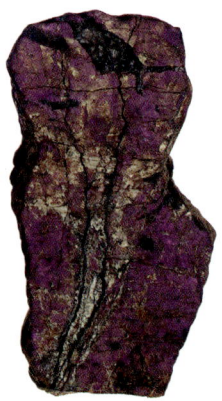

En estado natural

COLOR	Púrpura
APARIENCIA	Piedra opaca metálica, con bandas y venas vívidas
RAREZA	Fácil de conseguir
ORIGEN	Namibia, Australia Occidental, Estados Unidos, Francia

ATRIBUTOS: La purpurita es una piedra extremadamente eficaz para la protección psíquica que estimula la iluminación. A nivel espiritual, abre el chacra coronario superior y lo vincula con el básico, estimulando la evolución que se había detenido y asentando el cambio de energía resultante en la realidad funcional.

La purpurita es excelente para hablar en público, pues imparte claridad, enfoque y confianza a tus pensamientos y a tu comunicación. Impide interferencias en la transmisión de tus puntos de vista. A nivel psicológico, la purpurita rompe los viejos hábitos o actitudes que te mantienen atrapado en el pasado y elimina la desesperación. A nivel mental, esta piedra incrementa la alerta y la receptividad a la guía y a las nuevas ideas.

A nivel físico, es una piedra rejuvenecedora que energiza los cuerpos físico y mental, superando el cansancio y desánimo a todos los niveles.

Esta piedra facilita la venta de casas cuando una interferencia adversa, bien del entorno o de la comunidad, bloquea la venta, y especialmente cuando se ha recreado un conflicto de una vida pasada. Corta los vínculos con el grupo y facilita el movimiento hacia delante. Dispersa la energía negativa del ambiente y disipa maldiciones, malos deseos* e interferencias psíquicas, imprimiendo energía positiva. Es igualmente útil en cualquier situación relacionada con las ventas (véase página 358); prográmala para encontrar rápidamente un comprador.

CURACIÓN: Resulta útil para superar el agotamiento, pues incrementa el vigor y rejuvenece; ayuda a la memoria celular*, alivia cardenales, hemorragias, pústulas y fortalece el sistema cardiovascular, el flujo sanguíneo y la purificación de la sangre; estabiliza el pulso.

POSICIÓN: Sostenla entre las manos, crea entramados con ella (véanse páginas 28-31) o ponla donde sea apropiado. Sitúala entre la persona y la fuente del ataque psíquico* o la influencia indebida.

PIROFILITA

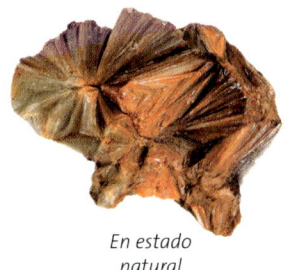

En estado natural

COLOR	Rosa
APARIENCIA	Cristales con forma de abanicos sobre matriz
RAREZA	Fácil de conseguir
ORIGEN	Estados Unidos, Canadá, Rusia, Australia

ATRIBUTOS: La pirofilita fomenta la autonomía psicológica y ayuda si los límites están poco claros, difusos o son fáciles de traspasar. Si no puedes sentir con claridad dónde acabas tú y dónde empieza la otra persona, o los demás te influyen en exceso, sostener una pirofilita sobre tu plexo solar refuerza los límites y te enseña a decir no.

Espiritualmente, esta piedra renegocia las promesas, los contratos del alma y las obligaciones que te mantienen enredado con otra persona, tanto de la vida actual como de cualquier otra en cualquier dimensión.

CURACIÓN: Alivia la indigestión, el ardor de estómago y la diarrea.

POSICIÓN: Como es muy delicada, no se puede llevar puesta.

QUANTUM QUATTRO

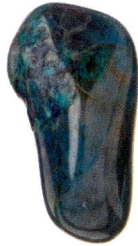

Pulido

COLOR	Mezcla de azul-verde-turquesa
APARIENCIA	Piedra opaca moteada
RAREZA	Fácil de conseguir en su forma pulida
ORIGEN	Namibia

ATRIBUTOS: El quantum quattro es una combinación de shattuckita, dioptasa, malaquita y crisocola sobre cuarzo ahumado que impide la ocurrencia de crisis curativas* o catarsis, pues las energías negativas se dispersan delicadamente. Siendo una piedra de transformación, tiene un efecto dramático sobre el campo energético, fortaleciendo el sistema inmunitario y el ADN, y activando la curación* de las doce bandas del ADN. Asienta* las energías espirituales en el planeta y permite que la información pase desde todos los niveles del ser; es una piedra de protección que absorbe las energías negativas y contaminantes.

A nivel espiritual, el quantum quattro limpia la visión psíquica y protege durante la canalización*, asegurándose de que la entidad* no se adueñe del cuerpo físico. Está alineado con el cambio vibratorio que se anticipa para 2012, y cuando se usa con intención y sinceridad, esta piedra puede traer un mundo mejor. Medita con él y visualiza claramente los cambios positivos que deseas crear para superar las expectativas negativas que abundan a nuestro alrededor. Esta combinación simboliza la totalidad y la paz.

Cuando se pone sobre un área desequilibrada del medio ambiente, esta piedra restaura delicadamente el equilibrio. Si se pone una piedra sobre el tercer ojo y otra sobre el plexo solar, equilibran el cuerpo, las emociones y la mente.

A nivel psicológico, el quantum quattro es eficaz para sanar los efectos de la pena y liberar el dolor de corazón contenido en el cuerpo. Saca a la superficie los sentimientos profundos y las causas psicosomáticas, deshace lazos no deseados y pautas agotadas, y te enseña a responsabilizarte de tus acciones, pensamientos y sentimientos. Esta piedra retira las órdenes hipnóticas y los edictos en contra del uso de la visión psíquica, limpiando maldiciones de vidas pasadas y acuerdos secretos. Apoya una actitud positiva hacia la vida e instaura la capacidad de sintonizar con los propios recursos, siendo útil cuando no sabes qué hacer a continuación, pues indica dirección. El quantum quattro es un poderoso limpiador y desintoxicante mental que libera de la necesidad de controlar a los demás.

Emocionalmente, es un poderoso sanador para el corazón que activa la energía del chacra corazón superior. Extrae las emociones negativas del plexo solar, como la culpa, invirtiendo la programación emocional destructiva. Actúa como un puente hacia la curación emocional, especialmente para el niño interior*, limpiando las heridas ponzoñosas y los dolores olvidados; disuelve la pena, la traición y el dolor, siendo extremadamente eficaz para curar del abandono. Esta piedra enseña que las dificultades en las relaciones reflejan una separación interna del ser. El quantum quattro repara esa separación y atrae amor a todos los niveles, curando el agujero negro emocional que está desesperado por conseguir amor. Esta piedra limpia las percepciones con respecto a cómo debería ser el amor y aporta una nueva vibración amorosa. Es beneficiosa para las relaciones que se han vuelto complejas, pues estabiliza y sana el hogar y la interacción personal.

Esta piedra, tranquila y sustentadora, ayuda a aceptar con serenidad las situaciones que cambian constantemente, invocando una gran fuerza interna. El quantum quattro potencia el poder personal e inspira creatividad, fomentando la preocupación por el medio ambiente y las soluciones ecológicas. Ayuda a eliminar y a desintoxicar a todos los niveles, aportando una vibración positiva para llenar el espacio. Te enseña a dejar atrás cualquier cosa que ya no sirve a su propósito. Protege el chacra tierra situado debajo de los pies y su cuerda cuando se está en un área donde la energía terrenal está alterada. Alivia la ambivalencia con respecto a estar encarnado, ayudando a aceptar el cuerpo físico y la naturaleza sexual.

Pulida

Rompe el ciclo de codependencia kármica* que se produce en las adicciones y en las obsesiones. Ayuda a las personas a darse cuenta que no pueden «hacer las cosas» por el adicto, y tampoco es posible controlar su conducta. Ayuda a quedarse a un lado mientras la otra alma sigue su camino, pero también indica cuándo una intervención será positiva.

CURACIÓN: Es un maestro sanador; devuelve el equilibrio corporal y actúa como tónico general. Es beneficioso para las estructuras intercelulares, los desórdenes de las células, la reoxigenación de la sangre, los pulmones, el páncreas, la insulina y la tiroides, el metabolismo, las células T y el timo, la enfermedad de Ménière, la hipertensión sanguínea, el dolor, la migraña, la fatiga y el shock. Reduce las náuseas y fortalece el hígado, los riñones y el tracto digestivo; alivia el síndrome premenstrual y supera las adicciones y la tensión. Es beneficioso para la artritis y las úlceras, el fortalecimiento muscular, los calambres, las infecciones y las miasmas*.

POSICIÓN: Sostenlo o crea entramados con él. Usa su esencia para tratar dolores de cabeza, quemaduras y dolores generales (véase página 361).

CUARZO CON AJOÍTA

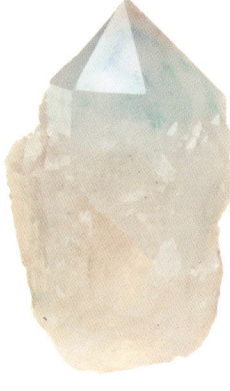

Cuarzo con ajoíta y papagoíta (punta natural)

COLOR	Verde mar
APARIENCIA	Fantasma translúcido o parche coloreado
RAREZA	Extremadamente raro
ORIGEN	Sudáfrica, Estados Unidos

ATRIBUTOS: Se trata de un cristal raro de vibración extremadamente alta*, sintonizado con la llama* turquesa del ser puramente compasivo; la ajoíta envuelve al alma en amor universal. Te lleva a los reinos angélicos al tiempo que retiene el contacto con la Madre Tierra.

Espiritualmente, si tus vibraciones están en armonía con esta piedra, produce un profundo cambio y te ayuda a reconocer la realidad multidimensional de tu ser. Expulsa del cuerpo las heridas kármicas* o implantes*, independientemente del nivel o del marco temporal en que se hayan originado; esta piedra sana delicadamente el espacio resultante con amor incondicional, reencuadrando* la memoria celular*.

DIRECTORIO DE CRISTALES

A nivel psicológico, la ajoíta resuelve conflictos por medio del perdón y la compasión. Si estás llevando cargas que pertenecen a otros o te devalúas consistentemente, la ajoíta limpia este hábito.

Purifica el cuerpo emocional e instaura una paz infinita, creando calma en el medio ambiente; esta piedra transmuta suavemente las emociones tóxicas y las viejas penas, reemplazándolas por el perdón y la compasión. Puesta sobre el timo, la ajoíta disipa la tensión, armoniza la impronta etérica* con el cuerpo físico y orienta el cuerpo hacia la salud perfecta.

CURACIÓN: Es beneficiosa para la memoria celular y las estructuras celulares.

POSICIÓN: Sostenla o ponla donde sea adecuado.

COMBINACIONES ADICIONALES

La **ajoíta con papagoíta** alcanza sin esfuerzo las dimensiones interestelares y la enormidad de tu ser divino. Imparte una compasión infinita y facilita el retorno a la unidad y la gracia originales del alma. Transmuta la pena y enseña que el «pecado» sólo es separación de lo divino. La ajoíta con papagoíta instaura una profunda serenidad.

Cuarzo con ajoíta y papagoíta (en estado natural)

La **ajoíta con shuttakita** protege contra al neblina* electromagnética y el ataque psíquico*. Permite mantenerse abierto espiritualmente, por más negativo que sea el entorno o los pensamientos que te rodean. Llevar puesta esta piedra produce una profunda paz y te permite centrarte en tu Ser. En la sanación kármica, libera de la necesidad de reparación y libera el alma. Enseña la diferencia entre expiación y «aunamiento», ofreciendo perdón total y abriendo el karma de gracia*. Es una excelente conductora de la energía que ayuda a liberar los bloqueos en los intestinos y el estreñimiento, fomenta la memoria celular y permite superar las enfermedades relacionadas con el estrés.

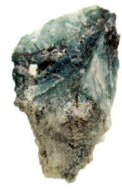

Ajoíta con shuttakita (natural).

CUARZO: AMATISTA HERKIMER

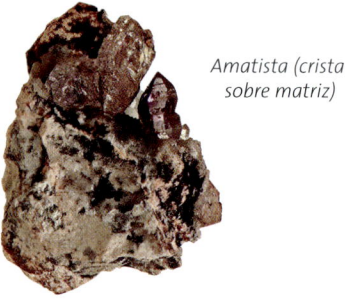

Amatista (cristal sobre matriz)

COLOR	Lila-púrpura
APARIENCIA	De doble terminación con inclusiones
RAREZA	Raro
ORIGEN	Estados Unidos, los Himalayas, China

ATRIBUTOS: La amatista Herkimer está sintonizada con la llama violeta* de la transmutación y abre a las conexiones espirituales más elevadas. A nivel espiritual, sintoniza el tercer ojo, constituyendo una poderosa herramienta metafísica que facilita la recuperación* de fragmentos del alma dejados en cualquier vida anterior, la integración de las partes separadas del yo e induce una profunda curación del alma. Alinea el alma encarnada con sus otras dimensiones, reintegrándola como vehículo del espíritu puro. La amatista Herkimer, usada sabiamente por almas evolucionadas, puede aportar iluminación. Genera un poderoso escudo para el alma cuando se viaja* o medita, y purifica la energía después del trabajo espiritual o curativo.

A nivel psicológico, la amatista Herkimer facilita la creatividad y la sintonía con la mente superior, liberando obsesiones y pautas de comportamiento arraigadas. A nivel emocional, esta piedra es ideal para programarla a fin de atraer tu llama gemela* y compañeros del alma.

CURACIÓN: Opera más allá del nivel físico del ser para curar el alma.

POSICIÓN: Póntela sobre el corazón, sobre el chacra corazón superior o donde sea apropiado.

COLORES ADICIONALES

El **«citrino» Herkimer (amarillo)** transmuta la conciencia de pobreza*, eliminando los programas arraigados y las creencias que te mantienen empantanado en la pobreza, cualquiera que sea su fuente, y abre el camino a la abundancia, generando motivación. Esta piedra es limpiadora y regeneradora, muy eficaz para potenciar las energías de la Tierra y fomentar el uso ético de los recursos terrenales. Es protectora de la envoltura biomagnética*, de los cuerpos sutiles* y de los chacras; realinea la memoria celular* y conecta el plexo solar con el corazón, aportando amor incondicional a todas las emociones. Los entramados de Herkimer «citrino» estimulan la energía creativa y fomentan la fertilidad.

«Citrino» (formación natural)

El **Herkimer «ahumado» (gris/marrón)** alinea los chacras tierra y básico para estabilizar la realidad espiritual. Resulta útil para la limpieza y desintoxicación, protege contra la polución electromagnética y geopática, y expulsa sus efectos de los cuerpos sutiles, creando un escudo protector para el cuerpo o, cuando se

«Ahumado» (formación natural)

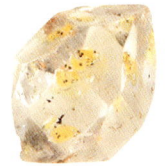

Herkimer dorado anhidro (formación natural)

establecen entramados, para el entorno. Alienada con el karma de gracia*, esta piedra es excelente para acompañar durante la muerte y el más allá.

El **Herkimer dorado anhidro** (que contiene agua) contiene burbujas de líquido que tienen millones de años de antigüedad y conecta con Todo lo Que Es*, produciendo una profunda transmutación y sanación emocional. Sintonizado con la llama dorada de la mente iluminada, el Herkimer dorado anhidro va directamente a la antigua sabiduría de los Himalayas. Esta piedra, increíblemente energética, alinea los chacras plexo solar, tercer ojo, coronario y coronario superior con el chacra estrella del alma. Es útil para desarrollar los dones espirituales, limpiar implantes* y retirar las restricciones impuestas a la visión espiritual en esta u otras vidas.

Es un poderoso sanador del plexo solar y de las alteraciones emocionales kármicas*, que limpia el cuerpo emocional y genera bienestar. Esta piedra elimina la confusión de género y la ambivalencia en quienes han cambiado de sexo entre encarnaciones.

Herkimer azul con boulangerita (formación natural)

El **Herkimer azul con boulangerita,** procedente de Rumania, tiene una energía suave y delicada que aporta alegría al corazón y una sensación innata de bienestar. Esta piedra aborrece el estancamiento y te empuja hacia delante, hacia lo que podrías ser, a una velocidad que puedes aceptar. Favorece la circulación de las energías dentro del cuerpo, particularmente en los componentes menos flexibles, disolviendo los bloqueos. Alinea y energiza todo el sistema de chacras, pudiendo estimular el tercer ojo cuando ha sido cerrado por la fuerza en encarnaciones anteriores. Abre un nuevo sentido de la visión y te transporta a un espacio sereno de contemplación interna y *conocimiento* del alma.

DIRECTORIO DE CRISTALES

CUARZO: **CUARZO AMFIBOLE**

TAMBIÉN CONOCIDO COMO CUARZO ÁNGEL FANTASMA

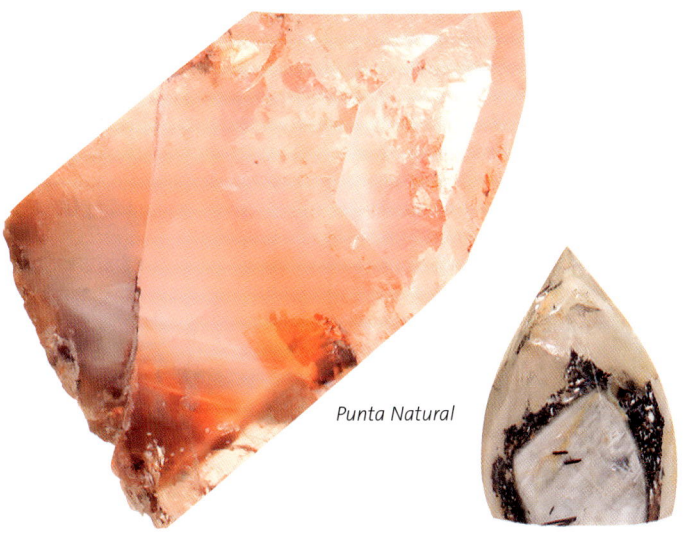

Punta Natural

COLOR	Claro con líneas blancas, amarillas, rojas y melocotón
APARIENCIA	Fantasmas, capas y «alas» dentro del cuarzo claro u opaco
RAREZA	Raro
ORIGEN	Brasil

ATRIBUTOS: También conocido como ángel fantasma por sus alas internas y su vibración angélica, el cuarzo amfibole proporciona conexión con los niveles más elevados de la experiencia espiritual, llama a tu ángel guardián y a los seres superiores, y produce una profunda alegría interna. Tiene una energía extremadamente delicada y calmante.

Espiritualmente, poner cuarzo amfibole sobre el chacra coronario activa todos los chacras situados por encima del coronario, abriendo una escalera por la que la conciencia asciende para conectar con el Yo Superior*, y permite subir por la escala vibratoria hasta alcanzar la guía más elevada.

El uso de esta piedra para la introspección y la guía, especialmente cuando se pone sobre el tercer ojo, sintoniza con la sabiduría de la mente universal, permitiendo tener una perspectiva más desapegada de la vida y de la evolución. Cuando miras dentro de sus profundidades, vas a un espacio de profundo amor universal y recibes ayuda para actuar siempre desde un lugar de amor.

Los fantasmas e inclusiones* dentro del cuarzo amfibole pueden incluir el hematite rojo, una piedra que protege, asienta y disuelve la negatividad; la caolinita blanca, que abre el oído interno, y la limonita amarillo-melocotón, que estimula y protege contra el ataque psíquico* o la influencia mental, haciendo de ésta una compañera útil para el viaje espiritual*. Los fantasmas simbolizan las numerosas vidas del alma y te permiten viajar a través de las multidimensiones. Rompen viejos patrones y ayudan a reconocer con la antigua sabiduría contenida en la memoria del alma.

A nivel medioambiental, se ha sugerido que el amfibole es la piedra perfecta para el puesto de trabajo, pues orienta sutilmente las energías hacia la mayor elevación posible, aportando cooperación y armonía. La triangulación de tres amfiboles ofrece el perfecto espacio meditativo o creativo.

CURACIÓN: Opera mejor a los niveles no-físicos del ser.

POSICIÓN: Sostenlo, crea entramados con él o ponlo donde sea apropiado.

(Véanse también Cuarzo fantasma, páginas 275-279; Limonita, páginas 182-183.)

CUARZO: **CUARZO AZUL**

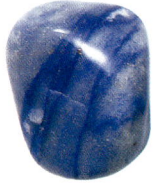
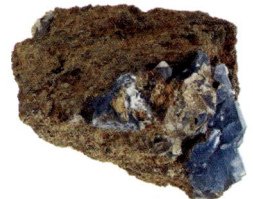

Pulido *Cristales naturales en matriz*

COLOR	Azul
APARIENCIA	Cuarzo claro azul, o parches o hilos incluidos en cuarzo
RAREZA	El natural es difícil de encontrar
ORIGEN	Todo el mundo

ATRIBUTOS: Puesto sobre el chacra garganta, el cuarzo azul lleva a conectar con los demás y es de gran ayuda para entender tu naturaleza espiritual.

A nivel espiritual, esta piedra tranquila ayuda a pasar por una metamorfosis. A nivel mental, el cuarzo azul invierte la desorganización, instaurando claridad mental y autodisciplina. Calma la mente, alivia el miedo, inspira esperanza y activa la creatividad.

CURACIÓN: Fortalece la garganta, los sistemas inmunitario y endocrino, el bazo y los órganos de la parte alta del cuerpo; ayuda en la desintoxicación y en los casos de depresión, calmado la sobreestimulación. Si está rutilado, se dice que refrena la eyaculación precoz.

POSICIÓN: Sostenlo, crea entramados con él (páginas 28-31) o ponlo donde sea apropiado.

(*Véanse también* Dumortierita, páginas 121-122; Rutilo, páginas 318-319, y Cuarzo indicolita, a continuación)

FORMAS ADICIONALES

El **cuarzo indicolita (cuarzo con inclusión de turmalina azul)** presenta hilos azules dentro de una punta clara o nubosa, y es una piedra útil para estimular los viajes* y las experiencias de salida del cuerpo.

A nivel espiritual, el cuarzo indicolita te transporta a través de las vibraciones elevadas* y te ofrece una visión general de tus vidas, llevándote a comprender el plan* de tu alma para la vida actual. A nivel psicológico, si has usado la revancha para escapar de antiguos dolores o el ataque como una defensa contra la posibilidad de sentirte herido, o te has visto atrapado en un patrón igualmente destructivo, el cuarzo indicolita te libera y te permite ofrecer perdón y ternura, tanto a ti mismo como a los demás.

Cuarzo indicolita (punta natural)

A nivel emocional, el cuarzo indicolita libera sentimientos bloqueados y te permite hablar de ellos. Consuela la tristeza, ofreciendo confort y comprensión de las causas profundas y de las consecuencias de la pena y la pérdida. Esta hermosa piedra enseña que nadie vive nunca el duelo en completa soledad. Da acceso a multitud de guías espirituales y ayudantes que se reúnen para ayudar al alma moribunda, o a la que quedará atrás, en esta difícil transición. También te recuerda que, aunque el cuerpo puede morir, el amor no muere.

El cuarzo indicolita también enseña que la muerte ocurre en el momento adecuado para el alma, por más inoportuna que pueda parecer. Muestra que el alma ha aprendido sus lecciones o que está operando el karma de gracia*: los dones han sido desarrollados y el alma se dirige a casa. Y esta piedra está ahí para reconfortar a los que quedan atrás.

Es ideal para los sanadores, pues impide que la negatividad se quede pegada, y ayuda a localizar el lugar de la alteración*. Este cristal «salta» cuando alcanza el punto de mayor desarmonía. Pon el cuarzo indicolita en cualquier lugar donde haya alteración o congestión. Este cuarzo es beneficioso para el dolor de garganta crónico, la memoria celular*, los sistemas pulmonar e inmunitario, el cerebro, los desequilibrios de los fluidos, los riñones, la vejiga, el timo y la tiroides, la sinusitis, las infecciones bacterianas, la garganta, la laringe, los pulmones, el esófago y los ojos; también alivia las quemaduras, y ayuda a superar el insomnio y los sudores nocturnos.

El **cuarzo azul con lazulita** tiene una energía profunda y pura que produce el alineamiento cósmico y sintoniza con la dicha de la infinitud del ser. Es una piedra útil para la meditación y los dones metafísicos*, pues conecta con lo divino y estimula el reconocimiento de tu propio ser divino. Esta piedra resulta útil si quieres conocer las causas subyacentes de la necesidad de controlar o de la adicción, produciendo una profunda curación de las mismas y creando una confianza inmutable.

(*Véase también* Lazulita, página 173.)

Cuarzo azul con lazulita (en estado natural)

CUARZO: BRANDENBERG

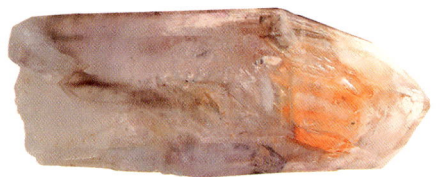

Punta natural

COLOR	Claro, púrpura, marrón ahumado o amarillo
APARIENCIA	Punta clara brillante que incluye fantasmas o burbujas
RAREZA	Fácil de conseguir, pero su precio aumenta
ORIGEN	Namibia

ATRIBUTOS: El Brandenberg tiene una vibración extremadamente elevada*. Es una piedra poderosa para la alquimia espiritual, pues conecta con la inmensidad de tu ser espiritual y con Todo Lo Que Es*. Esta piedra está sintonizada con la llama* blanca de la pura conciencia y emana compasión infinita, siendo perfecta para la profunda curación del alma y el trabajo de perdonar.

A nivel espiritual, es una ayuda eficaz para trabajar a todos los niveles, pues vincula rápidamente con las multidimensiones, ayuda a mirar hacia dentro y a remontarse por la escalera vibratoria hacia otras dimensiones. El Brandenberg sujeta un ancla cósmica* en lo profundo de la Tierra y en el centro de la galaxia, asegurando una solidez energética del núcleo interno, ocurran los cambios que ocurran. Facilita un punto de vista objetivo y resulta útil cuando se viaja a dimensiones en las que de otro modo no podrías mantenerte consciente. Esta piedra instaura combinaciones de ondas cerebrales que potencian la meditación, la regresión y la sanación.

Aunque es un cristal muy versátil, pues cada uno de ellos es portador de la resonancia de las vibraciones del cuarzo claro, el ahumado y la amatista, el Brandenberg, más que ninguna otra piedra, es específico de la persona y está relacionado con una tarea. Cuando encuentras tu piedra particular, lo sabes, pero es posible que necesites varias, pues una podría estar sintonizada con la curación de la Tierra*, otra con la curación del alma o la curación kármica*, y así sucesivamente. Hay Brandenbergs que lo hacen todo, y pueden ser muy pequeños o enormes. El tamaño no es relevante, pues lo que cuenta es la resonancia. Llama tu Brandenberg hacia ti en la dimensión espiritual antes de buscar la piedra física.

Esta piedra es una guardiana que protege contra el ataque psíquico* y la invasión alienígena, y repele la energía negativa, invocando la luz. Mantiene la luz cuando se trabaja en la sombra o en el submundo, especialmente durante los procesos de recuperación* de fragmentos del alma o del niño interno, y facilita la purificación y la integración de dichas partes en tu identidad actual. Puesto sobre los chacras soma, estrella del alma o puerta estelar, el Branderberg sintoniza con tu identidad espiritual esencial, facilitando la verdadera autorreflexión y la activación de la conciencia. Puesto sobre el chacra corazón, ayuda a viajar al estado entre vidas* para evaluar el plan* de tu alma para la actual encarnación, identificando los cruces de caminos donde hay que realizar una elección consciente. Si te has desviado, te enseña a retornar al plan original de tu alma, y también enseña a liberarse de imperativos* del alma superados. Sobre los chacras de vidas pasadas, el Brandenberg cura las improntas y los efectos del trauma en vidas anteriores, independientemente de la dimensión en que se vivieran dichas vidas. Puesta sobre el tercer ojo, esta piedra retira los bloqueos a la vista espiritual o psíquica y da acceso a la guía de la fuente más pura.

El Brandenberg devuelve la impronta etérica*, de la que se formó tu cuerpo físico, a su estado energético más perfecto, devolviéndola a su vibración más elevada y sintonizando con Todo Lo Que Es*. La impronta original antes de que comenzara el tiempo. La curación, que a menudo es instantánea y profunda, se filtra hacia los cuerpos físico, emocional, psicológico y mental, restaurando el equilibrio a todos esos niveles.

El Brandenberg limpia el chacra corazón superior y abre la garganta para poder expresar la verdad espiritual con amor incondicional y compasión. Desconecta rápidamente un matrimonio místico realizado anteriormente o cualquier relación que haya establecido un lazo en los chacras superiores.

A nivel físico, esta piedra acelera la convalecencia y restaura la vitalidad, llevándote al estado energético más perfecto posible.

CURACIÓN: Se trata de un maestro sanador que favorece la recuperación de la enfermedad y el agotamiento, y restaura la vitalidad; ayuda con las deficiencias inmunitarias y los golpes violentos, la fatiga crónica, el funcionamiento del cerebro límbico y la curación de la memoria celular multidimensional*. Mejora el dolor de dientes.

POSICIÓN: Sitúalo o sostenlo, según sea apropiado.

Amatista ahumada (punta natural con cetro invertido)

COLORES ESPECÍFICOS

La **amatista ahumada Brandenberg** combina la amatista y el cuarzo ahumado, bien como fantasmas o como color corporal. Es la mejor herramienta disponible para retirar implantes*, adherencias*, posesiones por espíritus o influencias mentales. Ésta es la mejor piedra para la transformación o la transición consciente, especialmente para la muerte.

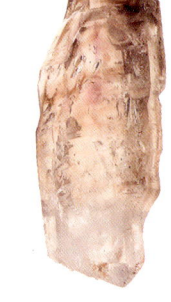

Amatista ahumada

El **Brandenberg ahumado** es la piedra perfecta para la curación de la tierra, pues devuelve el entramado de la Tierra a su impronta perfecta, restaurando el chacra tierra y el sistema de meridianos*, y enviando la sanación a lo profundo del planeta para restaurar la propia Madre Tierra. Esta piedra limpia y reinstaura tu ancla cósmica. Si has tomado sobre ti una alteración*, una enfermedad física o psiquiátrica, te ayuda a entender lo que tratas de conseguir y a afrontar lo que queda de tu vida con ecuanimidad y alegría, sabiendo que tu situación es adecuada para tu evolución espiritual.

La **amatista Brandenberg** es excelente para los asuntos del corazón, pues te lleva a la llama violeta del amor incondicional y a la divinidad del centro del universo. Estar bañado en este amor produce una profunda curación. Esta piedra rompe los desengaños amorosos de vidas pasadas o los imperativos hacia compañeros del alma, liberándote para invocar a tu llama gemela* en la presente encarnación, bien como un matrimonio interno entre tus cualidades masculinas y femeninas, o bien como una alianza del mundo externo que sustenta totalmente quién eres en tu plenitud y en tu ser espiritual.

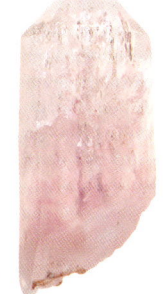

Amatista (punta natural)

El **«citrino» Brandenberg** es un cristal raro y especial, sintonizado con la llama dorada de la mente iluminada. Abre a la abundancia del alma y a la alegría espiritual, enseñándote a apreciar la vida plenamente como un alma iluminada y verdaderamente fortalecida sobre la Tierra.

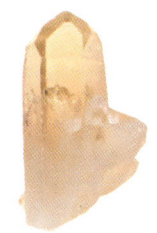

«Citrino» (punta natural)

La **clorita Brandenberg (inclusiones verdes)** está sintonizada con la llama de la purificación del corazón espiritual y es una gran limpiadora del alma y purificadora etérica, que prepara el cuerpo de luz* para la plena encarnación.

CUARZO: CUARZO ROJO BOSQUIMANO EN CASCADA

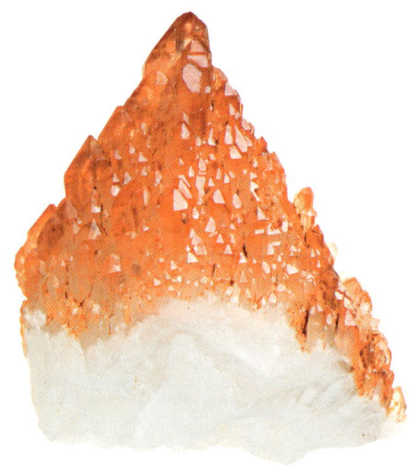

Formación natural

COLOR	Naranja-rojo sobre blanco
APARIENCIA	Cristales rojos en cascada con punta de mayor tamaño
RAREZA	Raro; sólo un yacimiento
ORIGEN	Sudáfrica

ATRIBUTOS: El color del cuarzo rojo bosquimano en cascada viene de la limonita, que crea una poderosa carga energética sintonizada con la llama* bermellón de la voluntad espiritual y extrae energía de profundas reservas físicas y espirituales. Si te sientes agotado física o espiritualmente, esta vigorosa piedra en drusa te refresca rápidamente, llevándote a un elevado estado energético, pero tiene que ser usada con cuidado, pues sus energías pueden ser excesivas, a menos que seas hábil en la asimilación de las energías de los cristales. Para las personas sensibles puede producir un episodio maníaco —o inspirar la creatividad—, de modo que es mejor usarla bajo la guía de un sanador cualificado.

A nivel psicológico, el cuarzo bosquimano mejora la creatividad. A nivel mental, esta piedra potencia la habilidad intelectual y la eficiencia, fomentando la persistencia y animando a la acción positiva; puedes programar el cuarzo bosquimano (véase página 358) para producir un resultado legal favorable.

A nivel emocional, el cuarzo bosquimano combina bien con el cuarzo ahumado para purificar las emociones negativas y liberar los hábitos arraigados de letargo o apatía. Despierta la voluntad personal, la alinea con el Yo Superior* y te muestra el camino hacia delante, actuando como un activador del crecimiento del alma.

A nivel físico, estimula los chacras básico y sacro, estimulando y añadiendo fecundidad y brío a tu vida.

Esta piedra va bien en el sur de la rueda de la medicina cristalina (véanse páginas 368-375) para producir un renacimiento y ayudar al alma a sentirse cómoda en la encarnación, con una voluntad espiritual plenamente funcional y espiritualizada, alineada con el plan* de su alma.

CURACIÓN: Aumenta la vitalidad, el vigor y la circulación sanguínea; fortalece los vasos sanguíneos y los músculos.

POSICIÓN: Sostenlo, crea entramados con él o ponlo donde sea adecuado.

(*Véanse también* Cuarzo en drusa, páginas 250-251, y Cuarzo río naranja, páginas 272-273.)

CUARZO: CUARZO VELA

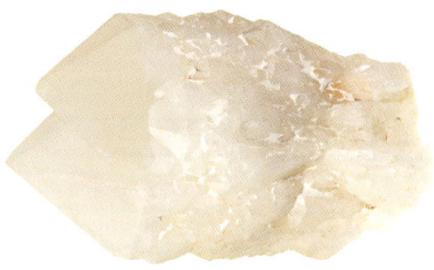

Blanco (punta natural)

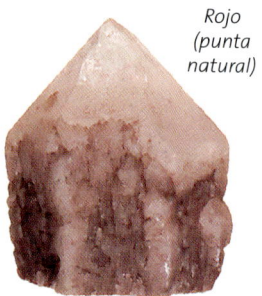

Rojo (punta natural)

COLOR	Blanco, gris, rojizo marrón, amarillo
APARIENCIA	«Cera fundida» sobre un núcleo cristalino
RAREZA	Fácil de conseguir
ORIGEN	Madagascar, Brasil, todo el mundo

ATRIBUTOS: Portador de luz para el planeta y para aquellos que ayudan a cambiar la vibración de la Tierra, el cuarzo vela lleva tu ángel guardián más cerca de ti. Meditar con esta piedra resalta el propósito de tu alma y enfoca tu camino de vida hacia el servicio. Ésta es una piedra que potencia la intuición, y en ella se puede leer el futuro* personal o planetario. El cuarzo vela de gran tamaño es una piedra de alquimia espiritual que atrae abundancia y ayuda a trabajar con un grupo, pues irradia amor hacia el grupo y en su nombre, generando armonía grupal. Ayuda a poner en práctica el antiguo conocimiento y acerca los tótems y los aliados de poder. Pertenece al sur en la rueda de la medicina, el lugar del pasado, de las emociones y del corazón. Restaura la paz y la inocencia, lleva curación al niño interno herido y ayuda a encarnarse dentro de un aura de amor incondicional; cura la línea ancestral* y la herencia kármica*.

A nivel psicológico, el cuarzo vela disipa los sentimientos de opresión y desesperación, generando tranquilidad y confianza en una mente iluminada que ve más allá de los confines de las circunstancias cotidianas. A nivel emocional, te enseña que nunca estás completamente solo, conectándote con el núcleo del amor divino en tu ser interno. Ayuda a desarrollar la independencia emocional y la interdependencia, revelando cuándo es beneficioso compartir con un compañero en una situación de apoyo mutuo. Ayuda a tu pareja a no sentirse sola cuando practicas la autonomía emocional y a dejar grácilmente, y de manera amorosa, una relación superada.

A nivel físico, esta piedra ayuda a sentirse bien con el propio cuerpo, y resulta útil cuando la encarnación física es difícil. Muestra que las alteraciones emocionales o mentales alteran el cuerpo físico, y sana el corazón.

CURACIÓN: Sustenta la digestión de los hidratos de carbono, los nutrientes y la regulación de la insulina. Deshace los dolores de cabeza causados por el bloqueo del tercer ojo.

POSICIÓN: Crea entramados con él, llévalo o ponlo donde sea adecuado.

COLORES ESPECÍFICOS

El **cuarzo vela «ahumado»** instaura claridad y te ayuda a mirar dentro para encontrar tu verdad. Es perfecto para hacer el viaje* de la muerte y el renacimiento, y para limpiar la energía.

El **cuarzo vela rosa** abre eficazmente el corazón, activa el chacra corazón superior y la compasión.

El **cuarzo vela rojo** a veces recibe el nombre de «cuarzo celestial».

CUARZO: CUARZO CATEDRAL

TAMBIÉN CONOCIDO COMO BIBLIOTECA DE LUZ, LA PIEDRA DE LA ATLÁNTIDA

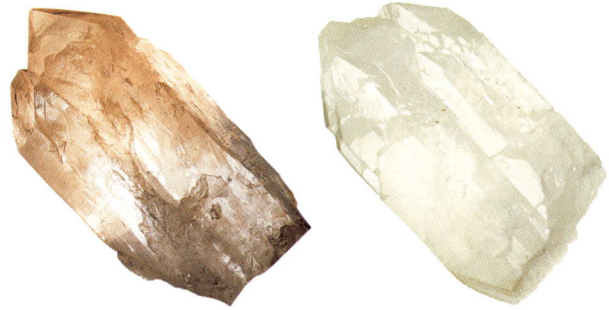

Ahumado (formación natural)   *Blanco (formación natural)*

COLOR	Claro, blanco, amarillo, ahumado-gris
APARIENCIA	Cuarzo multiterminado
RAREZA	Fácil de conseguir
ORIGEN	Brasil

ATRIBUTOS: El cuarzo catedral contiene los Registros Akáshicos* y la sabiduría de las edades, siendo una «biblioteca de luz» que da acceso a todo lo que ha ocurrido en la Tierra y en los reinos celestiales, y contiene la historia del sendero de tu alma a través del tiempo y más allá. Es perfecto para vincularte con tu Yo Superior* y para facilitar la evolución espiritual; puede ser «leído» para descubrir tu plan para la actual encarnación, el propósito del alma y los imperativos*.

Espiritualmente aporta una visión objetiva de los ciclos de vida en todas las dimensiones, mostrándote por qué has elegido las lecciones y has cocreado la realidad que experimentas. Facilita la comunicación con los guías, clarificando el karma* y el dharma. Cuando se sintoniza con esta piedra se puede ver el don contenido en las experiencias traumáticas, y provee apoyo en momentos de crisis, retos y evolución espiritual.

A nivel mental, te ayuda a sintonizarte con la mente universal y facilita la evolución de la conciencia, elevando el pensamiento a una vibración superior* y abriendo la mente iluminada. Amplifica los efectos de otros cristales y actúa como receptor y transmisor del pensamiento grupal. A nivel físico, es excelente para el dolor. Es un «preventivo» útil ante las primeras señales de que un virus o bacteria ha invadido el cuerpo; también puede ponerse sobre lugares donde hay alteraciones, tanto físicas como emocionales, para proveer alivio.

CURACIÓN: Ofrece una curación rápida de las dolencias menores y actúa como antiviral. Es excelente para el alivio del dolor.

POSICIÓN: Ponlo sobre el lugar del dolor, crea un entramado alrededor de la cama (véanse páginas 28-31) o sostenlo.

COLORES ESPECÍFICOS

El **cuarzo catedral ahumado** proporciona limpieza y purificación del alma. Expulsa las energías negativas y las pautas arraigadas, reemplazándolas por luz e iluminando el hecho de que una experiencia negativa puede ayudar a desarrollar rasgos positivos como la compasión, la empatía o el amor por uno mismo.

El **cuarzo catedral citrino** resulta útil cuando has experimentado carencia emocional o física, especialmente una conciencia de pobreza* arraigada durante varias vidas. Va al núcleo del problema, disuelve la creencia subyacente y la reemplaza por una perspectiva positiva, llenándote de luz y amor y enseñándote a expresar abundancia física y espiritual, y alegría a lo largo de tu vida y de tus vidas.

Citrino (formación natural)

CUARZO: **CUARZO CELESTIAL**

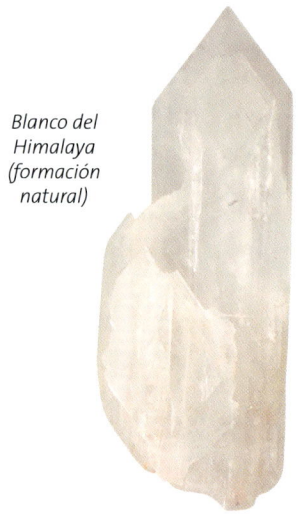

Blanco del Himalaya (formación natural)

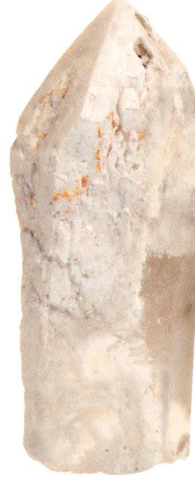

Cuarzo vela blanco de Madagascar, también conocido como cuarzo celestial (punta natural)

COLOR	Blanco, gris o rojo
APARIENCIA	Cristal claro con fisuras o grabado, o bien pequeños cristales o capa como de cera sobre una punta
RAREZA	Raro
ORIGEN	Madagascar, los Himalayas

ATRIBUTOS: El cuarzo celestial es otra piedra sobre la que reina la confusión. Algunos «cuarzos celestiales», que pueden ser blancos, grises o rojos, proceden de Madagascar, y también se les conoce como cuarzo vela. Por otra parte, el «cuarzo celestial» procedente de los Himalayas se parece al cuarzo nirvana, pero no alcanza la misma vibración energética*. Cada tipo contiene una energía diferente, y tiene diversas maneras de facilitar los cambios energéticos, pero todos liberan adherencias kármicas*, haciéndote consciente de la gracia que —en último término, cuando se ha hecho suficiente trabajo— libera el alma y le lleva a experimentar Todo Lo Que Es*. Ambos cuarzos actúan como lectores de los Registros Akáshicos*, indicando el propósito del alma al encarnar. En ese punto, las energías celestiales son atraídas, experimentadas y expresadas en el mundo físico, produciendo una profunda curación de la Tierra*.

El rojo de Madagascar o «cuarzo celestial» ahumado tiene una energía más aterrizada que el blanco y ayuda a las personas que apenas están encarnadas a asentarse más plenamente en su cuerpo físico, integrándolo más firmemente con el cuerpo de luz* y haciendo de la Tierra un lugar cómodo. Contiene información sobre cómo podrían manifestarse los cambios que se avecinan en la Tierra. Es una piedra útil para la curación del medio ambiente y de la Tierra, pues realinea, repara y reenergiza los meridianos* terrestres y la fuerza kundalini*. Esta piedra funciona bien en el sur de la rueda de la medicina cristalina, ayudando al alma a venir a la encarnación física, al tiempo que mantiene la plena conciencia espiritual. También es extremadamente eficaz en entramados* para sanar la Tierra o reparar el sistema de meridianos terrestres.

CURACIÓN: Ambos tipos de cuarzo celestial operan más allá del nivel físico para sanar el alma. El «cuarzo celestial» rojo aporta vitalidad al cuerpo, reestructurando las células, y el cuarzo ahumado desintoxica.

POSICIÓN: Sostenlo o posiciónalo donde sea adecuado. El cuarzo celestial de Madagascar es eficaz en entramados (véanse páginas 28-31), en torno a una camilla o para crear un espacio sagrado.

(*Véase también* Cuarzo vela, páginas 238-239.)

CUARZO: CUARZO CROMO CHINO

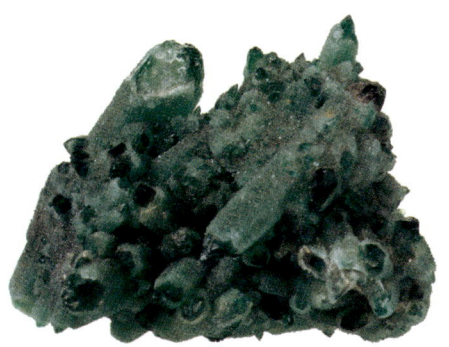

Formación modificada con calor

COLOR	Verde
APARIENCIA	Capa de burbujas sobre las puntas y «tubos»
RAREZA	Bastante fácil de conseguir
ORIGEN	Manufacturado

ATRIBUTOS: El cuarzo cromo chino se crea calentando a altas temperaturas cuarzo con cromo, de modo que éste se funde sobre la superficie del primero. Es una piedra intuitiva con la que meditar para averiguar exactamente qué es lo que subyace a un fallo del páncreas y revelar la causa psicosomática de la diabetes, indicando frecuentemente que el alma encarnada siente que la dulzura se ha ido de su vida. Indica los mecanismos de control en los que te has quedado atascado, y te da claridad con respecto a qué se necesita para devolver el equilibrio a la vida

DIRECTORIO DE CRISTALES

y reconectar con la alegría; este cristal sugiere lo que devolverá esa dulzura y cómo ocurrirá esto exactamente. Mientras tanto, el cuarzo cromo chino ofrece entendimiento y compañía, enseñándote que todo lo que necesitas está dentro de ti.

A nivel emocional, este cuarzo facilita la independencia y centra tu corazón, ayudándote a darte cuenta de que para ser feliz no necesitas a nadie más; que nadie puede darte la felicidad. Tu felicidad depende de ti.

A nivel físico, el cromo ha sido usado tradicionalmente para curar el páncreas y las dolencias y desequilibrios asociados. En quienes se sienten atraídos hacia esta piedra, regula el metabolismo y estimula el sistema inmunitario. Si sufres intoxicación por mercurio o sobrecarga de otro metal pesado, el cuarzo cromo chino funciona homeopáticamente para movilizar los metales y sacarlos de tu cuerpo.

CURACIÓN: Ayuda a eliminar la toxicidad causada por metales pesados; también es de ayuda en los desequilibrios del azúcar, la diabetes, la fatiga crónica, la regulación del peso y las deficiencias hormonales.

POSICIÓN: Sostenlo, crea entramados con él (véanse páginas 28-31) o ponlo donde sea apropiado. Pégalo con cinta adhesiva sobre el páncreas.

CUARZO: **CUARZO ROJO CHINO**

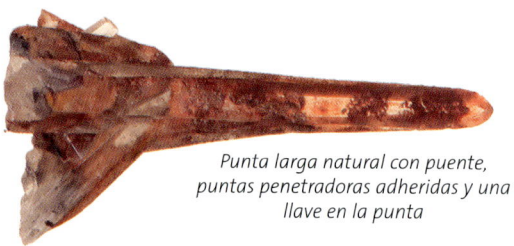

Punta larga natural con puente, puntas penetradoras adheridas y una llave en la punta

COLOR	Rojo
APARIENCIA	Punta de cuarzo recubierta o con inclusiones
RAREZA	Fácil de conseguir
ORIGEN	China

ATRIBUTOS: El cuarzo rojo chino con capa o con inclusiones* naturales fomenta la curación y la reconciliación a nivel personal, familiar o colectivo. A nivel espiritual, esta piedra induce el sentimiento de tener que atravesar las llamas purificadoras para quemar el karma*, dejando el alma lista para empezar de nuevo. Fomenta el perdón y enseña que los aparentes errores del pasado eran situaciones de aprendizaje que ayudaron a la humanidad a crecer en comprensión y a avanzar en su evolución. Alivia el dolor de los conflictos raciales y anima a perdonar a los agresores. El cuarzo rojo chino también apunta al hecho de que, a un nivel superior, la raza y la religión son una ilusión que se trasciende en la unicidad y en la unidad del espíritu.

DIRECTORIO DE CRISTALES

Psicológicamente, esta piedra ayuda a encontrar el don en cada situación, aportando claridad a las lecciones positivas que extraemos de los retos que afrontamos en la vida, e ilumina el plan* del alma para la vida actual.

Enseña cómo, al experimentar una falta de una cualidad dada en el entorno externo, el alma crea esa cualidad en el entorno interno. Combina el cuarzo rojo chino con cuarzo con puntos negros tibetano para reconciliar diferencias y producir una profunda paz interna.

A nivel emocional, el cuarzo rojo chino resulta útil para superar la desesperación profunda y restaurar al cuerpo la fuerza de vida y la vitalidad. Esta piedra induce perseverancia y supera la frustración, aportando alegría. El cuarzo rojo chino fomenta el perdón de uno mismo y mejora la manifestación física de los estados emocionales de furia interna, ira y resentimiento que están detrás de la artritis y de las enfermedades del sistema inmunitario, como el lupus, y proporciona motivación para recuperarse de las enfermedades.

A nivel medioambiental, los sanadores de la Tierra usan el cuarzo rojo chino para estabilizar el planeta, incluyendo los océanos y las montañas. La piedra también ayuda en los negocios y potencia la seguridad económica.

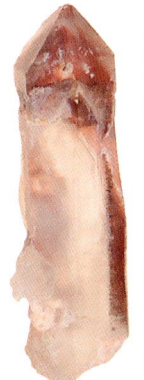

Punta natural

CURACIÓN: Favorece la oxigenación de la sangre y de los órganos corporales, potencia la energía, alivia la hinchazón y la inflamación en casos de artritis y enfermedades del sistema inmunitario. Recarga los chacras básico y sacro.

POSICIÓN: Ponlo donde te parezca apropiado.

NOTA: También puede adquirirse un cuarzo rojo chino artificial creado a partir del hematite, pero sus propiedades son más débiles.

CUARZO: **CUARZO SUEÑO**
También conocido como epidoto en cuarzo

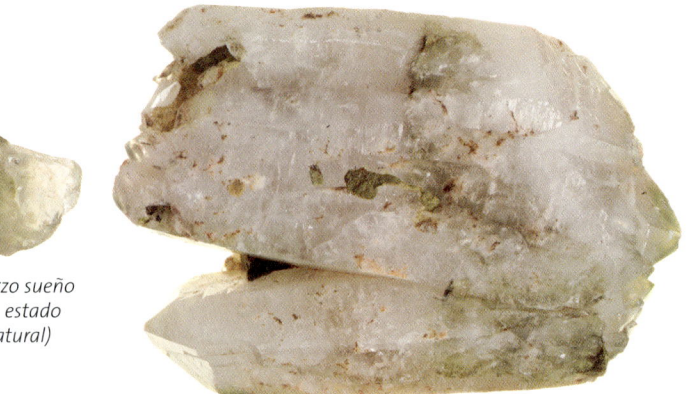

Cuarzo sueño (en estado natural)

Inclusiones de epidoto en cuarzo (en estado natural)

COLOR	Verde
APARIENCIA	Vetas oscuras o piedra translúcida
RAREZA	Razonablemente fácil de conseguir
ORIGEN	Colombia (cuarzo sueño), Bulgaria, Austria, Francia, Rusia, Noruega, Estados Unidos, Sudáfrica (epidoto en cuarzo)

ATRIBUTOS: El epidoto en cuarzo aparece en dos formas distintas: vetas oscuras sobre matriz* o como cuarzo sueño verde claro, que tiene una vibración más refinada. La gente suele tener una fuerte reacción a esta piedra, amándola o detestándola intensamente.

A nivel espiritual, aquellos que resuenan con esta piedra la hallan extremadamente pacífica: una puerta hacia los estados meditativos profundos y el viaje interdimensional, que produce sueños lúcidos intuitivos y fomenta su recuerdo, siendo una herramienta útil para soñar un nuevo futuro.

Puesto sobre los chacras soma y vidas pasadas para activar recuerdos, el cuarzo sueño da protección mientras se viaja*, y limpia y reencuadra las experiencias traumáticas. El componente de epidoto es intensamente protector.

Aquellos que no resuenan con esta piedra podrían tener que cuestionarse por qué tienen aversión a ella y qué es exactamente lo que les mueve: tal vez les está indicando una actitud profundamente arraigada o pautas de conducta limitantes que deben trascenderse. También puede indicar que, de momento, son incapaces de vivir su sueño, e indica los cambios que son necesarios antes de permitirse soñar una vez más.

A nivel psicológico, abre el corazón superior y la mente, rejuvenece y te da coraje para liberarte de pautas limitantes y recuperarte después de grandes reveses, añadiendo un nuevo ímpetu al crecimiento del alma.

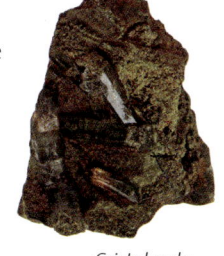

Cristales de epidoto en cuarzo (en estado natural)

CURACIÓN: Es de ayuda para los moratones, las luxaciones, el dolor y para disolver piedras y cristalizaciones de articulaciones o formación de gránulos en los órganos.

POSICIÓN: Sostenlo, crea entramados con él (véanse páginas 28-31) o ponlo donde sea apropiado. Colócalo debajo de la almohada para inducir sueños lúcidos.

(*Véase también* Epidoto, páginas 125-126.)

CUARZO: **EN DRUSA**

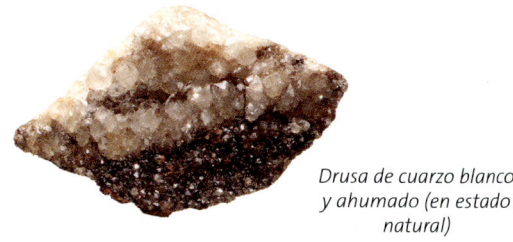

Drusa de cuarzo blanco y ahumado (en estado natural)

COLOR	Blanco, naranja, azul, marrón, gris
APARIENCIA	Pequeños cristales sobre matriz
RAREZA	Fácil de conseguir
ORIGEN	Todo el mundo

ATRIBUTOS: Es portador de las cualidades vivificantes del cuarzo, pero éstas están rebajadas a una vibración más delicada para que su energía esencial pueda asimilarse con facilidad, especialmente si la drusa está recubriendo otro cristal, como la danburita o el cuarzo elestial. El cuarzo drusa rojo, como el bosquimano en cascada, tiene una elevada carga energética, mientras que el ahumado desintoxica delicadamente.

A nivel espiritual, enseña a saborear todas las experiencias de la vida, revitaliza y remotiva a nivel espiritual, y ayuda a liberar las limitaciones autoimpuestas. Es perfecta para generar armonía y restaurar el equilibrio.

CURACIÓN: Se dice que la drusa en cuarzo blanco funciona bien para la enfermedad periodontal; la drusa en cuarzo naranja revitaliza y permite superar el letargo.

POSICIÓN: Sostenlo, crea entramados con él o ponlo donde sea apropiado.

(Véanse también Drusa de danburita, página 115; Cuarzo rojo bosquimano en cascada, páginas 236-237, y Youngita, páginas 351-352.)

FORMAS Y COLORES ESPECÍFICOS

El **cuarzo drusa naranja** es ideal para las personas que están en cama y los que sufren enfermedades crónicas, y también para sus cuidadores. Facilita ofrecer y recibir ayuda, fomenta la armonía y anima a mostrar agradecimiento y aprecio por ambas partes. Esta forma incrementa la compasión y suscita la capacidad de reírse de la vida en las circunstancias difíciles. Cuando se guarda en el bolsillo, el cuarzo drusa naranja energiza todo el cuerpo. Limpia, realinea y fortalece los chacras básico y sacro, y activa del flujo de la kundalini*.

El **cuarzo drusa azul** invoca la protección espiritual y te alivia durante el duelo, abriendo la conciencia a la compañía espiritual que está disponible cuando la solicitas. Es la piedra perfecta para la inmersión total en la alegría de ser.

El **cuarzo en drusa sobre esfalerita** es un poderoso limpiador de la energía mental, que limpia los sentimientos de aislamiento o alienación, fortalece el sistema nervioso y reduce las alteraciones medioambientales. La esfalerita discierne la verdad del engaño, particularmente en la información canalizada*, y protege a quienes están bajo el escrutinio público. Alivia la nostalgia del hogar, siendo el ancla perfecta para aquellas personas para las que la Tierra no es su hogar natural, y ayuda a realinearse con un cuerpo físico de otro género que el que se ha tenido en otras vidas, reequilibrando las energías masculina y femenina.

Cuarzo en drusa sobre esfalerita (formación natural)

CUARZO: **CUARZO ELESTIAL**

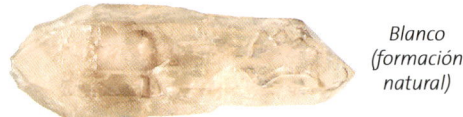

Blanco (formación natural)

COLOR	Claro, ahumado, amatista, rosa, amarillo
APARIENCIA	Cristal con múltiples terminaciones, doblado y por capas, a menudo con ventanas y fantasmas internos
RAREZA	Fácil de conseguir
ORIGEN	Brasil, todo el mundo

ATRIBUTOS: El cuarzo elestial te estabiliza en el sendero de tu alma. A nivel espiritual, vincula con lo divino y con los planos superiores, y abre a los dones* metafísicos. Ésta es una piedra de una vibración extremadamente alta* que favorece la evolución espiritual; abre los chacras estrella del alma y coronario superior, atrayendo un flujo de energía divina descendente que atraviesa los chacras. Es perfecto para crear y mantener un espacio sagrado en el que vivir, trabajar y amar; cada color tiene propiedades específicas. Te lleva a otras vidas para entender tu karma*, o a lo profundo de ti mismo para entender los procesos evolutivos. Suscita confianza en el universo, facilita una intensa liberación kármica y produce una profunda curación del alma.

A nivel psicológico, es una piedra de cambio y transformación que opera como catalizador emocional. Disuelve la confusión, los bloqueos y el miedo, y abre el camino al cambio necesario, que puede ocurrir abrupta e inesperadamente. A nivel físico, resulta útil para equilibrar las polaridades y reequilibrar.

CURACIÓN: Favorece la curación celular multidimensional y la regeneración; reconstruye la impronta etérica*, y restaura las células cerebrales cuando se ha abusado de las drogas o el alcohol.

POSICIÓN: Sostenlo o crea entramados con él según te parezca apropiado.

FORMAS Y COLORES ADICIONALES

El **cuarzo elestial ahumado** es purificador y desintoxicante, que extrae la energía negativa del entorno y la reemplaza con luz vibrante y protectora. Sanador de la Tierra*, transmite energías a los meridianos terrestres* para limpiar y revitalizar los puntos de poder del planeta. Protege contra la tensión* geopática o la invasión psíquica, y es eficaz para crear entramados* que proporcionen espacios seguros. Alternativamente, sostén el elestial ahumado sobre tu dantien* e imagina que la energía se despliega por el espacio y el individuo o el grupo que está dentro de él.

A nivel kármico, el elestial ahumado expulsa del cuerpo físico los traumas o alteraciones* procedentes de vidas pasadas, los reencuadra* y sana la impronta etérica y los cuerpos sutiles*, ayudando al alma a entender el don de la experiencia. Limpia y sana la línea ancestral* de traumas y dolores emocionales, proporcionando la curación de la memoria celular* multidimensional. Esta piedra te devuelve a vidas pasadas para poder recuperar tu poder, purificar el karma negativo y liberarte de cualquiera que te haya esclavizado. A nivel emocional, libera los embrollos* kármicos y disuelve los rituales mágicos inservibles.

A nivel físico, esta piedra fortalece el cuerpo después del dolor severo y facilita la sanación celular multidimensional. El elestial ahumado resuena con la Tierra y con los chacras tierra y básico, tendiendo un puente entre todos los chacras y el estrella del alma, y potencia el flujo de energía a lo largo de toda la línea de chacras. Crea entramados con el cuarzo elestial o sostenlo para sanar la Tierra, prevenir pesadillas, aliviar la depresión,

Ahumado (formación natural)

mejorar la concentración y proteger contra los efectos de los rayos X o la radioterapia. Sostenlo sobre el lugar del dolor.

El **cuarzo blanco elestial** abre el chacra puerta estelar y está sintonizado con la llama* blanca de la conciencia pura. Es un elevador e integrador de las energías vibratorias que lleva lo espiritual hacia la dimensión física. Purifica las energías de la Tierra, equilibra las líneas telúricas y es excelente con la que formar entramados para crear espacios sagrados.

Amatista (formación natural)

El **cuarzo amatista elestial** abre los chacras coronarios superiores. Está sintonizado con la llama violeta de la transmutación; esta piedra estimula la glándula pineal y abre una conexión con los guías espirituales, ayudantes y seres estelares. Dispersa la energía negativa y proporciona calma y seguridad. Ayuda a la curación celular multidimensional y a la integración cerebral, mejora los efectos de las drogas y el alcohol, y libera las pautas de adicción y los imperativos* del alma. La amatista elestial ahumada es poderosa en el trabajo de liberación de espíritus o para hacer de comadrona de la muerte. Es eficaz cuando se establece un entramado alrededor de la habitación en la que se realiza el trabajo.

Amatista ahumada (formación natural)

El **cuarzo rosa elestial** es un sanador excepcional del corazón, sintonizado con la llama rosa del amor incondicional y compasivo. Disipa los efectos del dolor kármico, retira las cargas emocionales y te libera para volver a amar. Llevándote al corazón universal, te ayuda a recordar que todo es amor. En ese lugar no hay karma, ni deudas kármicas, ni imperativos del alma, ni culpabilidad ni desequilibrios. Combinado con el elestial ahumado, asienta el amor universal y eleva la conciencia. Sana el abandono y el rechazo, y te enseña que siempre estás en relación con lo divino interno.

Rosa (formación natural)

CUARZO: **CUARZO FADEN**

Formación natural

COLOR	Blanco
APARIENCIA	Cristal plano, claro, con líneas claras parecidas a hilos
RAREZA	Fácil de conseguir
ORIGEN	Todo el mundo

ATRIBUTOS: El cuarzo Faden se fracturó durante su crecimiento y se ha vuelto a curar, formando una línea visible; este cristal también unifica la identidad, animando a que se reintegren las partes fragmentadas* del alma. Simboliza el cordón de plata* que une el cuerpo etérico* con el físico durante las experiencias de salida del cuerpo, y proporciona protección cuando se viaja*. Puesto sobre el chacra soma, hace retornar el alma al cuerpo y puede activar la porción superior de un ancla cósmica*.

Espiritualmente, este cuarzo proporciona un vínculo con el Yo Superior*. Es de ayuda durante las regresiones a vidas pasadas y para volver a entrar al estado entre vidas*, que proporciona una visión general de las lecciones del alma y de las causas raíces de las enfermedades (alteraciones) *.

Psicológicamente, si estás sufriendo un trauma emocional intenso, te da fuerza para seguir adelante.

A nivel emocional, el cuarzo Faden ayuda a recuperar la confianza en las relaciones y te enseña a tener autonomía emocional y a mantener una relación íntima con otra persona. Une el amor personal con el divino y te anima a amarte a ti mismo desde el interior de tu propio corazón. Induce estabilidad emocional y armoniza los extremos; cuando se sitúa sobre el plexo solar, calma el cuerpo emocional.

Al tender puentes sobre las brechas, este cristal armoniza las energías de un grupo o familia, particularmente si la intención es superar el conflicto o sanar un trauma. Promueve la comunicación durante el proceso de sanación cuando se trabaja a distancia, conectando al terapeuta con el paciente. Potencia la autocuración y el crecimiento personal, purifica la envoltura* biomagnética y armoniza el flujo energético de los chacras, abriéndolos todos, pero especialmente el coronario y el de vidas pasadas.

A nivel medioambiental, el cuarzo Faden establece entramados* eficaces para recuperar el equilibrio en áreas donde la energía física o de la Tierra es inestable.

CURACIÓN: Favorece la curación de roturas y fracturas, de quistes e incrustaciones y del dolor de espalda. Aporta estabilidad a todos los niveles, asiste a la memoria celular* y al alineamiento interno.

POSICIÓN: Establece entramados con él (véanse páginas 28-31) o ponlo donde sea adecuado.

CUARZO: **CUARZO DE LAS HADAS**

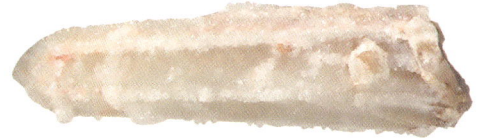

Blanco (formación natural)

COLOR	Blanco o grisáceo
APARIENCIA	Punta larga opaca o pequeños cristales que forman líneas elevadas
RAREZA	Bastante fácil de conseguir
ORIGEN	Sudáfrica, México

ATRIBUTOS: El cuarzo de las hadas vincula con el reino de las hadas y con los devas* planetarios y de la Tierra. A nivel espiritual, ayuda a desentrañar los mitos familiares y ancestrales, y las historias culturales en las que te sientes atrapado, reencuadrándolas* cuando es apropiado. Este cuarzo expulsa la enfermedad* (alteración) física o emocional, retirando el dolor emocional e introduciendo energía curativa en el cuerpo. Armoniza el hogar y calma a los niños después de las pesadillas. Es la piedra perfecta para programarla a fin de dar apoyo al niño interior creativo*.

CURACIÓN: Desintoxica los tejidos, expulsa el dolor y estabiliza el vértigo.

POSICIÓN: Ponlo, sostenlo, crea entramados con él o úsalo como vara.

(*Véase también* Cuarzo Espíritu, páginas 300-303, y Cuarzo vara de hada, página 311.)

CUARZO FENSTER

TAMBIÉN CONOCIDO COMO CUARZO VENTANA

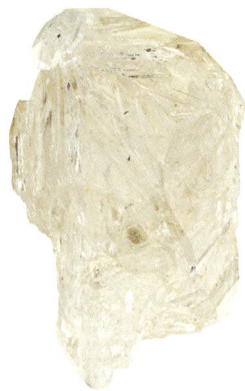

Formación natural

COLOR	Blanco claro
APARIENCIA	Ventanas dentro de un cristal de cuarzo
RAREZA	Fácil de conseguir
ORIGEN	Todo el mundo

ATRIBUTOS: El cuarzo Fenster es una herramienta eficaz para transmitir luz curativa y para trabajar con altas vibraciones* y energías multidimensionales. Las ventanas internas de esta piedra abren a otro mundo, estimulando la clarividencia* y la visión interna.

Espiritualmente , el cuarzo Fenster arroja luz sobre el funcionamiento del alma y sobre su historia. Pide que se te lleve a la dimensión donde está almacenado el conocimiento de tu alma, a fin de que se te revele el propósito que tenías cuando te encarnaste por primera vez. Espera calladamente a que el conocimiento se dé a conocer y pregunta cómo ha de ser usado en tu actual encarnación. Comprueba si tienes algún imperativo* del alma superpuesto sobre tu propósito original; si es así, permite que se disuelvan.

A nivel psicológico, el cuarzo Fenster ayuda a sanar pautas disfuncionales y a soltar emociones que deben quedar atrás. A nivel kármico*, arroja luz sobre las causas de la adicción situadas en la infancia o en vidas pasadas y ayuda a eliminarlas, abandonando el deseo desesperado de «conseguir más» que está detrás de las obsesiones y de las compulsiones de todo tipo. Es particularmente útil para examinar los constructos mentales y emocionales que subyacen en los desórdenes obsesivo-compulsivos, y rompe el ciclo de codependencia que se produce en las adicciones. Ayuda a los cuidadores a darse cuenta que no pueden «hacerlo por el adicto, ni controlar su conducta».

A nivel físico, el cuarzo Fenster reprograma la memoria celular* y ayuda al cuerpo a encontrar su funcionamiento óptimo. Es de ayuda en todo tipo de tirones musculares.

CURACIÓN: Es beneficioso para los ojos y para superar las adicciones, los desórdenes alimenticios, los desórdenes obsesivo-compulsivos, los tics y el síndrome de Tourette.

POSICIÓN: Ponlo o crea entramados con él (véanse páginas 28-31) tal como sea apropiado.

CUARZO: **CUARZO HIELO**

También conocido como cuarzo glacial grabado

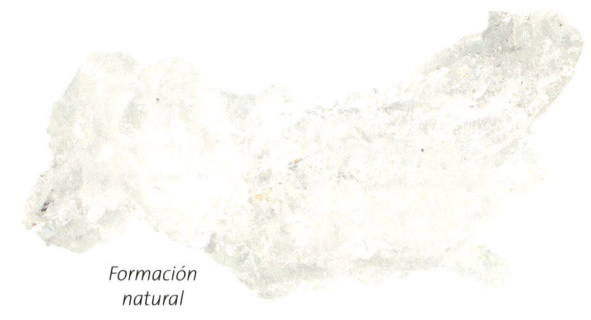

Formación natural

COLOR	Blanco
APARIENCIA	Cristal puramente blanco, con grabaciones y fisuras
RAREZA	Raro
ORIGEN	Pakistán

ATRIBUTOS: El cuarzo hielo, o cuarzo glacial grabado, tiene un aspecto y produce una sensación similar al cuarzo nirvana. Resuena con la energía de un cuerpo celeste recientemente descubierto, Sedna, y con el mito inuit de la diosa que, después de haber sido arrojada fuera del kayak por su dios-padre-creador, tenía que encargarse de las criaturas del mar.

A nivel espiritual, es un intermediario útil cuando la energía del cuarzo nirvana es abrumadora para el nivel de conciencia conseguido hasta ese momento. Sintonizarse con el cuarzo hielo abre barreras, expande la conciencia y ofrece posibilidades excitantes, pero no agobia, y da tiempo para ajustarse y desarrollarse al propio ritmo de uno. Es un experto en detectar el momento adecuado, siendo útil sostenerlo si deseas saber por qué algo no ha dado su fruto. Enseña el don de esperar con paciencia. Sostener un cuarzo hielo te lleva a una profunda quietud, alineándote con la divinidad interna y con la inmensidad del ser. Cuando llega el momento oportuno, tomas conciencia de una llamada a ser todo lo que eres y de los medios para realizar ese viaje.

Es un sanador emocional kármico* que te ayuda a abandonar la mentalidad de víctima y cualquier cosa de las vidas pasadas que te tenga enmarañado, ayudándote a salir del laberinto kármico de las relaciones. A nivel emocional, desbloquea los sentimientos congelados y te enseña a soltar. Esta piedra enseña independencia y autonomía emocional, haciéndote tomar conciencia de que sólo tú eres responsable de crear y mantener tu sensación de bienestar y felicidad, y de liberar la dependencia de cualquier fuente externa, incluyendo una pareja o un ser querido. El cuarzo hielo también te muestra que estar solo no equivale a sentirse solitario, y que la soledad y el aislamiento son valiosos, pues abren el camino a encontrar solaz en el propio Ser.

A nivel psicológico, el cuarzo hielo ayuda a soltar los mecanismos de control que históricamente te han defendido del dolor. Te anima a dejar atrás la necesidad de hacer las cosas a tu manera, y te abre a una nueva relación contigo mismo, con los demás y con el mundo que te rodea, introduciéndote a las elecciones conscientes.

CURACIÓN: Opera más allá del nivel físico del ser y sana el alma, pero también resulta útil para el hombro congelado y la artritis.

POSICIÓN: Sostenlo o establece entramados para crear un espacio sagrado.

NOTA: Combina esta piedra con el cuarzo nirvana (véanse páginas 270-271) en los chacras estrella del alma y coronario superior para reducir la intensidad de la energía de alta vibración y poder asimilarla mejor.

CUARZO: **CUARZO KUNDALINI**

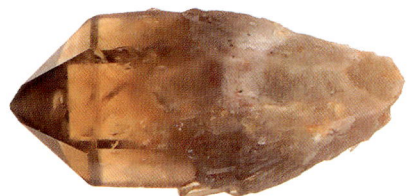

Punta natural

COLOR	Verdoso o marrón amarillento
APARIENCIA	Puntas claras alrededor de una punta mayor
RAREZA	Se está haciendo más fácil de conseguir
ORIGEN	Congo

ATRIBUTOS: Es un citrino natural que hace ascender la energía kundalini* por la columna, desde el chacra básico hasta la coronilla, limpiando todos los chacras a medida que pasa por ellos y abriendo los chacras superiores, hasta el estrella del alma y más allá. Cuando se sostiene sobre la cabeza, crea un orgasmo cósmico que te lleva al corazón de la creación para convertirte en un cocreador, una experiencia que asienta en la realidad funcional. Es el cristal perfecto para el sexo tántrico, pues atrae abundancia y genera pasión a todos los niveles.

CURACIÓN: Desbloquea el sistema reproductor e incrementa la libido.

POSICIÓN: Establece entramados con él, ponlo sobre los chacras tierra, básico o estrella del alma, o sostenlo sobre la cabeza.

CUARZO: **CUARZO SEMILLA LEMURIANO**

*Claro (punta larga natural,
autosanado en el centro)*

COLOR	Claro, ahumado, rosa, naranja, amarillo, azul
APARIENCIA	Punta larga, con estrías horizontales profundamente grabadas sobre facetas alternas, a menudo escarchado
RAREZA	Raro
ORIGEN	Brasil, Rusia, Tíbet, Arkansas (Estados Unidos), Zambia

ATRIBUTOS: Los lemurianos son perfectos para los trabajadores de la luz*, pues contienen una bendición de amor para la Tierra. Recuerdan a los trabajadores de la luz que atienden a su propia evolución y facilitan la de los demás. Los lemurianos llevan a ascender como en una escalera, dando acceso a estados internos, y enseñan que somos seres multidimensionales. Atraviesan las ilusiones de separación de la encarnación física y nos recuerdan que sanar es recordar nuestro ser espiritual, y que el tiempo es una ilusión de la encarnación física, mostrándonos cómo ir más allá de sus limitaciones y entrar en Todo Lo Que Es*.

 Los lemurianos son ideales para establecer contacto con los ángeles, pues abren una puerta estelar y anclan la antigua sabiduría en el presente. Nos vuelven a despertar a las experiencias espirituales y a nuestros dones de sanación, reconectando con el conocimiento del pasado. En la terapia de

DIRECTORIO DE CRISTALES

vidas pasadas dan acceso al momento anterior al establecimiento de enfermedades o emociones destructivas, facilitando la recuperación de la perfección interna. Son excelentes para limpiar y equilibrar los chacras; las varas lemurianas retiran los residuos* kármicos y los imperativos* del alma. Activando las resonancias superiores* de cada chacra e integrándolos en el cuerpo de luz*, los lemurianos facilitan la comunicación entre los niveles físico y sutil del ser, asentando los cambios vibratorios en el mundo físico.

A nivel mental, los lemurianos enseñan que los pensamientos son creadores y toman forma, y permiten manifestar nuestro pleno potencial. Duerme con uno debajo de la almohada para volver a entrar en un sueño significativo, para conseguir claridad e intuición, y para soñar conscientemente o soñar una nueva realidad.

«Ahumado» (punta atigrada)

En la rueda de la medicina, o cuando se distribuyen en entramados o cuando se activan con cuarzo elestial, los lemurianos abren un espacio de sanación y un poderoso portal de energía, que incluye el pasado, el presente y el futuro, a través del cual es posible acceder a cualquier parte de la evolución del alma y transformarla. Usa lemurianos con elestiales ahumados para anclar vibraciones elevadas* y activar un ancla cósmica* para el cuerpo de luz. Combina bien con la hanksita para limpiar y purificar las energías lemurianas negativas (puede ser catártico), transformándolas en memorias positivas.

CURACIÓN: Como un láser, los lemurianos cortan lo enfermo o inservible, abriendo nuevos canales de energía en los cuerpos físico y sutil.

POSICIÓN: Sostenlo o sitúalo donde sea apropiado.

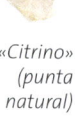

«Citrino» (punta natural)

«Rosa» (punta natural)

COLORES ESPECÍFICOS

El **lemuriano «ahumado»** es un limpiador kármico que libera del pasado

DIRECTORIO DE CRISTALES

y ayuda a entender cómo el mal uso del poder en vidas anteriores creó una red kármica que te mantuvo en una vibración densa. Esta piedra te enseña el uso del poder, fortalece el alma para que pueda operar con plena conciencia y te muestra que abrazando valientemente la oscuridad y afrontando la sombra*, apreciamos la luz.

El **lemuriano «citrino»** aporta espiritualidad, dando acceso a los dones y habilidades del pasado para trabajar en tu entorno presente. Sintonizado con la llama dorada* de la mente, te muestra el entramado de la Tierra para facilitar el cambio hacia una tierra abundante.

El **lemuriano «sueño naranja»** rectifica los desequilibrios kármicos y enmienda la impronta etérica* para acomodar las necesidades vibratorias superiores del cuerpo de luz. Contiene una pauta de energía acelerada que ofrece un profundo cambio y activa la creatividad del alma.

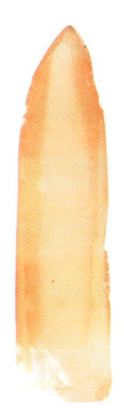

«Sueño naranja» (punta natural)

El **lemuriano «rosa»** se centra en el corazón y sintoniza con la llama rosa del amor incondicional. Retira los residuos emocionales y kármicos del chacra corazón y del cuerpo emocional, llevándolo a un estado vibratorio más puro y aportando amor universal. Deshace los vínculos emocionales y disuelve las improntas de la energía del corazón que fue abusada o mal utilizada en Lemuria o en la Atlántida, facilitando la independencia emocional en tu vida actual. Activa el chacra corazón del cuerpo de luz.

El **lemuriano «azul»** ofrece una visión general de tus vidas y de por qué has vuelto a encarnarte. Estimula los viajes* a través de las multidimensiones a fin de adquirir la comprensión necesaria para el servicio que ofreces, siendo ideal para los sanadores, pues la negatividad no se pega a él. Ayuda a diagnosticar y a localizar el lugar de la enfermedad, «saltando» al punto de mayor desarmonía, que disuelve y sobre el que infunde luz.

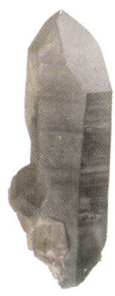

«Azul» (punta natural)

CUARZO CON MICA LEPIDOLITA

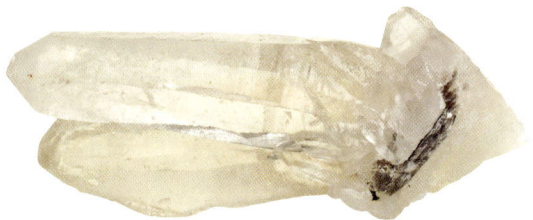

Formación natural pareja del alma

COLOR	Blanco y plateado
APARIENCIA	Copos delicados dentro del cuarzo
RAREZA	Bastante fácil de conseguir
ORIGEN	Todo el mundo

ATRIBUTOS: Esta combinación chamánica potencia la intuición y la capacidad de actuar a partir de ella de manera práctica. Profundiza el amor incondicional, distinguiendo entre la verdadera espiritualidad y los engaños, las ilusiones y los deseos irrealizables. El cuarzo con mica potencia las respuestas energéticas a la acupuntura y la acupresión, e identifica y sella los goteos energéticos, transmutando la energía negativa de los chacras o envoltura biomagnética*. Te enseña a manifestar lo que más deseas.

CURACIÓN: Es de ayuda cuando se sufren desórdenes alimenticios, degeneración macular o de las habilidades motoras.

POSICIÓN: Sostenlo, colócalo o crea entramados con él tal como sea apropiado. *(Véase también* Cuarzo chamán, páginas 287-288.)

CUARZO: **CUARZO LILA**

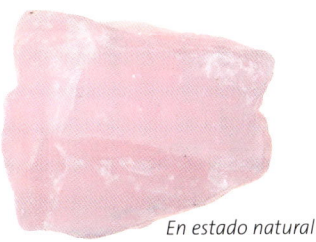

En estado natural

COLOR	Lila
APARIENCIA	Cuarzo de claro a opaco
RAREZA	Raro
ORIGEN	Sudáfrica

ATRIBUTOS: El cuarzo lila es una resonancia* superior del cuarzo rosa que estimula los dones metafísicos y facilita el viaje interdimensional, llevando la meditación a nuevas alturas.

A nivel espiritual, potencia la reintegración y la autoconciencia, permitiéndote recordar todas las dimensiones de la conciencia e integrando el vasto espectro de tu ser espiritual. El cuarzo lila resuena con los chacras que van desde el corazón hasta el coronario superior, aportando profundidad emocional y sanación multidimensional.

CURACIÓN: Es beneficioso para las desarmonías de las frecuencias cerebrales y para la regeneración celular.

POSICIÓN: Sostenlo, colócalo donde sea apropiado o crea entramados con él (véanse páginas 28-31).

CUARZO: **CUARZO MORIÓN**

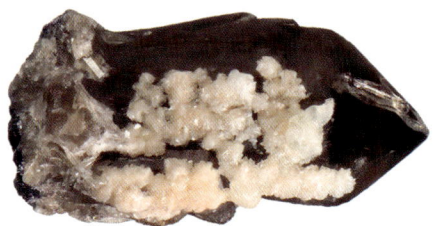

Formación natural

COLOR	Negro con incrustaciones blancas
APARIENCIA	Punta de cuarzo cubierta con incrustaciones
RAREZA	Media
ORIGEN	Rusia, España, Sudáfrica, Suiza, China, Rumania, Francia, Kazajistán, los Himalayas

ATRIBUTOS: El cuarzo Morión es oscuro irradiado natural (pero no radiactivo), a menudo cubierto con incrustaciones de dolomita, pirita o feldespato, y con propiedades protectoras cuando se usa para viajar o para el sueño lúcido. A nivel espiritual, potencia la visión psíquica, reconcilia las dualidades y aúna el yin y el yang, lo masculino y lo femenino, la tierra y el cielo, llevándote a un lugar de no-dualidad. En forma de vara, expulsa del cuerpo la energía negativa y estancada, y sus incrustaciones reenergizan de acuerdo con sus propiedades: la pirita crea un escudo energético y la motivación psicológica para seguir adelante, y la dolomita transmite al alma que está segura en la encarnación.

A nivel psicológico, el Morión supera los efectos del estrés y ayuda a explorar las energías de la sombra* y a encontrar su don, impartiendo coraje para superar los obstáculos y volver a encontrar la confianza; también fomenta la autoestima. Es pacífico y estabilizante, y suele ser un sanador de las emociones dañadas o del corazón roto, envolviéndote en un sentimiento de seguridad y calma que te permite recorrer tu camino con ecuanimidad. A nivel físico, el Morión promueve la autocuración y la desintoxicación. A nivel medioambiental, es una poderosa sanadora de la tierra, con una intensa conexión con la Madre Tierra. El Morión es un desintoxicante energético para áreas de radiación natural o centrales nucleares, para los basureros de combustible usado y los lugares afectados por la neblina electromagnética* o el gas radón. Es de ayuda cuando las aguas están polucionadas por la radiación y neutraliza el síndrome del edificio enfermo.

CURACIÓN: Sustenta la terapia de radiación y elimina la contaminación; es beneficioso para la osteoporosis, los huesos rotos, los dientes, la espalda, los dolores de cadera y de piernas, así como para la circulación, la digestión y el metabolismo.

POSICIÓN: Sostenlo o póntelo debajo de la almohada para tener sueños lúcidos. Crea entramados con él (véanse páginas 28-31) según sea apropiado y límpialo regularmente.

FORMA ADICIONAL

El **Morión blanco** es una formación rara de cuarzo blanco cubierto con incrustaciones de calcita y pirita. Esta piedra de alta vibración* produce la alquimia espiritual. Invita la presencia de seres angélicos y de los ayudantes superiores a tu vida, proporciona una profunda guía y claridad, y te ayuda recordar tu alma. Un par de cristales blanco y negro producen un equilibrio energético perfecto y un espacio meditativo de una vibración elevada.

Morión blanco (formación natural)

CUARZO: CUARZO NIRVANA

TAMBIÉN CONOCIDO COMO BROTE INTERFERENCIA DE LOS HIMALAYAS

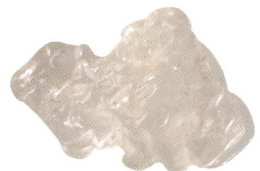

Blanco (formación natural)

Rosa (formación natural)

COLOR	Blanco, rosa, lila-púrpura
APARIENCIA	Cristal claro, fisurado, dentado, multifacético, parecido al hielo
RAREZA	Raro
ORIGEN	Los Himalayas

ATRIBUTOS: Poderoso cristal para la alquimia espiritual, el cuarzo nirvana es una piedra de una vibración muy elevada* sintonizada con la llama blanca* de la conciencia pura que facilita la iluminación espiritual, abre el chacra estrella del alma y asienta estas energías en la Tierra. Amplifica el flujo de las energías de ascensión* y de la energía espiritual en los cuerpos físico y sutil*, integrando el cuerpo de luz*.

A nivel espiritual, esta piedra facilita un cambio hacia la iluminación del nirvana interno: los estados de bienaventuranza de la pura mente iluminada combinados con el amor incondicional hacia todo lo que existe. Alzándose a medio camino entre la conciencia y la materia, la mente y el cuerpo, el espíritu y el alma, el pasado y el futuro, lo humano y lo divino, este cuarzo da la sensación de ser conciencia divina cristalizada. Contiene una sabiduría que aporta un profundo cambio de conciencia y una rápida aceleración y aceptación del propio destino espiritual como ser universal. Retira cualquier barrera al crecimiento espiritual y psicológico, y despierta un potencial informe con el que no se ha soñado, aunque puede provocar una aguda crisis* curativa que requiera el uso de otras piedras a medida que el alma se deshaga de su karma*, de los imperativos* del alma y de las más profundas ilusiones para sintonizar con su verdadero propósito y realizar sus asombrosas posibilidades. Esta piedra nos enseña que creamos veradaderamente la realidad, expandiendo con amplitud nuestra visión de lo que ésta podría ser.

El cuarzo nirvana crea un puente para canalizar energía entre un sanador y una tercera persona. Es útil para el trabajo de liberación espiritual en el que un amigo o pariente actúa como intermediario, y recuerda que la adherencia de espíritus es una situación en la que el consentimiento informado no es necesario, pues el alma raras veces permite a la entidad* que se adhiera. Es posible que se necesiten otras piedras para sellar la envoltura biomagnética* contra la reinvasión.

CURACIÓN: Opera más allá del nivel físico y abre la mente iluminada.

POSICIÓN: Sostenlo o sitúalo sobre el chacra estrella del alma. Combínalo con cuarzo hielo para formar entramados (véanse páginas 28-31).

COLORES ESPECÍFICOS

El **cuarzo nirvana rosa** está sintonizado con lo femenino divino y con la energía de la diosa, abriendo el chacra corazón superior a la influencia del amor divino y recordándote que todo es amor.

El **cuarzo nirvana blanco o púrpura** está sintonizado con lo masculino divino, y te ayuda a integrar tu masculinidad y tu feminidad internas para ir más allá del género y entrar en el espíritu puro.

Púrpura (formación natural)

CUARZO: **CUARZO RÍO NARANJA**

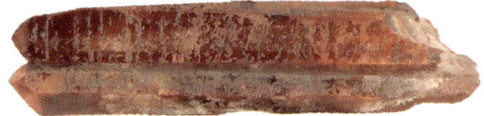

Llama gemela o pareja del alma

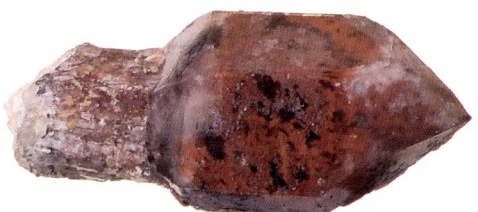

Cetro

COLOR	Naranja, rojo y marrón
APARIENCIA	Inclusiones coloreadas dentro de o sobre el cuarzo
RAREZA	Raro; sólo un yacimiento
ORIGEN	Sudáfrica

ATRIBUTOS: Esta piedra altamente energética está estructurada en capas claramente definidas que incluyen hematites. Revitaliza todos los niveles del ser y está sintonizada con la llama bermellón* de la voluntad espiritual. Incrementa la vitalidad a todos los niveles y absorbe la energía creativa de la Tierra hacia el chacra tierra, elevándola por la línea de chacras y activando la creatividad de los chacras básico y sacro, hasta llegar a los chacras coronario y estrella del alma. Es excelente para recargar los chacras básico y sacro.

A nivel espiritual, si has perdido el propósito o la motivación, esta piedra te realinea con el Yo Superior* y te ayuda a aceptar el camino de vida que tú mismo te has marcado.

A nivel psicológico, si has perdido tu capacidad de disfrutar, el cuarzo río naranja la restaura plenamente, abriéndote a dar y recibir puro placer.

Una de las formaciones que se muestra en la página anterior es un cetro*, una piedra para la sanación multidimensional que confiere poder y autoridad espiritual. Ayuda a recuperar y a adueñarse del poder espiritual, pero cualquier cuarzo río naranja te ayuda a superar el abuso del poder o su mal uso kármico*, experimentado como agresor o como víctima. Te ayuda a reconectarte con tu voluntad personal y a alinearla con la guía de tu Yo Superior*. Si diste tu poder en la vida presente o en cualquier otra, esta piedra te ayuda a reclamarlo y a usarlo sabiamente al servicio de tu alma.

La otra formación es un gemelo* tántrico que, si estás emocionalmente preparado, invoca a tu llama gemela* para crear una relación de apoyo mutuo y amor incondicional, y permite que se deshagan los recuerdos de antiguas relaciones dolorosas, reenergizando tu vida emocional. También puede llamar a una pareja del alma para continuar con las lecciones o resolver asuntos inconclusos.

A nivel físico, esta piedra es un sanador eficaz que realinea los meridianos* del cuerpo y fomenta el flujo energético en los órganos por medio de la sangre purificada y reenergizada.

CURACIÓN: Sustenta la sangre, el hígado y el bazo, regula el flujo sanguíneo, incrementa la fuerza de los glóbulos rojos y estimula el sistema inmunitario y los órganos reproductores.

POSICIÓN: Sostenlo, crea entramados con él o sitúalo donde sea apropiado.

(Véase también Cuarzo rojo bosquimano en cascada, páginas 236-237.)

CUARZO: **CUARZO ORO VERDE**

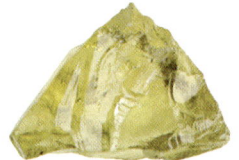

En estado natural

COLOR	De oliva a amarillo-verde
APARIENCIA	Cuarzo ligeramente aceitoso o verde oliva agrietado
RAREZA	Fácil de conseguir (potenciado artificialmente con rayos gamma)
ORIGEN	Brasil

ATRIBUTOS: Tiene una energía tan intensa que nunca requiere limpieza o recarga, y ofrece protección. A nivel espiritual, te muestra el significado más profundo de la vida, facilitándote la contemplación de eventos futuros con la sabiduría del pasado a fin de que puedas realizar elecciones más constructivas. A nivel psicológico, fortalece el carácter y te ayuda a manifestar tu pleno potencial. El oro verde detecta los factores psicológicos, emocionales y medioambientales que activan la enfermedad.

CURACIÓN: Ayuda a curar los tumores, el herpes y las alergias; es beneficioso para la circulación periférica, la enfermedad de Raynaud y el shock anafiláctico; protege de la radiactividad y del gas radón. Si te produce una reacción adversa, reemplázalo por cuarzo ahumado natural.

POSICIÓN: Sostenlo, crea entramados con él o sitúalo donde sea apropiado.

CUARZO: **CUARZO FANTASMA**

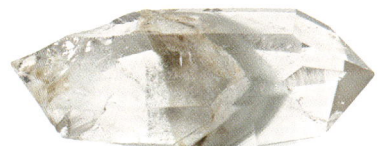

Punta natural con doble terminación

COLOR	Véase a continuación
APARIENCIA	Triángulos fantasmales dentro del cuarzo claro
RAREZA	La mayoría de los fantasmas son fáciles de conseguir
ORIGEN	Todo el mundo

ATRIBUTOS: Simboliza las numerosas vidas del alma, facilita una conciencia espiritual y ayuda durante las transiciones. Te lleva a viajar a través de las dimensiones internas*, retirando las capas periféricas para revelar tu esencia espiritual. Kármicamente*, ayuda a acceder a los Registros Akáshicos*, recuperando los recuerdos reprimidos y reencuadrando* antiguos contratos, y facilita las visitas al estado entre vidas* para descubrir el plan actual de tu alma* y liberar imperativos* caducados. Suaviza todo tipo de transiciones y te muestra cuál podría ser tu próximo paso.

A nivel psicológico, te reconcilia con tu sombra* y te revela los dones que contiene. A nivel físico, facilita la curación del cuerpo físico a través de la impronta etérica*. A nivel medioambiental, estimula la curación del planeta, realineando las pautas negativas del paisaje.

CURACIÓN: Véanse colores individuales a continuación.

DIRECTORIO DE CRISTALES

Blanco (punta natural)

POSICIÓN: Sostenlo, crea entramados con él o sitúalo donde sea apropiado.

COLORES ESPECÍFICOS

El **blanco fantasma** acelera la transmisión de luz e información entre los reinos superiores y la Tierra, abriendo al receptor a recibir sanación a través de grandes distancias y sin estar limitado por el tiempo. Esta piedra puede realizar cirugía etérica y retirar capas impactadas por el karma, abriendo el camino para que se produzca la curación de la memoria celular multidimensional y para que opere el karma de gracia*. Es particularmente útil para contactar con los guías y estimular la clariaudiencia*; potencia la meditación, libera las pautas arraigadas y es beneficiosa para las alteraciones del oído.

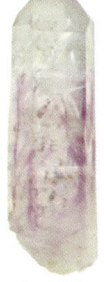

Amatista (punta natural)

La **amatista fantasma** facilita el acceso al estado* previo al nacimiento y al plan para tu vida actual, ayudándote a evaluar el progreso realizado en las lecciones del alma en tu actual encarnación. Esta piedra aporta curación celular multidimensional, y es particularmente útil para entender las alteraciones* que están detrás de las enfermedades psiquiátricas.

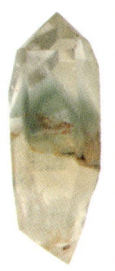

Verde (punta natural)

El **verde fantasma** actúa sobre los chacras tierra, básico, plexo solar, corazón y tercer ojo para mantenerte asentado y protegido, creando un escudo psíquico. El verde fantasma con inclusión de clorita absorbe rápidamente la energía negativa y las toxinas, y limpia la acumulación de energía negativa en cualquier parte del cuerpo o del entorno. Esta piedra ayuda a retirar los implantes de energía, accediendo a su fuente en esta o cualquier otra vida (úsese bajo la guía de un terapeuta experto). Una clorita fantasma de gran tamaño puesta con la punta hacia abajo en la cisterna del inodoro limpia energéticamente toda la casa. El verde fantasma mejora los ataques de pánico, estabiliza el desorden bipolar y ayuda a la autorrealización. Algunos verdes fantasmas formados a partir de otros minerales generan un poderoso sanador que acelera la recuperación. El verde fantasma facilita el contacto angélico y clarifica la comunicación clariaudiente. Alivia la desesperación y te ayuda a sentirte apoyado.

El **amarillo fantasma** es una piedra sintonizada con el intelecto que ayuda a la mente a recordar y reorganizar recuerdos y pensamientos, actuando como un vínculo con la mente superior. La inclusión* es limonita, una piedra que estimula las actividades intelectuales de todo tipo. Este fantasma retira las adherencias mentales o influencias* de esta vida o de cualquier otra. Une los chacras tercer ojo, coronario, vidas pasadas y plexo solar para aportar comprensiones sobre los efectos emocionales y psicológicos de las experiencias previas, y la razón por la que el alma eligió someterse a ellas.

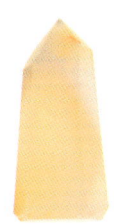

Amarillo (punta natural)

El **naranja fantasma,** con inclusión de cornalina, es intensamente energizador y rejuvenecedor, pues activa y armoniza los chacras plexo solar, tercer ojo, corazón y sacro, potenciando la creatividad. El naranja fantasma ayuda a superar la personalidad adictiva, acabando con la búsqueda constante de conseguir más y enfocándose en la recuperación. El fantasma de color más pálido te permite viajar* para conectar con tu Yo Superior* y acceder a quien realmente eres. Una vez que has reconectado con este sentido vital del Ser, puedes poner en práctica tus comprensiones en la vida cotidiana.

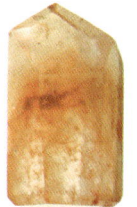

Naranja (punta natural)

El **naranja invertido fantasma** se forma cuando la cornalina se funde alrededor del cuarzo y ofrece comprensión del propio funcionamiento interno y del verdadero significado de la vida. Lleva puesta esta piedra para mantener tu vitalidad a largo plazo. El naranja invertido fantasma apunta el lugar y la causa sutil de la alteración, dejándote asumir el control de tu vida.

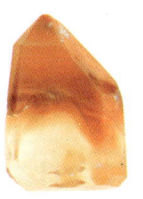

Naranja invertido (punta natural)

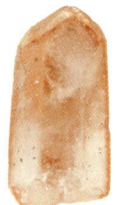

Rojo (punta natural)

El **rojo fantasma** es una inclusión de limonita, hematite o caolinita. Resulta útil para reparar roturas de la envoltura biomagnética y retirar implantes de energía. Este fantasma reenergiza los chacras inferiores y los sintetiza con el plexo solar para liberar el dolor emocional o de vidas pasadas, y sana la disfunción emocional. El rojo fantasma es particularmente útil para fomentar la creatividad. Al permitirte sentir lo que quedó bloqueado y reprimido en la infancia para que pudieras sobrevivir, te reconecta con tu alegría y sana tu niño interior*, aunque se podrían necesitar otras piedras adicionales. Este fantasma imparte tranquilidad a tu mente y energiza el cuerpo físico. Formado a partir del hematite, el rojo fantasma chino ayuda a superar la desesperación y restaura la fuerza de vida y la vitalidad al cuerpo. También induce perseverancia y supera la frustración. Usado por los sanadores de la Tierra, estabiliza el planeta. Potencia la seguridad económica y es de ayuda en los negocios.

Azul (punta natural)

El **azul fantasma** potencia la comunicación telepática entre la Tierra y los reinos espirituales. Facilita el viaje multidimensional, la recuperación de conocimiento y la adivinación. Al hacerte sentir la totalidad perfecta, te ayuda a conectar con los demás con compasión y tolerancia. El azul fantasma ayuda a aliviar la ira y la ansiedad. Fortalece la garganta y los sistemas endocrino y metabólico, así como el bazo y los vasos sanguíneos.

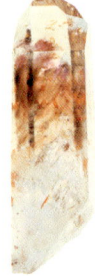

Ahumado (punta natural)

El **ahumado fantasma** activa el chacra vidas pasadas y ayuda a recuperar y reencuadrar los recuerdos traumáticos. Resulta útil para retirar las entidades* y te devuelve a tu grupo del alma original*, vinculándote con el propósito de las encarnaciones grupales. Ayuda a identificar y atraer a los miembros de tu grupo del alma en esta vida para completar tu tarea kármica o espiritual, y te enseña que la experiencia no puede juzgarse desde una perspectiva terrenal. Si en el propósito de tu grupo han intervenido energías negativas o imperativos, el ahumado fantasma los retira, devolviendo el grupo a su intención original. El fantasma te lleva al momento anterior a que se originase un problema o pauta para reconectar con el estado de armonía y totalidad.

El **rosa fantasma** promueve la paz y el autoamor. Ayuda a la comunicación empática entre amigos o amantes, o entre tú y tu guía espiritual o Yo Superior*. Esta piedra facilita la aceptación de la vida tal como es y permite hacer los cambios que llevan a encontrar la realización. Si dos sanadores trabajan a distancia, ofrece un fuerte vínculo, estimulando la telepatía y proporcionando protección espiritual. Es beneficioso para superar la restricción, el abandono, la traición o la alienación; sustenta el corazón y ayuda con el lupus y las enfermedades del sistema inmunitario.

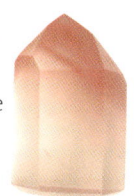

Rosa (punta natural)

La **desirita** es blanca con fantasmas naranja, marrones o azules. Resuena con el número maestro 44, el de la metamorfosis, y ayuda a la transmutación a todos los niveles y al reconocimiento de la interconexión de lo divino con lo espiritual. Sus fantasmas de diferentes colores forman una escalera para la ascensión*. Llamada la piedra «como es arriba, así es abajo», refleja la realidad física y espiritual. Frotar tu pulgar con este cristal te hace entrar en profundos estados meditativos. Te conecta con la Tierra*, llevándote a una vibración* elevada a la que vas accediendo: primero te vincula con los nativos americanos y Lemuria, y después con Egipto. Es perfecta para el trabajo con los ángeles y Maestros Ascendidos*, pues permite acceder a vidas muy atrás en la historia del planeta. Aunque es una piedra de sanación para quienes están sintonizados con ella, la desirita no funciona bien como parte de un entramado de curación; es mejor usarla en solitario o para realinear y reequilibrar después de una sesión de sanación. La desirita funciona más allá del cuerpo físico para limpiar pautas del alma, la causa raíz de las alteraciones de la audición, y para generar la curación celular multidimensional. Véanse las propiedades de los colores individuales del cuarzo fantasma, pues sintetiza la energía de todos ellos.

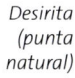

Desirita (punta natural)

CUARZO: **CUARZO ROSA CUARTEADO**

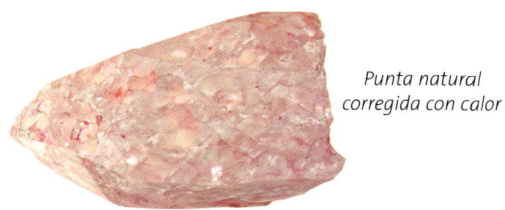

Punta natural corregida con calor

COLOR	El color rosa es artificial (véase página siguiente)
APARIENCIA	Cristal de cuarzo claro y agrietado en su interior
RAREZA	Fácil de conseguir
ORIGEN	Cuarzo corregido artificialmente

ATRIBUTOS: Aunque el cuarzo cuarteado ha sido sometido a altas temperaturas y se le ha infundido su color, es portador de cualidades que potencian la vida y expanden la energía. Fomenta la diversión y la alegría de vivir, y atrae especialmente a los niños o al niño interior* en cada uno, y todo su rango de colores crea un conjunto de chacras muy útiles para los niños.

Psicológicamente, insiste en que te responsabilices de tus sentimientos, reconociendo que surgen dentro de ti y que sólo tú puedes optar por la alegría y la felicidad internas. A nivel emocional, el cuarzo rosa agrietado es útil para curar a un niño abusado o emocionalmente dañado, pues extrae el dolor y lo reemplaza por amor. Vincula el chacra plexo solar con el corazón, aportando amor incondicional al centro emocional. Cura el centro corazón roto o dañado, y enseña la independencia emocional que surge cuando ya no tienes que preocuparte de lo que puedan pensar los demás: dejas de seguir instrucciones externas en cuanto a cómo te

DIRECTORIO DE CRISTALES

deberías sentir y confías en cómo *estás* internamente. A nivel físico, esta piedra ayuda a recargar; es un adjunto útil en la curación reiki*, facilitando el contacto con tu Yo Superior*.

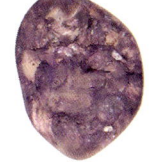
Lila (pulido)

CURACIÓN: Fortalece la memoria celular*, los huesos quebradizos, las fracturas reparadas y alivia la ansiedad; también alivia el dolor que se experimenta durante los vuelos.

POSICIÓN: Sostenlo, crea entramados o sitúalo donde sea apropiado.

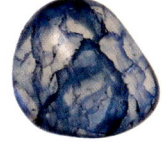
Azul (pulido)

COLORES ESPECÍFICOS
El **cuarzo cuarteado lila** ayuda al desarrollo espiritual. Rompe y deshace delicadamente las creencias cristalizadas, fomentando un cambio de actitud y nuevas percepciones del camino espiritual.

El **cuarzo cuarteado azul** te ayuda a hacerte oír y facilita la comunicación, superando los problemas de discurso y audición, y mejorando las dificultades de la respiración.

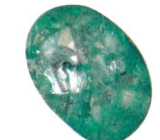
Verde (pulido)

El **cuarzo cuarteado verde** ayuda a asentar a una persona poco aterrizada, o que se sienta incómoda en su cuerpo, debido al abuso físico o al disgusto que siente hacia la encarnación física.

El **cuarzo cuarteado amarillo** ayuda a sanar el abuso mental y el autoritarismo, asegurando al niño interior que está bien creer en ti mismo y en tus percepciones. Sana una mente dañada y abre la mente cerrada para que pueda contemplar nuevas posibilidades.

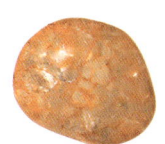
Amarilla (pulido)

El **cuarzo cuarteado naranja o rojo** resulta útil para estimular la creatividad y el niño interior juguetón.

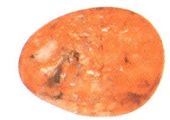
Naranja (pulido)

CUARZO: **CUARZO PRASIOLITA**

Natural

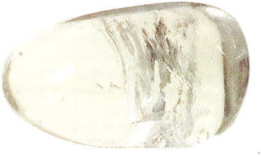
Pulido

COLOR	Verde puerro
APARIENCIA	Cuarzo de claro a translúcido
RAREZA	El natural es raro; la mayoría de la prasiolita se fabrica tratando la amatista con calor
ORIGEN	Brasil, Estados Unidos, Sri Lanka, Madagascar, Finlandia, Rusia, Namibia

ATRIBUTOS: La prasiolita es una piedra de transformación que actúa como puente entre las frecuencias de la Tierra y las de los reinos superiores para que la energía pase en ambas direcciones al corazón y al alma de quien la lleva. Puesta sobre el chacra tierra, extrae energía nutricia y creativa de la Tierra hacia el corazón para nutrir el alma. Puesta sobre el chacra coronario, la prasiolita lleva las energías más altas del espíritu al chacra corazón superior.

A nivel espiritual, esta piedra resulta útil para contactar con tu Yo Superior*; meditar con ella ayuda a encarnar esa energía y proyectarla hacia la vida diaria, aterrizando* y manifestando tu propósito espiritual. Si tienes dificultades para reconocer tu propia divinidad innata o la de otras personas, póntela sobre el corazón. La prasiolita resulta útil para el viaje* chamánico al mundo superior*. Entrando en una profunda conexión con Todo Lo Que Es*, ayuda a deshacer pautas ancestrales* en el sudeste de la rueda de la medicina (véanse páginas 368-375) y a encontrarte con el espíritu de tus ancestros y con los ancestros del planeta. En la sanación de la línea ancestral* o de vidas pasadas, la prasiolita reactiva la impronta etérica* de tu vida actual, indicando las conexiones kármicas* significativas y el don o la justicia kármica contenidos en las situaciones traumáticas.

A nivel emocional, esta piedra protege el chacra bazo del agotamiento energético, invirtiendo una actitud de mártir o de «persona engañada», o el sentimiento de que tienes que dárselo todo a alguien o algo externo a ti, agotando tus energías en el proceso. La prasiolita ayuda a los necesitados a encontrar una fuente de energía inagotable y la confianza en sí mismos a través de su conexión con la Madre Tierra y el Padre Celestial, activando un ancla cósmica*. Esta piedra ayuda a quienes están preparados para abandonar el planeta a hacerlo con dignidad y plena conciencia, habiendo expresado todo lo que deseaban decir antes de irse.

CURACIÓN: Es un sanador eficaz del corazón; fortalece el bazo, las células sanguíneas y los sistemas digestivo e inmunitario.

POSICIÓN: Póntelo o sitúalo donde sea apropiado. Para corregir el agotamiento energético, llévalo puesto sobre el chacra bazo, debajo de la axila izquierda o sobre la base del esternón.

PIEDRA ADICIONAL

La **mariposita** es un cuarzo denso, verde y blanco, parecido al mármol, que ayuda a adaptarse a nuevas situaciones y a desarrollar una personalidad más flexible. Es un reductor del estrés que estabiliza las energías, reduce el agotamiento y aminora el miedo. Se trata de una piedra que respalda a los artesanos y favorece la autoexpresión. *(Véase también* Cuarzo serifos, páginas 286.)

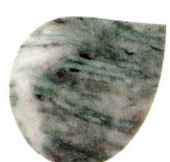

Mariposita (pulida)

CUARZO: CUARZO SATYALOKA

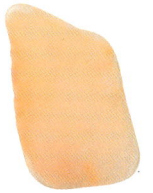
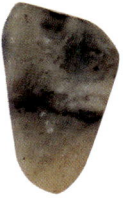
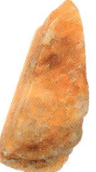

Amarillento-blanco (pulido)   *Gris (pulido)*   *Amarillo (pulido)*

COLOR	Claro, blanco o amarillento-blanco
APARIENCIA	Cristal translúcido u opaco con inclusiones
RAREZA	Fácil de conseguir, pero cada vez más caro
ORIGEN	Sur de India

ATRIBUTOS: Esta piedra de vibración* altísima, que está sintonizada con la llama* blanca de la pura conciencia, contiene la energía de una montaña sagrada y está potenciada espiritualmente por monjes de Satyaloka, en el sur de India, que le infunden luz espiritual antes de enviarla al mundo. Su intención es que esta piedra verdaderamente santa produzca un cambio en la conciencia planetaria, abriendo el camino para que se manifieste una conciencia superior en la Tierra y la iluminación para todos. Abriendo la mente iluminada, el cuarzo Satyaloka es una excelente piedra para facilitar un cambio de vibración, tanto a nivel personal como planetario, y para aportar una profunda sanación holística. El cuarzo Satyaloka resuena con el chacra coronario de la Tierra, abriendo y alienando los chacras coronario y coronario superior de los cuerpos físico y sutil*.

Facilita una descarga instantánea de comprensión con respecto a lo que se necesita para que avance la evolución espiritual, aunque esta

DIRECTORIO DE CRISTALES

piedra puede requerir tiempo para procesar. Puesta sobre el chacra coronario facilita el despertar espiritual o un cambio hacia la iluminación inmediata que se está viviendo en la Tierra. Puesta sobre el chacra soma activa el cuerpo de luz*; puesta sobre el tercer ojo induce visiones espirituales y conecta con una guía de una vibración altísima. El cuarzo Satyaloka establece una poderosa resonancia en tu ser interno que activa el interfaz inteligente entre el alma y el cuerpo físico, permitiendo que esto dirija tu camino hacia delante. Cada piedra ayuda de la manera adecuada para su usuario. Puede ajustar o amplificar las energías, abrir canales y rutas al alma, multidimensionales o interdimensionales, o puede producir un profundo cambio de actitud. El cuarzo Satyaloka es un compañero solidario para quienes experimentan la soledad del camino espiritual, reconectando con lo divino dentro de cada cosa; especialmente dentro de ti mismo.

CURACIÓN: Amplifica la energía de otras piedras sanadoras e infunde al cuerpo físico y los cuerpos sutiles una energía transformadora, efectuando una sanación vibratoria dimensional.

POSICIÓN: Medita con esta piedra sobre el chacra coronario o ponla donde sea adecuado.

PIEDRA ACOMPAÑANTE

El **cuarzo satyamani** complementa al cuarzo Satyaloka, uniendo las energías divinas masculina y femenina y facilitando la iluminación; está sintonizada con la llama dorada de la mente iluminada. El satyamani y el Satyaloka funcionan en armonía con el cuarzo nirvana, y son particularmente eficaces cuando se crea un triángulo alrededor de los cuerpos sutiles poniendo el cuarzo nirvana en los chacras coronarios superiores (especialmente el chacra estrella del alma).

Cuarzo satyamani (pulido)

CUARZO: **CUARZO SERIFOS**

TAMBIÉN CONOCIDO COMO HEDENBERGITA

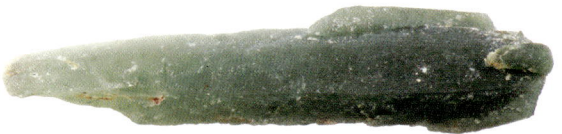

Formación natural

COLOR	De verde manzana a verde oliva
APARIENCIA	Forma de cuchilla con formas parecidas a hojas
RAREZA	Raro (en forma de hedenbergita, sólo hay una mina)
ORIGEN	Isla de Serifos (Grecia)

ATRIBUTOS: El cuarzo Serifos realiza cirugía etérica, cauterizando las heridas de la impronta etérica* y retirando quistes e incrustaciones. Es ideal para rituales de prosperidad; conecta con la naturaleza, haciendo que te sientas en casa, en la tierra y en el cuerpo. Facilita las transiciones de todo tipo y armoniza los extremos. Activa la capacidad intuitiva imbuida de amor y fomenta la creatividad, estimulando la claridad mental e indicando un nuevo camino de vida. El cuarzo Serifos es un poderoso sanador que abre y estabiliza los chacras corazón y semilla del corazón, y es eficaz para liberar energías negativas y para la curación* de la Tierra.

CURACIÓN: Fortalece los sistemas inmunitario y endocrino.

POSICIÓN: Sostenlo, crea entramados o ponlo donde te parezca apropiado.

CUARZO: **CUARZO CHAMÁN**

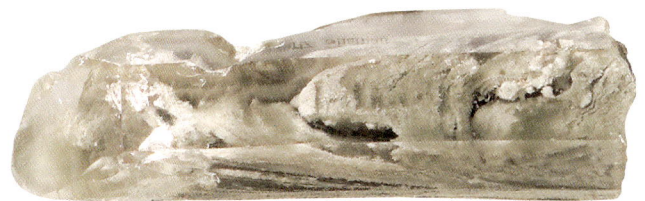

Formación natural

COLOR	Blanco con inclusiones verdes y/o naranjas-marrones
APARIENCIA	Cristal claro con capas internas, fantasmas y cañones
RAREZA	Bastante fácil de conseguir
ORIGEN	Brasil

ATRIBUTOS: El cuarzo chamán es un poderoso cristal para viajar* que induce trances, experiencias visionarias y curaciones del alma. Atravesar sus paisajes internos te permite tender un puente entre los mundos y viajar por las multidimensiones y los marcos temporales. El cuarzo chamán contiene diferentes minerales que ayudan a comunicar con el reino espiritual: el cuarzo chamán clorita tiene fuertes asociaciones con la Madre Tierra y facilita los viajes curativos por la naturaleza; la clorita ayuda a la autorrealización, proporciona apoyo y limpia el pasado; la fluorita visionaria ofrece protección y discernimiento; el rutilo protector potencia los viajes fuera del cuerpo y señala la causa kármica* de la alteración*; el hematite disuelve la negatividad y asienta y armoniza el cuerpo, la mente y el espíritu; la mica potencia tu conexión con tu ser espiritual, afila la percepción intuitiva y llega al fondo de las cosas.

El cuarzo chamán con alto contenido en clorita funciona bien en el nordeste de la rueda de la medicina (véanse páginas 368-375), el lugar de hábitos, pautas y rutinas. Limpia la memoria celular* y cura la línea ancestral en la vida actual*, abriendo el camino para que se produzcan cambios en tu vida y en tu familia. Muestra cómo se formaron y transmitieron los hábitos en la familia, y cómo has llevado la pauta ancestral a lo largo de la vida, enseñándote a tener compasión por ti mismo y la familia, a encontrar los regalos en las situaciones difíciles y a romper con el pasado para liberar a las generaciones futuras.

A nivel mental, el cuarzo chamán con rutilo ayuda a resolver problemas o a conseguir respuestas. Define el problema en tu mente, mira la piedra y pídele viajar para ver la solución. Sé consciente de que podrías oír la respuesta en lugar de verla, y también de que podría presentarse como una señal externa posterior.

A nivel medioambiental, este cuarzo claro absorbe la negatividad y los contaminantes miedoambientales, limpiando la acumulación de energía estancada en cualquier parte de los cuerpos sutiles* o del entorno. Esta piedra retira los implantes* energéticos, dando acceso a su fuente en cualquier ciclo de vida.

CURACIÓN: Funciona mejor en los niveles sutiles del ser que en el físico, pero es un antiviral útil si se sostiene sobre la glándula timo cuando se presenta la primera señal de un resfriado o gripe.

POSICIÓN: Sostenlo o ponlo donde sea apropiado.

(Véanse también Cuarzo verde fantasma (clorita), páginas 276-277; Rutilo, páginas 318-319, y Cuarzo con mica lepidolita, página 266.)

CUARZO: CRISTAL DEL CAMBIO

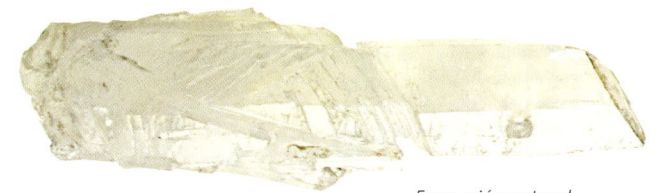

Formación natural

COLOR	Blanco o incoloro
APARIENCIA	Multifacetado, laminado y con espacios internos
RAREZA	Raro; puede confundirse con el cuarzo nirvana
ORIGEN	Rusia, Pakistán, Brasil

ATRIBUTOS: El cristal del cambio te lleva literalmente a un nuevo espacio y acelera el crecimiento espiritual, aunque podrían hacer falta otras piedras para asimilar los cambios. A nivel espiritual, esta piedra te lleva a un lugar de soltura y atrevimiento en el que dejas atrás todo lo que te restringe o encadena, y te abres a una experiencia cumbre de dicha y creatividad total. Es la piedra perfecta para la meditación, la manifestación y el ensueño, pero tienes que estar dispuesto a aceptar lo que ofrece, pues no hay vuelta atrás y los efectos pueden ser dramáticos, traumáticos y abrumadores: frecuentemente te pone en el camino de tu alma* de manera prácticamente instantánea, abre tu potencial de sanación y limpia el camino evolutivo que tienes por delante. Bajo la influencia de esta piedra catalítica se deja atrás cualquier cosa que ya esté superada, desgastada y que ya no tenga utilidad en tu vida, a cualquier nivel.

Cuando estés preparado para un cambio tan profundo, medita con el cristal durante 20 minutos pidiendo que te enseñe el camino hacia delante. Duerme con esta piedra debajo de tu almohada, ponla bajo la silla o llévala puesta durante el día. Mantente receptivo a las señales procedentes del universo y elige responder adecuadamente.

Psicológicamente, algunas de las lecciones más profundas que te enseña el cristal del cambio son la independencia emocional y la autonomía personal. Te lleva a tomar conciencia de que sólo tú eres responsable de crear tu bienestar y tu felicidad. Este estado interno no depende de ninguna fuente externa, incluyendo una pareja o ser querido. Sólo tú puedes mantenerlo.

A nivel físico, el cristal del cambio potencia mucho la curación reiki*, fortaleciendo al paciente y al sanador, y es portador de los símbolos durante y después de una sesión. También reprograma la memoria celular*.

CURACIÓN: Opera más allá del nivel físico del ser para producir la evolución del alma y la curación celular multidimensional.

POSICIÓN: Sostenlo o úsalo sobre los chacras corazón, corazón superior, tercer ojo, coronario y coronario superior.

NOTA: «Los cristales del cambio» procedentes de Brasil tienen una energía similar al cuarzo nirvana.

CUARZO: **CUARZO SIBERIANO**

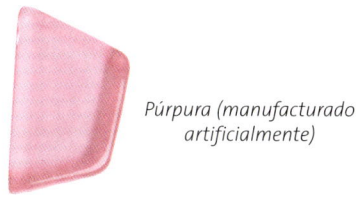

Púrpura (manufacturado artificialmente)

COLOR	Azul, verde, púrpura, dorado
APARIENCIA	Cuarzo claro, brillante
RAREZA	Fácil de conseguir
ORIGEN	Cuarzo creado artificialmente

ATRIBUTOS: El cuarzo siberiano se fabrica en Rusia a partir de cuarzo natural mezclado con productos químicos que producen vívidos colores; tiene una poderosa vibración, pero sus efectos varían de acuerdo con el color y el chacra con el que resuena.

CURACIÓN: Véanse los colores individuales a continuación.

POSICIÓN: Llévalo puesto, crea entramados o ponlo donde sea apropiado.

COLORES ESPECÍFICOS

El **cuarzo púrpura siberiano** resuena con los chacras coronario y coronario superior. Es un poderoso estimulador de los chacras tercer ojo y coronario superior que produce estados místicos de conciencia. Esta piedra, que trabaja más allá del cuerpo físico, es apta para el mago espiritual, pues ayuda a cocrear o a soñar tu realidad y a mantenerte centrado durante el ritual o el trabajo espiritual.

El **cuarzo azul siberiano** es una piedra mística que une los chacras garganta, tercer ojo y coronario para producir intensas experiencias visionarias, elevando el espíritu e instaurando una profunda paz. Abre los cuerpos físico y sutil a recibir el influjo de la conciencia cósmica*. Puesto sobre el tercer ojo estimula la visión psíquica y la telepatía, y potencia la comunicación. Ayuda a decir la verdad y facilita ser escuchado. A nivel psicológico, este color vibrante alivia el estrés y la depresión. A nivel físico, es beneficioso para las infecciones de garganta, las úlceras de estómago, la inflamación, las quemaduras del sol y la rigidez del cuello o de los músculos.

Azul (de fabricación humana)

El **cuarzo verde siberiano** resuena con los chacras corazón y corazón superior, y es portador de una intensa vibración amorosa para sanar el corazón y las emociones. Crea prosperidad y abundancia, y es una piedra beneficiosa para asuntos relacionados con la salud, el amor y el dinero. A nivel psicológico, esta piedra armoniza las disputas o los encuentros entre personas que tienen puntos de vista opuestos. A nivel físico, es beneficiosa para el corazón, las enfermedades del pulmón y el mal de altura.

Verde (de fabricación humana)

El **cuarzo dorado siberiano** estimula el plexo solar, liberando bloqueos emocionales e incrementando el poder de la voluntad y la capacidad de llevar una visión creativa a la manifestación. Conecta la mente con las emociones, arrojando luz sobre las enfermedades psicosomáticas y ofreciendo posibilidades de curación.

Dorado (de fabricación humana)

CUARZO: **CUARZO SICHUAN**

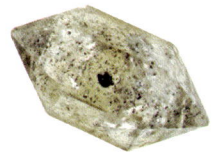

Punta natural con doble terminación

COLOR	Claro
APARIENCIA	Cuarzo claro, puede tener puntos negros, a menudo con doble terminación
RAREZA	Fácil de conseguir
ORIGEN	China, los Himalayas

ATRIBUTOS: El cuarzo Sichuan combina energéticamente el Herkimer y el cuarzo tibetano, siendo portador de una vibración* extremadamente elevada que integra espíritu y materia, conecta los chacras tercer ojo y coronario, y abre rápidamente la visión psíquica e interna para producir la iluminación de la mente.

Esta piedra, que está sintonizada espiritualmente con la llama blanca* de la conciencia pura, potencia la telepatía y la comunicación del alma, y limpia los bloqueos de los chacras. A nivel kármico*, es beneficiosa y ofrece comprensiones cuando la sostiene un sanador o terapeuta de vidas pasadas mientras trabaja con su cliente; da acceso a los Registros Akáshicos*, poniéndote en contacto con la antigua sabiduría china o budista. En la sanación del karma, resalta las razones que causan la enfermedad* o las lecciones de la vida actual que tienen su origen en vidas pasadas, haciéndote ver los regalos contenidos en la experiencia y rompiendo conexiones ya superadas.

A nivel emocional, el cuarzo Sichuan es particularmente útil para romper las pautas que están detrás de las relaciones de dependencia o codependencia, e indica las causas de la enfermedad psicosomática. Ayuda a evaluar las pautas psicológicas que subyacen en los desórdenes alimenticios, produciendo una profunda curación de la envoltura biomagnética* y de la impronta etérica* de las que surgió el actual cuerpo físico. Instiga una profunda curación física, pero puede necesitar la ayuda de otras piedras.

El cuarzo Sichuan suele ser una piedra de doble terminación que irradia o absorbe energía por ambos extremos simultáneamente. Estos cristales resultan útiles para curar, pues absorben la negatividad y rompen hábitos profundamente arraigados, ayudando a superar adicciones. Los Sichuan integran las partes del yo anteriormente bloqueadas. Durante la sanación, el cuarzo Sichuan armoniza los cuerpos sutiles* con el cuerpo físico, y tiende puentes sobre las brechas a lo largo de la línea de chacras, ayudándote a centrarte en tu Ser. Este cuarzo, elevado y sin embargo terrenal, posee una energía intensa y aterrizada* que pasa hacia el cuerpo y el yo personal para reestructurar las células y los límites.

CURACIÓN: Realinea los meridianos* de energía y estimula la memoria celular*, produciendo la curación multidimensional.

POSICIÓN: Posiciona o sostén esta piedra tal como sea adecuado, especialmente a lo largo de la línea de chacras.

NOTA: El fantasma negro o el cuarzo moteado de Virginia y Arkansas (Estados Unidos) tienen una energía similar al Sichuan. *(Véase también Herkimers, páginas 224-226.)*

DIRECTORIO DE CRISTALES

CUARZO: **CUARZO AMATISTA AHUMADO**

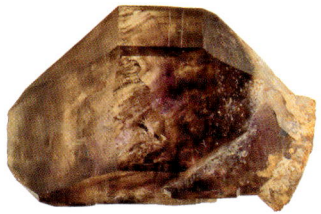

Formación Natural

COLOR	Púrpura y marrón ahumado
APARIENCIA	A menudo está incluido como fantasma o como un parche diferenciado dentro de una punta
RAREZA	A veces resulta difícil de conseguir
ORIGEN	Todo el mundo

ATRIBUTOS: El cuarzo amatista ahumado es una combinación extremadamente útil para la curación y la protección del alma. Ayuda a contactar con las energías espirituales más elevadas posibles y después enraíza esa energía espiritual en el cuerpo. Ésta es la piedra perfecta para limpiar entidades*, influencias no deseadas o adherencias* de cualquier tipo, especialmente cuando se sostiene a la altura del tercer ojo. El cuarzo amatista ahumado sana y sella la envoltura biomagnética* e invoca influencias benéficas para proteger el alma una vez que la amatista ha enviado el espíritu a la luz. Protege contra el ataque psíquico*, las oraciones inapropiadas o las formas-pensamiento*, así como contra la invasión, repeliendo la energía negativa para invocar vibraciones positivas.

A nivel emocional, al conectar con los guías y ayudantes angélicos, esta piedra ayuda a desconectar a quienes contrajeron anteriormente un matrimonio místico y aún siguen vinculados en los chacras espirituales superiores.

A nivel físico, la amatista ahumada amplifica y dirige la curación con sonido, creando un flujo energético de doble dirección. La combinación es beneficiosa para una amplia variedad de dolencias.

CURACIÓN: Combina las propiedades sanadoras del cuarzo ahumado y la amatista, pero opera eficazmente al nivel del alma y a niveles sutiles. Sustenta el sistema endocrino y la producción de hormonas; es de ayuda para el metabolismo, los órganos de limpieza y eliminación, la asimilación de los minerales, la reabsorción de agua y la regulación de fluidos y del tracto digestivo, regulando la flora y la retirada de parásitos; fortalece el sistema inmunitario y reproductor, así como al corazón, los pulmones, el tracto respiratorio, el abdomen, la espalda, las caderas, las piernas, la piel, los músculos, los nervios y el tejido nervioso; potencia la libido y la concentración; alivia los desórdenes celulares y auditivos, así como el dolor y los calambres, los dolores de cabeza, los moratones, las hinchazones, las quemaduras y otras heridas, el insomnio, las pesadillas, el miedo, la depresión, el estrés y el estrés geopático*; protege de los rayos X.

POSICIÓN: Sostenlo, crea entramados con él (véanse páginas 28-31) o ponlo en el lugar adecuado.

NOTA: Si la piedra de combinación no está disponible, usa un cuarzo ahumado y una amatista.

CUARZO: **CUARZO CITRINO AHUMADO**

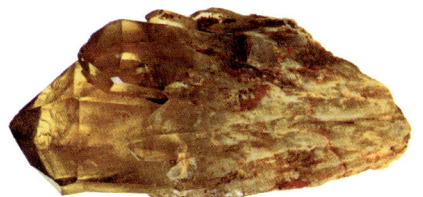

Punta natural

COLOR	Amarillo y marrón
APARIENCIA	Parches marrón oscuro-amarillo en cristal claro
RAREZA	Raro
ORIGEN	Todo el mundo

ATRIBUTOS: El citrino ahumado potencia las capacidades metafísicas* y las aterriza* en la realidad funcional de cada día, retirando los bloqueos de tu camino espiritual. Esta piedra no contiene energía negativa ni necesita limpieza. El cuarzo citrino reencuadra* votos como el celibato y retira las actitudes perjudiciales del pasado, deshaciendo las creencias y las formas de pensamiento* que te mantienen empantanado en la pobreza y abriendo el camino de la abundancia. Purifica la impronta etérica y alinea el chacra tierra con el chacra plexo solar, ayudando a salir de las circunstancias, o del entorno, que no te permiten expandirte.

CURACIÓN: Esta piedra opera más allá del nivel físico del ser para limpiar los cuerpos sutiles*.

POSICIÓN: Establece entramados con él o ponlo donde sea apropiado.

CUARZO: **CUARZO ROSA AHUMADO**

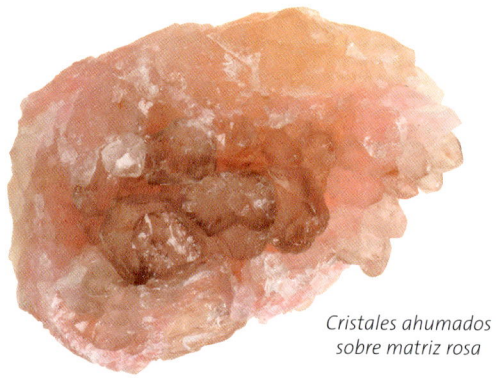

Cristales ahumados sobre matriz rosa

COLOR	Rosa y gris-marrón
APARIENCIA	Cuarzo opaco o claro con puntas o inclusiones ahumadas
RAREZA	Raro
ORIGEN	Sudáfrica, Sudamérica

ATRIBUTOS: Esta delicada piedra resulta útil para limpiar los chacras corazón y corazón superior, para alinearse con la Madre Tierra y para mantener un entorno puro. La porción ahumada extrae la energía negativa del entorno o del cuerpo y la transmuta. Crea un escudo protector, y después la porción de cuarzo rosa llena el espacio interno de puro amor incondicional. Ésta es la piedra perfecta para ponerla en un altar o en el centro de la rueda de la medicina (véanse páginas 368-375). La porción ahumada de la piedra activa un ancla cósmica*, anclando tu energía en el núcleo de la Tierra, y la porción rosa la alinea con el centro galáctico*, generando una solidez interna que permite cabalgar los cambios y perturbaciones terrenales.

Es una piedra útil para viajar* que te lleva al corazón del amor divino, siendo la compañera perfecta para cualquiera que sufra de miedo a la muerte, para lo que debe colocarse junto a la cama o debajo de la almohada.

A nivel psicológico, el cuarzo rosa ahumado disuelve el resentimiento y expulsa los efectos del abuso, llenando el corazón de amor incondicional y proporcionando un escudo protector para permitir que continúe la curación.

A nivel emocional, el cuarzo rosa ahumado limpia las emociones negativas y el dolor de corazón de cualquier ciclo de vida, reemplazándolo por amor incondicional hacia ti mismo y hacia los demás. Te abre a la intimidad y crea un espacio en el que se manifiesta una pareja del alma* o llama gemela*.

A nivel físico, el cuarzo rosa ahumado es una de las mejores piedras para limpiar y sanar el corazón, retirar bloqueos, estabilizar la presión sanguínea y mejorar el flujo de sangre y linfa a todos los órganos, purificándolos y energizándolos.

CURACIÓN: Sustenta el corazón y los órganos que limpian el cuerpo.

POSICIÓN: Sostenlo, crea entramados con él (véanse páginas 28-31) o ponlo donde sea apropiado.

NOTA: Si la piedra combinada no está disponible, usa cuarzo rosa con cuarzo ahumado.

CUARZO: CUARZO ESPÍRITU

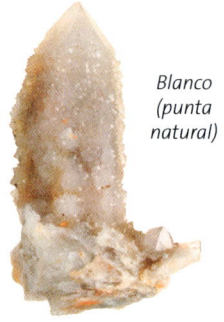

Blanco (punta natural)

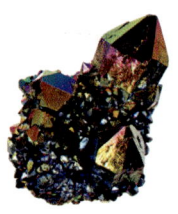

Llama aura (punta alquimizada)

COLOR	Blanco, amarillo-marrón, púrpura, lila o gris-marrón; algunos están coloreados artificialmente
APARIENCIA	Pequeños cristales en drusa con punta larga
RAREZA	Fácil de conseguir
ORIGEN	Sudáfrica

ATRIBUTOS: El cuarzo espíritu es una piedra excepcionalmente espiritual que eleva las propiedades energéticas del cuarzo a otro nivel. Esta piedra inspiradora irradia energía de alta vibración* en todas las direcciones, mientras el cristal central la enfoca con precisión para alcanzar las multidimensiones y reprogramar la memoria celular*. El cuarzo espíritu es portador de los dones del espíritu y potencia las habilidades metafísicas*, abriendo los chacras corazón y corazón superior, y alineando y purificando todo el sistema de chacras.

A nivel espiritual, esta piedra facilita el viaje fuera del cuerpo*, ayuda en el proceso de ascensión*, activa el cuerpo de luz* y facilita la curación celular y espiritual multidimensional. Favorece los sueños intuitivos y ayuda al trabajo metafísico, sobre todo a reencuadrar* el pasado. Este cristal, que es portador de la vibración del amor universal, sana y reactiva la impronta* etérica para la vida actual. Indica las conexiones kármicas* significativas y el don de la justicia kármica en situaciones traumáticas, fomentando el perdón de uno mismo. Es una piedra de no-dualidad que equilibra y combina perfectamente los aspectos masculino y femenino, el yin y el yang, facilitando la transición entre distintas ondas cerebrales y los estados combinados, y estimulando la elevación de la conciencia y la percepción psíquica. Es útil para el renacimiento, y purifica y estimula los cuerpos energéticos sutiles.

El cuarzo espíritu ayuda en el momento de la muerte, guiando el alma por las diferentes dimensiones de la otra vida hacia la vibración más elevada posible, y hacia las manos de aquellos que están esperando darle la bienvenida a casa. Proporciona confort a los que han quedado atrás, y resulta útil para tener una visión general de cualquier situación. Puesto en el sudeste de la rueda de la medicina (véanse páginas 368-375) o usado en meditación o en regresión, te lleva a encontrarte con los espíritus de tus antepasados y los del planeta. Prográmalo (véase página 358) para la curación ancestral, especialmente para reencuadrar el pasado.

El cuarzo espíritu orientado hacia un grupo es útil para aquellos que ofrecen servicio, especialmente para los que forman parte de una organización, pues sintetiza los esfuerzos de grupo y aporta una armonía productiva. Facilita los grupos espirituales o de sanación, proporcionando comprensión de los problemas experimentados dentro de una comunidad o familia, y puede ser programado para aliviarlos. El cuarzo espíritu limpia otras piedras y potencia su energía en una trama de curación. Estabiliza las energías de la Tierra.

A nivel psicológico, el cuarzo espíritu sana la discordia, inculca paciencia y supera la conducta obsesiva, ofreciendo comprensión de su causa. Ayuda a una desintoxicación delicada, pero eficaz, a nivel psicológico, mental y emocional.

CURACIÓN: Ofrece sanación multidimensional y retoca la memoria celular. Es beneficioso para la desintoxicación, la fertilidad y las erupciones de la piel.

POSICIÓN: Sostenlo o colócalo donde sea adecuado. Crea entramados con él en el lecho de un moribundo para ayudarle en la transición.

COLORES ESPECÍFICOS

La **«amatista» cuarzo espíritu (lila)** abre los chacras coronarios superiores, alineando con la infinitud del ser y produciendo la transmutación de antiguos malos usos del poder espiritual. Produce curación multidimensional, incluyendo la de partes* del alma que no están actualmente en encarnación, facilitando la transición a otros estados del ser. Ayuda al alma que afronta la muerte y ofrece un inmenso apoyo y confort durante la enfermedad terminal. La «amatista» cuarzo espíritu es la perfecta portadora de esencias de flores o gemas para disolver suavemente el karma y las actitudes y emociones que serían perjudiciales si se llevasen al mundo siguiente. Es una herramienta eficaz para la liberación de espíritus, pues anima al alma atrapada a ir hacia la luz, atrayendo guías para el viaje. Sostener esta piedra permite al terapeuta viajar de manera segura donde sea necesario para liberar el alma y evaluar si hay algo que esa alma necesite completar antes de seguir adelante.

«Amatista» (punta natural)

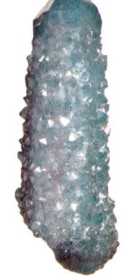

Aqua aura (punta natural)

El **cuarzo espíritu aqua aura,** creado combinando oro con cuarzo, produce una profunda sanación y reintegración, realineado los fragmentos del alma* de muchas vidas. Te libera de limitaciones y te anima a manifestar tu potencial espiritual más elevado.

El **cuarzo espíritu «citrino» (amarillo)** opera a través de los chacras tierra y plexo solar, ayudándote a mantenerte centrado en tu poder y a dirigir tu vida desde ese lugar. Esta piedra purifica la intención y es útil para acceder a la verdadera abundancia, mientras que, paradójicamente, se libera la dependencia de las cosas materiales. Promueve la autoconciencia y purifica y limpia la envoltura biomagnética*. En los negocios, se enfoca en los planes y objetivos. Puesto en forma de entramados*, el cuarzo «citrino» protege la casa de la bruma electromagnética, o la tensión geopática, y sana las energías telúricas alteradas. Resulta útil para la resolución de conflictos y para enviar perdón a aquellos que sientes que te han hecho daño, o para pedir perdón para ti mismo o una situación mundial.

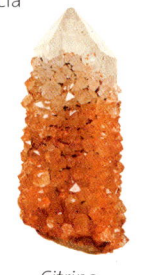

«Citrino» (punta natural)

El **cuarzo espíritu llama aura,** creado recubriendo alquímicamente el cuarzo con titanio (rutilo) y niobio, es una piedra iniciática que produce un profundo cambio de la energía multidimensional, haciendo que la energía kundalini* ascienda por la columna y a través de los cuerpos sutiles*. Ajusta su efecto para proporcionar lo que cada alma necesita para su evolución, y armoniza todos los rayos y los planetas de una carta astrológica. Ayuda a «leer» a la gente a nivel energético y sutil. *(Véase también* Rutilo, páginas 318-319.)

El **cuarzo espíritu «ahumado» (gris)** activa y alinea el chacra básico con el tercer ojo, asentando las comprensiones espirituales en la vida cotidiana. Fuertemente protector y con poderosas energías limpiadoras, ayuda a la integración. Es un psicopompo* eficaz que lleva el alma con seguridad al mundo siguiente, limpia los cuerpos sutiles, retira los residuos kármicos y emocionales, y reprograma la memoria celular, asegurando un buen renacimiento. Es beneficioso para cualquier trabajo que conlleve visitar el submundo o explorar la mente subconsciente; limpia y libera las emociones profundamente contenidas y los estados de alteración* (enfermedad) o recuerdos traumáticos, incluyendo aquellos que han sido transmitidos por la línea ancestral*. Este trabajo debe realizarse contando con un guía, pues puede inducir catarsis. Esta piedra estabiliza y purifica el desequilibrio medioambiental y la polución, cualquiera que sea su causa.

«Ahumado» (punta natural)

CUARZO: CUARZO ESTRELLA HOLANDITA

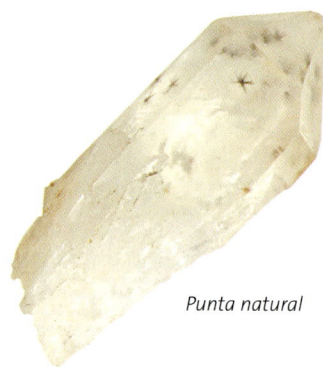

Punta natural

COLOR	Blanco
APARIENCIA	Pequeñas estrellas de seis puntas dentro de una punta de cuarzo
RAREZA	Raro
ORIGEN	Sudáfrica, todo el mundo

ATRIBUTOS: A nivel espiritual, la estrella holandita te lleva a la unicidad de todas las cosas y a la quietud última. Es una piedra para contactar con los seres estelares, la tradición estelar y la sabiduría universal. La estrella holandita ofrece una visión de los orígenes del antiguo Egipto y de la intervención de los seres de las estrellas en su desarrollo —así como tu lugar dentro de esa experiencia—, y disuelve cualquier karma* que pueda quedar.

A nivel psicológico, la estrella holandita ayuda a dispersar la tensión y la ansiedad, y sustenta el pensamiento racional. Expulsa la energía negativa a nivel físico y mental, creando aceptación calmada y vigilia interna. Esta piedra te ayuda a tomar conciencia de la amplitud de tu ser y te ofrece el solaz de saber que no estás solo en el universo. Sostener una estrella holandita invoca a un guía o ayudante, o te permite visitar las estrellas para recibir consejo y sentirte reconfortado.

Las estrellas dentro del cristal son de geotita, un mineral que se sintoniza con las notas de la Tierra y las estrellas, aportando un contacto más profundo con las energías terrenales. La geotita resuena con el 44, el número de la metamorfosis, y facilita la clariaudiencia* y las capacidades metafísicas*. Poderosamente sintonizada con el poder sanador de la naturaleza, potencia las habilidades del zahorí. Esta piedra contacta con los devas* y el *anima terra*, haciéndote más sensible a las energías sutiles y a las corrientes energéticas dentro de la Tierra y del ser humano.

A nivel medioambiental, la estrella holandita facilita la «sintonía» de los meridianos energéticos* del planeta y reactiva los puntos de poder que instauraron los antiguos.

CURACIÓN: Opera principalmente más allá del nivel físico del ser; *véase* Geotita, páginas 142-143.

POSICIÓN: Sostenlo o ponlo en entramados (véanse páginas 28-31) según sea apropiado.

(Véase también Geotita, páginas 142-143.)

CUARZO: **CUARZO SEMILLA ESTELAR**

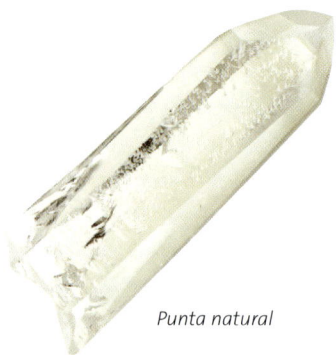

Punta natural

COLOR	Blanco
APARIENCIA	Grabado en las facetas alternas o en incrustaciones drusa de cuarzo en las facetas alternas
RAREZA	Raro
ORIGEN	Todo el mundo

ATRIBUTOS: El semilla estelar da acceso a la sabiduría de las antiguas civilizaciones de Lemuria, Atlántida y Egipto, y a su conexión con los seres de las estrellas, siendo el cristal perfecto para la comunicación estelar e interdimensional. Grabado con inclusiones que actúan como un mapa estelar, durante la meditación el semilla de estrellas te ayuda a descubrir con qué estrella está asociado tu espíritu y cuál es tu misión en la Tierra. Te resintoniza con tu grupo estelar y su propósito colectivo, aliviando la nostalgia del hogar. Puede romper las pautas* de la línea ancestral que te mantienen esclavo, permitiéndote ser completamente tu propio Ser.

A nivel espiritual, este cristal es portador de la energía de la Tara Verde, la diosa budista de la compasión, y te lleva a un estado como de Shamballa, incorporando una claridad excepcional y una forma pura dentro de una infinitud de ser. En ese estado no hay nada que hacer, sólo *ser*.

A nivel psicológico, este cristal resalta los cruces de camino y te muestra que los aparentes errores son portadores de una semilla de crecimiento para el alma, llevándote de la perspectiva de la personalidad a la del alma.

Como les ocurre a todos los cristales grabados, los semillas de estrella pueden leerse para redescubrir el antiguo conocimiento y el propósito del alma al encarnar en la vida actual.

En la curación física o kármica*, el cuarzo semilla de estrellas conecta con la impronta* que controla la impronta etérica y te realinea con el patrón óptimo.

Junto con el cuarzo lámina de azúcar, el semilla de estrellas despierta los chacras tercer ojo, soma, estrella del alma y puerta estelar, y activa lo no manifestado, llevando tu corazón y tu alma a la unidad. Proporciona una profunda curación de las habilidades metafísicas* bloqueadas en vidas anteriores.

CURACIÓN: Opera más allá de los niveles físicos del ser realineando la impronta etérica con la impronta original pura, para que se manifieste la perfección física.

POSICIÓN: Sostenlo o ponlo en entramados (véanse páginas 28-31) según sea apropiado.

NOTA: Combina el cuarzo semilla de estrellas con el cuarzo lámina de azúcar para que tenga el máximo efecto.

CUARZO: CUARZO FRESA

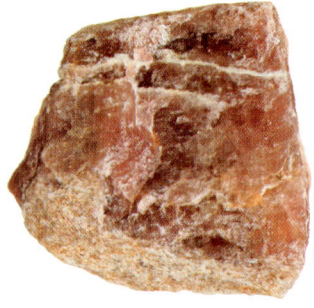

En estado natural

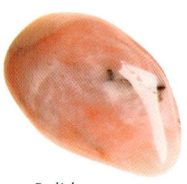

Pulido

COLOR	Rosa
APARIENCIA	Cuarzo de claro a opaco o inclusiones dentro del cuarzo
RAREZA	Raro (puede estar manufacturado)
ORIGEN	Rusia

ATRIBUTOS: El cuarzo fresa ayuda a vivir consciente y alegremente en el momento, enseñándote a encontrar humor en todas las situaciones y a llevar amor divino a todo lo que haces. Con cuarzo fresa natural se hace una poderosa esencia de gemas (véase página 361) para llevar amor al corazón. Rociado como esencia o entramado* alrededor de una habitación crea un entorno armonioso y amoroso que te envuelve en una capa de amor, dondequiera que estés.

Esta piedra espiritualmente intuitiva te permite descubrir durante la meditación por qué elegiste las circunstancias de tu actual encarnación y los dones kármicos* que llevaste a ellas.

DIRECTORIO DE CRISTALES

A nivel psicológico, el cuarzo fresa reduce las restricciones que te impones a ti mismo y te ayuda a reprogramar las falsas creencias, aportando una visión positiva. Esta piedra tiene una energía intensa que te ayuda a recordar los sueños y a comprender el mensaje que contienen. Estabiliza las conexiones entre los cuerpos físico y sutil*, sacando a la luz las causas ocultas de las situaciones actuales, especialmente cuando son creadas por uno mismo. Potencia la autoestima y reduce la ansiedad, reemplazándola por tranquilidad.

A nivel mental, el cuarzo fresa facilita el pensamiento claro, calma la mente agitada y da una perspectiva más objetiva.

A nivel emocional, esta piedra lleva alegría y felicidad a tu vida, enseñándote que ya no debes confiar en los demás para sentir cosas positivas. Alivia las tensiones de una relación existente y fomenta el romance.

A nivel físico, el cuarzo fresa facilita el flujo de amor divino a través de todas las células del cuerpo, llevándolas al equilibrio e impartiendo una sensación de bienestar.

CURACIÓN: Sana la ansiedad y sustenta el corazón.

POSICIÓN: Sostenlo, crea entramados con él (véanse páginas 28-31) o ponlo donde sea apropiado.

NOTA: El cuarzo fresa puede ser manufacturado artificialmente, lo que reduce, pero no niega completamente, la intensidad de su acción.

CUARZO: **CUARZO LÁMINA DE AZÚCAR**

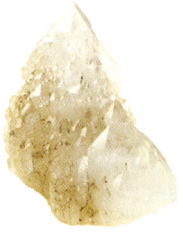

En estado natural

COLOR	Blanco
APARIENCIA	Largas láminas al lado de cuarzo en drusa
RAREZA	Raro
ORIGEN	Sudáfrica

ATRIBUTOS: El cuarzo lámina de azúcar tiene una resonancia particularmente fuerte con los chacras soma y estrella del alma, y con el Yo Superior*, ayudándote a sintonizar con la extraordinaria amplitud de tu identidad espiritual esencial y a reflejarla hacia el mundo.

A nivel espiritual, esta formación es portadora de la fuerza de vida de Todo Lo Que Es* y de un holograma de tu ser multidimensional. Se alinea y se vincula con el Yo Superior* y con la infinitud del ser, ayudando a elegir la dirección de vida y mostrando qué puerta abrir hacia el futuro y cuál cerrar al pasado.

El cuarzo lámina de azúcar es una piedra de contacto extraterrestre, que te pone en comunicación mental con los seres de las estrellas a fin de acceder a las enseñanzas de nuestros vecinos en el universo. Para saber de qué estrella procedes, pon un cuarzo lámina de azúcar sobre el chacra soma o puerta estelar que te ayude a viajar* a casa y a conservar la conciencia de lo que descubras.

Usado junto al cuarzo semilla de estrellas, el lámina de azúcar despierta los chacras tercer ojo y soma, y activa no lo manifestado, unificando el alma con el corazón. Esta piedra proporciona una profunda sanación de las capacidades metafísicas* bloqueadas en vidas anteriores, abriendo a la clarividencia* y a la visión psíquica.

A nivel psicológico, esta piedra es particularmente útil para aquellos que sienten que la Tierra no es su planeta de origen y para los que tienen unos límites imprecisos, pues asienta el cuerpo de luz en el cuerpo físico, haciendo que la encarnación física sea más cómoda y esté más protegida.

CURACIÓN: Opera más allá del nivel físico del ser para sanar el cuerpo de luz.

POSICIÓN: Sostenlo o ponlo donde sea adecuado. Para favorecer el aterrizaje de naves espaciales, establece un entramado en torno al lugar adecuado.

PIEDRA ADICIONAL

El **cuarzo vara de las hadas**, procedente de México, es similar al cuarzo espíritu y tiene una intensa conexión con el mundo de las hadas, siendo útil para los viajes interdimensionales*. El cetro de cuarzo invertido que aquí se muestra transmite energía sanadora, la limpia y la devuelve al sanador. El cetro de cuarzo vara de las hadas libera la mente de falsas ilusiones y la lleva a un punto de quietud. Usado con cuidado por alguien que haya alcanzado un alto nivel iniciático, sana las iniciaciones no completadas o completa alguna que fracasó en el pasado. Ayuda a encontrar el don en cada experiencia, llamándote al grupo del alma* a unirse para completar su misión. (*Véase también* Cuarzo de las hadas, página 257).

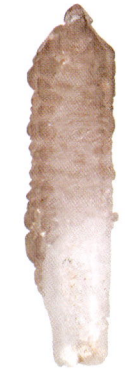

Cuarzo vara de las hadas (cetro invertido)

CUARZO: **CUARZO AURA TANZANITA**

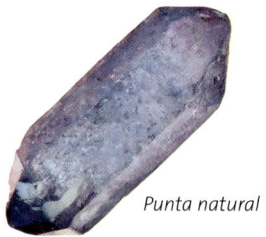

Punta natural

COLOR	Lila-azul (y véase más abajo)
APARIENCIA	Punta de cuarzo recubierta
RAREZA	Se está haciendo más fácil de conseguir
ORIGEN	Cuarzo corregido artificialmente

ATRIBUTOS: Este cuarzo, alquimizado de oro e indio, aporta equilibrio y una profunda interconexión espiritual. Sintonizado con la llama violeta de la transmutación, abre y alinea los chacras estrella del alma y coronario, y dirige energía cósmica hacia el cuerpo físico y la Tierra. Esta piedra te lleva a un estado centrado de «no-mente» que potencia el disfrute sensual del mundo.

A nivel emocional, el cuarzo aura tanzanita proporciona un profundo bienestar espiritual, disolviendo los bloqueos emocionales y reemplazándolos por amor incondicional y la sensación de formar parte de un grupo del alma* más extenso, cuyos miembros se apoyan unos a otros para aprender de los retos de la vida: un grupo elegido antes de la encarnación por los dones que aportan. A nivel físico, el cuarzo aura tanzanita tiene un poderoso efecto regulador sobre las glándulas pituitaria, hipotálamo y pineal, que aportan equilibrio físico. El indio ayuda

DIRECTORIO DE CRISTALES

en la asimilación de minerales y sustenta un equilibrio metabólico y hormonal óptimo, que produce bienestar físico y mental. Se cree que es un anticancerígeno y reactiva energéticamente la tiroides inactiva.

CURACIÓN: Es beneficioso para el metabolismo, la migraña, la asimilación de minerales, el insomnio, el desorden de hiperactividad por déficit de atención, el sistema inmunitario, la neumonía, la convalecencia, la depresión, la inflamación, la fibromialgia tiroidea, el lupus, la diabetes, la visión, el glaucoma, el tracto urinario, la presión sanguínea, la circulación, el páncreas, el bazo y el hígado.

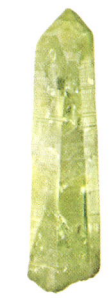

Cuarzo manzana aura (punta natural)

POSICIÓN: Llévalo puesto constantemente sobre la garganta. Sostenlo, haz entramados con él (véanse páginas 28-31) o colócalo donde sea apropiado.

CUARZOS AURA ESPECÍFICOS

El **cuarzo manzana aura,** hecho con níquel sobre cuarzo, cuando se lleva sobre la base del esternón o se adosa con cinta adhesiva sobre el chacra del bazo protege este órgano. Corta el agotamiento de la energía multidimensional y permite superar el vampirismo* psíquico. Corta las ataduras con parejas anteriores o mentores que retienen un intenso vínculo mental o emocional a pesar de la separación física.

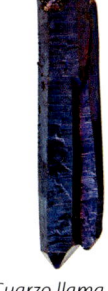

Cuarzo llama aura (punta natural)

El **cuarzo llama aura,** titanio (rutilo) y niobio sobre cuarzo, es una piedra de iniciación. Produce un cambio energético, haciendo que la energía kundalini* se eleve por la columna y por los cuerpos sutiles*, y ajustando su efecto para dar lo que cada alma necesita para su evolución. Armoniza los planetas de una carta astrológica y ayuda a «leer» a la gente a niveles energético y sutil.

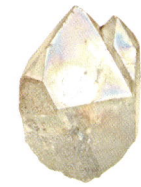

Cuarzo ópalo aura (punta natural)

El **cuarzo ópalo aura,** platino sobre cuarzo, facilita la unión total con la conciencia divina y cósmica*. Transmite esperanza y optimismo, siendo un cristal de alegría. Purifica y equilibra todos los chacras, y abre a una profunda conciencia meditativa. Integra el cuerpo de luz* en las dimensiones físicas y estabiliza nuevas vibraciones.

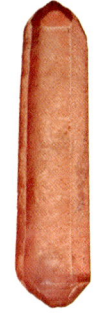

Cuarzo rosa aura (punta natural)

El **cuarzo rosa aura,** platino sobre cuarzo, establece una poderosa conexión con el amor universal y produce una energía dinámica que actúa sobre la glándula pineal y el chacra corazón para transmutar dudas arraigadas sobre la propia valía, y te otorga el regalo del amor de tu Ser. Imbuye todo el cuerpo de amor, devolviendo el equilibrio a las células, y vincula los chacras básico, sacro, plexo solar y corazón para llevar pasión al corazón.

El **cuarzo mandarina sol aura,** hierro y oro sobre cuarzo, abre un tercer ojo bloqueado o que no ha despertado, especialmente en su forma de seis lados. Sana los chacras tercer ojo y soma después del trauma psíquico o la restricción. Sustenta activamente la exploración espiritual, conecta con las fuerzas espirituales superiores, aterriza la visión y la manifiesta en la vida cotidiana.

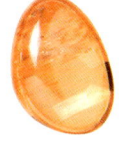

Cuarzo mandarina sol aura (pulido)

A nivel psicológico, el mandarina sol te hace más capaz de responder, eleva el espíritu e imparte la habilidad de afrontar los desafíos de la vida con ecuanimidad y buen ánimo. A nivel mental, analiza y categoriza, alineando la claridad, la intuición y la perspectiva con la fuerza. A nivel emocional, dispersa los estados de ánimo oscuros y aligera los baches emocionales, produciendo equilibrio emocional. Une los chacras básico, sacro y plexo solar, limpiando el flujo energético y estimulando la creatividad, particularmente cuando está bloqueada por la crítica o la desaprobación.

A nivel físico, el mandarina sol imparte abundante energía y estabiliza el vínculo entre los cuerpos físico y sutil. Con un fuerte poder de penetración, entra en cada célula del cuerpo, recarga y vigoriza el funcionamiento celular e imparte una gran fuerza física y psicológica, potenciando la sexualidad. Sustenta y oxigena la sangre, el hígado y el bazo, y permite superar la anemia.

CUARZO: **AMATISTA VERACRUZ**

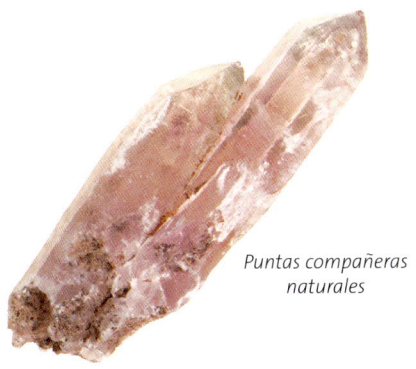

Puntas compañeras naturales

COLOR	Lavanda muy claro
APARIENCIA	Ligera y clara; puede contener fantasmas
RAREZA	Rara
ORIGEN	México

ATRIBUTOS: La etérea amatista Veracruz es una piedra de vibración extremamente elevada*, sintonizada con la llama violeta de la transmutación, y trabaja sobre la impronta etérica* y el ADN sutil* para producir una profunda sanación interdimensional. Es una piedra eficaz para la purificación, particularmente a nivel espiritual, que retira las improntas y apegos de todo tipo. Se trata de una piedra protectora que ofrece seguridad en las experiencias de salida del cuerpo y favorece el viaje* espiritual.

A nivel espiritual, esta amatista concreta te lleva instantáneamente al estado mental combinado de las ondas alfa y theta, facilitando la meditación y el trance, y fomentando las capacidades adivinatorias. Cuando se sostiene sobre los chacras soma o tercer ojo, sueña un nuevo mundo que después lleva a la realidad. Se trata de una poderosa herramienta chamánica que trabaja a altos niveles; cuando se pone sobre el chacra estrella del alma, da acceso a planos vibratorios donde las almas se encuentran y se funden en la unidad. La amatista Veracruz activa y limpia todos los chacras, especialmente el tercer ojo, el coronario y el coronario superior, y los alinea con el cuerpo de luz* a través del estrella del alma.

Psicológicamente, resulta útil para comprender y reencuadrar* las causas de las adicciones, y en particular es de ayuda en los casos de obsesión espiritual, especialmente cuando está dentro de los cuerpos sutiles* o surge de una causa originada en vidas pasadas. La amatista Veracruz es útil para romper el ciclo de codependencia que se produce en las adicciones. Ayuda a los cuidadores a darse cuenta de que «no pueden hacerlo» por el adicto, ni tampoco controlar su conducta. Esta piedra ayuda a tomar distancia, a amar incondicionalmente y a permitir que la otra alma realice su propio viaje. Rompe la dependencia de ser el «cuidador» —que necesita ser necesitado— o de ser la persona «cuidada», una dinámica kármica* que subyace en las relaciones de codependencia. La amatista Veracruz enseña que las adicciones son una búsqueda de la plenitud y de la inmersión en el espíritu que produce la comunicación con lo divino. Facilita la expansión del yo buscada por el adicto de una manera más constructiva de lo que es posible conseguir con la bebida, las drogas o cualquier otra dependencia; esta piedra ayuda al alma a expresar completamente sus dones.

CURACIÓN: Opera más allá del nivel físico del ser para sanar el cuerpo de luz, pero realiza una profunda sanación celular y ayuda a superar las adicciones.

POSICIÓN: Sostenla o establece entramados con ella (véanse páginas 28-31) tal como sea apropiado.

FELDESPATO ROJO CON FENACITA

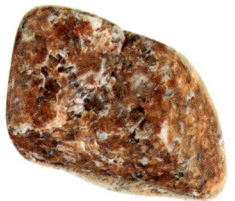

En estado natural

COLOR	Rojo y blanco
APARIENCIA	Piedra opaca con inclusiones y cristales claros
RAREZA	Combinación rara
ORIGEN	Madagascar, Rusia, Zimbabwe, Estados Unidos, Brasil

ATRIBUTOS: Esta piedra «te despabila» para movilizarte y te recuerda que la evolución espiritual no tiene que tomarse con seriedad. Eleva la autoconciencia y la capacidad de amar incondicionalmente, y cambia tu realidad asentando la comprensión espiritual en la expresión física. Da acceso a los Maestros Ascendidos* y a los Registros Akáshicos*. En el trabajo con los sueños, explora las implicaciones más profundas y produce un resultado fructífero. A nivel psicológico, anima a soltar el pasado y las pautas arraigadas, reprograma la memoria celular* y te abre a una forma de ser más dinámica.

CURACIÓN: Resulta útil para reestructurar la impronta etérica* y la memoria celular; es beneficiosa para los problemas de piel y musculares.

POSICIÓN: Sostén sobre el tercer ojo o establece entramados con él.

RUTILO

TAMBIÉN CONOCIDO COMO TITANIO

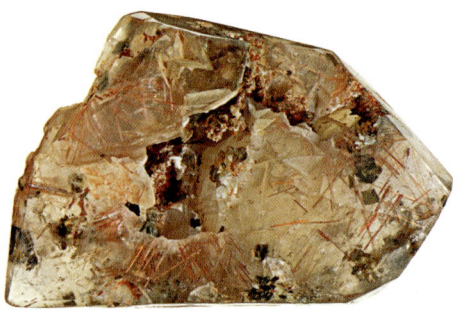

Rutilo en cuarzo, con el cristal de rutilo en el centro

COLOR	Rojizo naranja-marrón
APARIENCIA	Cristalino metálico, a menudo incluye agujas
RAREZA	Fácil de conseguir
ORIGEN	África, Australia

ATRIBUTOS: El rutilo imparte una vibración etérea a cualquier cristal en el que está incluido*, potenciando los viajes* fuera del cuerpo y el contacto angélico a través de su sintonía con lo divino. No obstante, no es un cristal aéreo y liviano cuando acelera el crecimiento espiritual; va inmediatamente al núcleo del asunto e insiste en que lo afrontes.

Espiritualmente, el rutilo afina la intuición, indica los posibles fallos en tu camino antes de que te los encuentres y resalta cuáles son las elecciones que puedes hacer. A menudo se halla dentro del cuarzo (cabello de ángel) e integra las vibraciones superiores* en el cuerpo de luz*.

A nivel psicológico, el rutilo sana la enfermedad psicosomática, yendo directo a la raíz del problema. Indica las causas kármicas* de las enfermedades crónicas y reprograma la memoria celular*. Puesto sobre el chacra sacro o el dantien*, el rutilo contrarresta los problemas sexuales que tienen su causa en una vida pasada, sacando a la conciencia sus causas para poder reencuadrarlas* y soltarlas. (La guía de un terapeuta cualificado es de ayuda durante este proceso.)

A nivel emocional, el rutilo estabiliza relaciones de todo tipo generando fidelidad emocional y asentando* las conexiones de los chacras superiores.

A nivel medioambiental, el rutilo da estabilidad al entramado de la Tierra, restaura su memoria celular* y es extremadamente útil en los entramados curativos. Irradia poder a lo largo de las líneas-canción de la Tierra.

Esta piedra activa fuertemente la sección terrenal de un ancla cósmica*, manteniéndote alineado entre el núcleo de la Tierra y el centro galáctico*, y permitiéndote asentar las descargas* de energía de alta vibración y pasarlas hacia la tierra. Si está incluido en el cuarzo, el rutilo también abre la porción galáctica de un ancla cósmica.

Es un poderoso cristal limpiador que protege y purifica la envoltura biomagnética*, equilibrándola con el cuerpo físico.

CURACIÓN: Es beneficioso para la lactancia, la memoria celular, la elasticidad de los vasos sanguíneos, la regeneración celular, la bronquitis, la eyaculación precoz, la impotencia, la frigidez y la anorgasmia.

POSICIÓN: Sostenlo, crea entramados con él (véanse páginas 28-31) o ponlo donde sea apropiado. Ponlo la anchura de una mano por debajo del ombligo para la curación sexual y sobre el chacra tierra para activar un ancla cósmica.

ESCAPOLITA

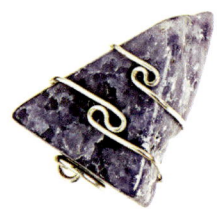

Azul (tallada)

COLOR	Azul, gris, amarillo, púrpura, violeta
APARIENCIA	Cristal brillante, estriado, opaco o traslúcido
RAREZA	Algunos colores son raros
ORIGEN	Madagascar, Estados Unidos, Noruega, Italia, México

ATRIBUTOS: La escapolita es una piedra de autodisciplina que estimula la independencia y la consecución de objetivos basados en una planificación mental objetiva más que en el mero deseo. Supera la inercia y el autosabotaje, induce transformación y proporciona claridad para ver lo que se necesita.

Psicológicamente , esta piedra limpia de la conciencia el complejo de «ser el chivo expiatorio», por sutil que sea, bloqueando cualquier influencia externa que sabotee tu vida. Permite hablar con el saboteador interno o chivo expiatorio, evaluando el papel que esa figura cree tener en tu vida (generalmente algo que has superado y ya no resulta apropiado), y alineando esa figura para que te ayude en tu plan de vida actual. Seguidamente, la escapolita te saca de tu inercia espiritual y te lleva a la acción dinámica.

A nivel mental, la escapolita resulta útil para realizar el cambio consciente. Libera el lado izquierdo del cerebro, incrementando la capacidad analítica. Ésta es la piedra perfecta para llevarla puesta si tienes dislexia. A nivel emocional, la escapolita retira la culpabilidad y reactiva la impronta emocional*, limpiando los efectos del trauma. A nivel físico, la escapolita desbloquea eficazmente, facilitando la liberación de la energía «estancada» del cuerpo, especialmente en las piernas y en las venas.

CURACIÓN: Ayuda a recuperarse después de las operaciones y estimula la memoria celular* y la asimilación del calcio. Se dice que desbloquea las venas varicosas, las cataratas y el glaucoma, ayuda en las dolencias de los huesos y los hombros, calma los ojos inquietos y supera la incontinencia.

POSICIÓN: Sostenla o llévala puesta donde sea apropiado.

COLORES ESPECÍFICOS

La **escapolita azul** es extremadamente calmante, corta la confusión y ayuda a ir a la profundidad del Ser para encontrar la fuente de los problemas de esta u otra vida.

La **escapolita púrpura** es una piedra de una vibración extremadamente elevada* que te devuelve a un estado de unidad que limpia el recuerdo del alma de estar alienado, de ser el chivo expiatorio o de haber sido saboteado, disolviendo las pautas de vidas anteriores y las voces internas que podrían estar saboteando tu vida ahora mismo. Esta poderosa piedra eleva tu conciencia del fango y te ayuda a evolucionar.

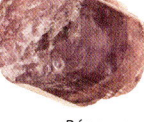

Púrpura (en estado natural)

La **escapolita amarilla** elimina el sabotaje mental, la manipulación y los pensamientos, tales como «no soy lo suficientemente bueno», que te impiden expresar tu pleno potencial, permitiéndote tomar decisiones desde una perspectiva objetiva. A nivel físico, calma la hiperactividad.

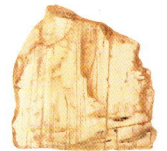

Amarilla (en estado natural)

SEPTARIA

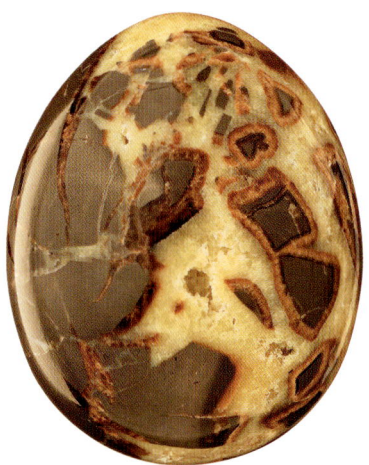

Huevo tallado

COLOR	Amarillo y gris
APARIENCIA	Agrietada, fisuras llena de «barro» y nódulos forrados de piedra granulada
RAREZA	Fácil de conseguir
ORIGEN	Australia, Estados Unidos, Canadá, España, Inglaterra, Nueva Zelanda, Madagascar

ATRIBUTOS: Unificando las cualidades de la calcita, la aragonita y la calcedonia, la septaria anima a cuidar de la Tierra: las manchas grises de la piedra conectan con la energía dévica*. Esta piedra enfoca las vibraciones curativas de los círculos de cánticos y tambores, y puede usarse para potenciar la cohesión de cualquier grupo espiritual.

Usada para la programación neurolingüística, la septaria ayuda a reestructurar y reprogramar, y dirige al terapeuta hacia las herramientas más apropiadas.

Espiritualmente, la septaria armoniza las emociones y el intelecto con la mente superior para producir iluminación.

A nivel mental, esta piedra alegre te ofrece apoyo cuando incubas nuevas ideas y te ayuda a manifestarlas, inculcando paciencia, tolerancia y resistencia. Por el contrario, si tienes ideas pero nunca las pones en práctica, concreta tu creatividad. La septaria te ayuda cuando hablas en público, pues hace que cada individuo de la audiencia sienta que te diriges personalmente a él. La septaria también potencia tu capacidad de comunicación dentro de un grupo.

A nivel emocional, nutre y calma, siendo una piedra útil para alimentarse uno mismo y cuidar de los demás. Los sanadores pueden meditar con septaria para conocer intuitivamente la causa de la enfermedad*. Esta piedra es extremadamente útil para enfocar la capacidad curativa del cuerpo y facilita la flexibilidad del movimiento físico.

A nivel físico, la septaria detecta y reequilibra los bloqueos energéticos corporales: a menudo se encuentra como un nódulo con forma de huevo que confina y conforma físicamente la energía. Si la piedra tiene un extremo apuntado, resulta útil como herramienta de reflexología o acupresión. Los huevos de septaria son unos perfectos «reconfortadores de mano» para usar en momentos de estrés.

CURACIÓN: Es beneficiosa para el desorden afectivo estacional, la autocuración, los desórdenes de la piel, la memoria celular* y el metabolismo; reduce la hinchazón y los tumores. Fortalece los intestinos, los riñones, la sangre y el corazón.

POSICIÓN: Sostenla, crea entramados con ella o ponla donde sea apropiado.

SHIVA LINGAM

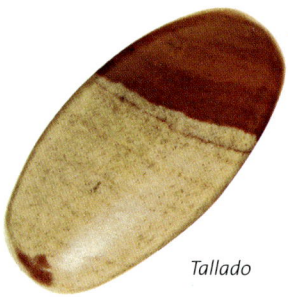

Tallado

COLOR	Rojo y beis o gris
APARIENCIA	Forma lisa, opaca y fálica
RAREZA	Los naturales son raros
ORIGEN	India; puede estar pulido y tallado artificialmente

ATRIBUTOS: El Shiva lingam, que simboliza la unión del dios hindú Shiva con su consorte, Kali, activa los chacras básico y sacro, y eleva y controla la energía kundalini*. Es perfecto para facilitar la evolución espiritual a través del tantra o la magia sexual. Esta piedra es un símbolo de la sexualidad y de la potente energía masculina, y ha sido sagrada durante miles de años. Facilita la unión de los opuestos, como masculino y femenino o cuerpo y alma, y es excelente para la curación sexual.

El Shiva lingam imparte intuición psicológica y ayuda a mirar dentro para dejar atrás todo lo que ya has superado. Esta piedra es particularmente útil para el dolor emocional surgido de la primera infancia, especialmente del abuso sexual, pues reinstaura la confianza en la energía masculina y en tus propias cualidades masculinas, o puede atraer un compañero que sane tu sexualidad.

Adecuadamente programado (véase página 358), el Shiva lingam corta la conexión sexual etérica después de que una relación haya cesado y retira los ganchos de la vagina y el útero, reenergizando el chacra básico y abriendo el camino a una nueva relación. Es la piedra perfecta para crear un ritual de autoamor que reclame la feminidad y el poder femenino.

CURACIÓN: Es beneficioso para superar la mortificación sexual o el abuso, la infertilidad, la impotencia, la anorgasmia y los calambres menstruales. Estimula el flujo eléctrico en los sistemas corporales y los meridianos sutiles.

POSICIÓN: Sostenlo, establece entramados con él (véanse páginas 28-31) o ponlo donde sea adecuado.

ESPECTROLITA

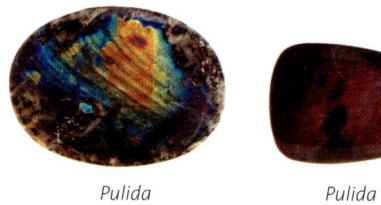

Pulida

Pulida (destello rojo)

COLOR	Verdoso con vívidos destellos azulados, naranjas, amarillos, verdes y rojos
APARIENCIA	Opaca hasta que la luz activa la iridiscencia
RAREZA	Fácil de conseguir, pero cara
ORIGEN	Finlandia, Canadá, Rusia, México, Portugal, Nueva Zelanda

ATRIBUTOS: La espectralita es una resonancia* superior de la labradorita que envuelve el alma en una capa protectora en cualquier reino.

Espiritualmente, esta piedra altamente mágica eleva la conciencia y facilita el viaje* multidimensional e interdimensional. La espectralita contiene una profunda sabiduría esotérica que te lleva a otras vidas, retirando los residuos psíquicos de anteriores decepciones o malos deseos*, y fortaleciendo tu confianza en el universo. Es una piedra de transformación que prepara el cuerpo y el alma para la ascensión*. Llevarla puesta impide cualquier goteo energético o vampirización de la envoltura biomagnética* o del chacra bazo, especialmente por parte de un espíritu desencarnado. Potenciando la visión psíquica, esta piedra filtra el tercer ojo y desvía las energías o las informaciones no deseadas para que no te impacten. La espectrolita retira

DIRECTORIO DE CRISTALES

las proyecciones de otras personas*, incluyendo las formas mentales* enganchadas en la envoltura biomagnética, el chacra soma o el tercer ojo.

A nivel psicológico, disipa los miedos y las inseguridades, y saca a la luz tus puntos fuertes. A nivel mental, equilibra el análisis y la racionalidad con la visión interna. A nivel emocional, incrementa la empatía y la aceptación de la diferencia individual, y muestra por qué la gente elige evolucionar a través de guiones de vida complicados.

CURACIÓN: Ayuda en el insomnio causado por la sobrecarga psíquica.

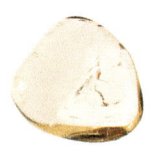

Bytownita (pulida)

POSICIÓN: Sostenla o llévala puesta donde sea apropiado. (La labradorita en estado natural es más apropiada para hacer entramados.)

FORMAS ADICIONALES

La **bytownita (labradorita amarilla dorada)** da acceso a los niveles de conciencia más elevados y facilita los dones metafísicos* y la visualización, abriendo el tercer ojo bloqueado. La bytownita expande el cuerpo mental y sintoniza con la sabiduría superior, desvincula de la influencia indebida de los demás y trata la codependencia: un «cuidador» que es incapaz de dejar que los demás aprendan sus lecciones o que quiere prolongar la dependencia inconscientemente. Resulta útil para superar la indecisión, y trabaja sobre la impronta etérica* aliviando el estómago, el bazo, el hígado, la vesícula biliar y las glándulas adrenales.

Bytownita (en estado natural)

La **hiperestena (labradorita terciopelo)** tiene una suave energía fortalecedora, enraizante* y protectora, que absorbe el poder espiritual para rodearte de luz. Es la acompañante perfecta para los viajes al mundo inferior* en la rueda de la medicina cristalina. A veces la hiperestena puede provocar una poderosa catarsis desintoxicante de la energía negativa o hacerte afrontar tus miedos más profundos.

Hiperestena violeta (pulida)

ESPECULARITA

TAMBIÉN CONOCIDA COMO HEMATITE ESPECULAR

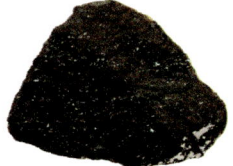

Tallada y pulida

COLOR	Azul plateado
APARIENCIA	Oscura y brillante como un cielo nocturno
RAREZA	Fácil de conseguir
ORIGEN	Estados Unidos, Canadá, Italia, Brasil, Suiza, Suecia, Venezuela, África

ATRIBUTOS: La especularita es una resonancia* superior del hematite que te ayuda a manifestar tu espíritu único sobre la Tierra, identificando dónde pueden usarse mejor tus talentos particulares. Protectora y estabilizante*, esta piedra activa un ancla cósmica*, aterrizando las energías de alta frecuencia espiritual en la realidad funcional del mundo cotidiano y elevando la vibración de los cuerpos físico y sutil* para que reciban dichas energías eficazmente. Resulta útil para la curación de la Tierra* y contrarresta las energías electromagnéticas.

CURACIÓN: Es beneficiosa para la hemoglobina, la anemia y la sangre.

POSICIÓN: Sostenla, crea entramados con ella (véanse páginas 28-31) o ponla junto a un ordenador para armonizarlo con el cuerpo físico.

ESTIBNITA

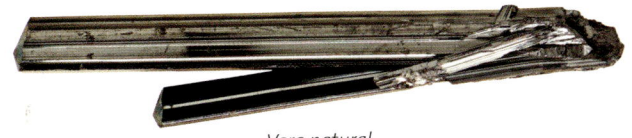

Vara natural

COLOR	Plateado
APARIENCIA	Abanicos y láminas metálicos, como agujas, que se deslustran; a menudo tiene forma de vara
RAREZA	Fácil de conseguir
ORIGEN	Japón, Rumania, Estados Unidos, China

ATRIBUTOS: La estibnita une los chacras básico, sacro, soma y plexo solar, formando un espacio perfecto y creando un escudo energético en torno al cuerpo físico. Es una piedra útil para viajar*, pues protege durante el viaje y después devuelve el alma a su casa en el cuerpo físico.

A nivel espiritual, cuando se usa como vara con intención enfocada, esta piedra separa la forma pura de la escoria, y es una herramienta eficaz para liberar la posesión de entidades* o la energía negativa. Usada sabiamente, puede atraer todo lo que deseas, pero asegúrate de que eso es lo que realmente quieres para tu bien más alto.

A nivel psicológico, esta piedra te muestra el oro que hay en tu centro, reconociendo tus dones, y te ayuda a encontrar valor en las experiencias más difíciles.

En el mundo chamánico, la estibnita es portadora de la energía del lobo y facilita el viajar con este animal perceptivo para explorar el norte de la rueda de la medicina (véanse páginas 368-375).

A nivel emocional, la estibnita te ayuda a eliminar los tentáculos de las relaciones pegajosas que penetran en los cuerpos físico y sutil*, especialmente después de la separación física. Es de ayuda en los rituales para cortar vínculos y soltar aspectos de vidas pasadas, siendo particularmente útil en situaciones en las que te resulta difícil decir no a un compañero anterior, aunque el hecho de haber cortado un vínculo puede provocar una situación que ponga a prueba si el corte es completo y puedes mantenerte firme en tu terreno. De ser así, sostén el cristal y enfoca tu conciencia para asegurarte el éxito.

CURACIÓN: Es de ayuda para la memoria celular*, el esófago y el estómago, y para disolver la rigidez, la infección y el herpes.

POSICIÓN: Sostenla, crea entramados con ella (véanse páginas 28-31) o ponla donde sea apropiado.

NOTA: Véase también, en la página 208, el portal que va en una sola dirección. Como la estibnita es tóxica, lávate las manos con cuidado después de usarla, y fabrica esencia de gemas por el método indirecto (véase página 361).

STICHTITA

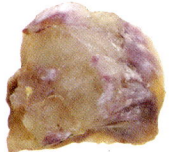

En estado natural

COLOR	Lila, púrpura
APARIENCIA	Capas cerosas, opacas
RAREZA	Fácil de conseguir
ORIGEN	Estados Unidos, Tasmania, Canadá, Sudáfrica

ATRIBUTOS: La stichtita te ayuda a manifestar tu verdadero yo y a vivir de acuerdo con los contratos de tu alma para la vida actual, facilitando el ascenso de la energía kundalini* por la columna hasta el corazón. Es una piedra intensamente protectora.

Psicológicamente, al ayudarte a mantener tu mente, tus opiniones y tu conciencia emocional agudamente sintonizadas, la stichtita te enseña que las emociones negativas y las actitudes arraigadas afectan a tu bienestar, y te sustenta mientras las reencuadras. Esta piedra puede mejorar y arrojar luz sobre los asuntos emocionales que subyacen en los desórdenes alimentarios, en los deseos desordenados de comer y en las alergias.

A nivel físico, la stichtita es una piedra de resistencia y recuperación, que te apoya durante la convalecencia y reprograma las rutas neuronales del cerebro para contrarrestar una enfermedad* degenerativa.

Si tú o un niño tenéis que emprender un camino diferente, la stichtita es la herramienta perfecta y es de ayuda para los niños índigo* con hiperactividad, así como para tratar el desorden por déficit de atención por hiperactividad y otros similares. Es una piedra benéfica que se puede llevar en el bolsillo si vives solo, pues proporciona compañía y tiene una influencia calmante sobre el entorno.

CURACIÓN: Es beneficiosa para la hiperactividad, la elasticidad de la piel y las marcas de estiramiento, los dolores de cabeza, la hernia, los dientes y las encías, la enfermedad de Parkinson y la demencia. Calma los sistemas digestivo y nervioso, y estabiliza la presión sanguínea y la química cerebral.

POSICIÓN: Sostenla, crea entramados con ella (véanse páginas 28-31) o ponla donde sea apropiado. Para tratar el desorden de déficit de atención por hiperactividad, llévala en el bolsillo.

(Véase también Atlantasita, páginas 59-60.)

DIRECTORIO DE CRISTALES

SUPER SIETE

TAMBIÉN CONOCIDA COMO PIEDRA MELODÍA, SIETE SAGRADOS

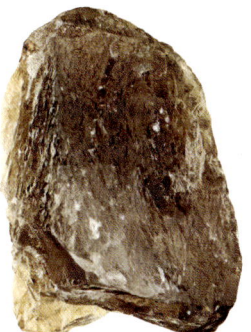

En estado natural

COLOR	Púrpura profundo, naranja, rojo y marrón
APARIENCIA	Cristal de claro a opaco, con varios colores visibles
RAREZA	Raro y aparentemente agotado en las minas, pero se están abriendo nuevos yacimientos
ORIGEN	Brasil, Estados Unidos

ATRIBUTOS: La super siete combina las cualidades espirituales y protectoras de la amatista; la capacidad limpiadora y estabilizante del cuarzo ahumado, y las propiedades amplificadoras de la energía del cuarzo con rutilo, la geotita, la lepidocrita y la cacoxenita. La pieza más pequeña de super siete lleva la vibración de la totalidad, tanto si están presentes todos los minerales como si no, recordándote que eres un hijo de la Tierra y de las estrellas.

A nivel espiritual, esta piedra de alta vibración* es una central eléctrica espiritual con una claridad excepcional. Se dice que está cambiando el nivel vibratorio del planeta y de todo lo que contiene, y que está trayendo la era de Acuario. Muchas piezas de super siete contienen un ser espiritual sintonizado con las fuentes más elevadas de guía e inspiración para que no tengas que ir a ninguna parte a fin de conseguir guía. Meditar con super siete es una experiencia celestial, siendo ésta una piedra útil como portadora de esencias de gemas o florales (véase página 361) para la curación a distancia.

Esta piedra sustenta y eleva la vibración de otros cristales vecinos. Activa todos los chacras y los cuerpos sutiles*, y los alinea con las vibraciones* espirituales más altas, activando los dones espirituales y potenciando el trabajo metafísico de todo tipo. Sana las alteraciones físicas, intelectuales y espirituales*, y vuelve a poner el alma en comunicación con lo divino, recordándonos que nosotros también somos parte de una totalidad, que es mucho más que la hermandad de la humanidad. A nivel emocional, éste es un cristal aliviante y nutricio.

Porción en estado natural

A nivel medioambiental, hay puntas de super siete disponibles que son extremadamente eficaces para sanar la trama planetaria*, estimular la autocuración o abrirse a nuevas realidades espirituales. Estas puntas son particularmente eficaces para entramados*, pues expulsan la energía estancada del cuerpo o retiran áreas de energía alterada de la Tierra o de la comunidad. Son particularmente útiles cuando hay miedo de que se produzca alguna actividad terrorista o alteraciones raciales, pues instauran paz y una sensación de seguridad comunitaria y de interconexión.

Pequeña punta

CURACIÓN: Es extremadamente útil para armonizar el cuerpo, estimular el sistema de curación natural del cuerpo y sanar la memoria celular*. Sustenta el sistema inmunitario, la piel y los huesos.

POSICIÓN: Sostenla, crea entramados con ella o ponla donde sea apropiado. Para la curación* de la Tierra, crea entramados en el suelo.

TANZANITA

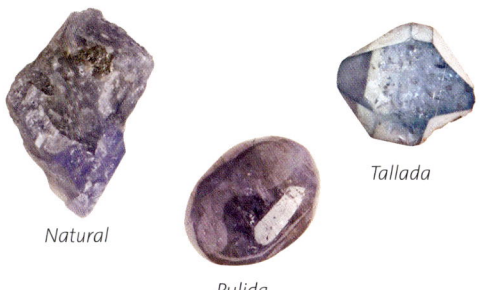

Natural

Pulida

Tallada

COLOR	Lila-azul
APARIENCIA	Gema brillante facetada o piedra ligeramente opaca
RAREZA	Fácil de conseguir, pero cara
ORIGEN	Tanzania (puede crearse artificialmente)

ATRIBUTOS: La tanzanita es una piedra de transmutación, a través de la llama violeta*, con unas vibraciones* extremadamente elevadas que vinculan con los reinos angélicos, los guías espirituales, los Maestros Ascendidos* y la conciencia crística*. Ayuda a entrar con facilidad en estado alterados de conciencia y a vivir conscientemente en el ahora eterno.

A nivel espiritual, esta piedra facilita el viaje* interior y exterior, las capacidades metafísicas* y la meditación muy profunda. La tanzanita abre los chacras sutiles de la envoltura biomagnética*, vinculando con el chacra estrella del alma a fin de tener acceso y asentar el siguiente nivel de la evolución espiritual en el plano físico. Esta piedra conecta con los Registros Akáshicos* y facilita la curación celular multidimensional y kármica* para que el alma se prepare para la ascensión*.

A nivel psicológico, es de ayuda para evaluar tu verdadera vocación, siendo beneficiosa para la gente que trabaja demasiado, pues armoniza las fluctuaciones de energía y ayuda a tomarse tiempo para uno mismo.

A nivel emocional, esta piedra permite superar la depresión y la ansiedad, reemplazándolas por confianza y serenidad. Es la piedra perfecta para resolver el dilema cabeza-corazón y te enseña a vivir desde un corazón compasivo con una mente iluminada.

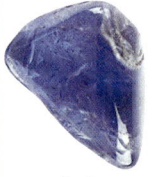
Tallada

Las joyas de tanzanita deben llevarse con cuidado, pues podrían sobreestimular a las personas sensibles. Si induce experiencias psíquicas descontroladas o una sobrecarga mental causada por la telepatía no deseada, retírala y reemplázala por una piedra de protección adecuada, como el hematite, el ágata con bandas o el cuarzo ahumado.

CURACIÓN: Es beneficiosa para reprogramar la memoria celular*, la sanación de vidas pasadas, la escucha de la mente y el proceso de calmarla; fortalece el pelo, la piel, la cabeza, la garganta, el pecho, los riñones y los nervios.

POSICIÓN: Llévala puesta, sostenla, crea entramados con ella (véanse páginas 28-31) o ponla donde sea apropiado.

DIRECTORIO DE CRISTALES

PIEDRA TIFFANY

También conocida como bertrandita, pasión púrpura, fluorita opalizada, ópalo púrpura

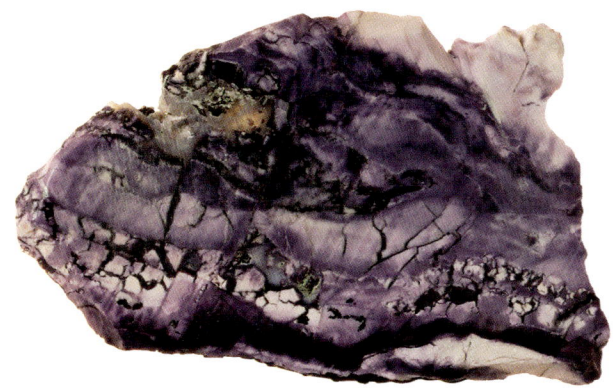

Banda

COLOR	Púrpura profundo, azul, rosa, verde, naranja y amarillo
APARIENCIA	Remolinos de color cuarteado
RAREZA	Extremadamente rara
ORIGEN	Una mina en el estado de Utah (Estados Unidos)

ATRIBUTOS: La piedra Tiffany es una gema extremadamente rara y compleja de berilio y otros minerales, formada a partir de la ceniza volcánica sometida a presión durante más de dos mil años. Esta prohibido extraer este mineral, por lo que se está haciendo más caro a medida que las cantidades disponibles se reducen, pero es posible conseguir algunas joyas preciosas. El berilio es uno de los minerales más ligeros y duros. A nivel espiritual, la piedra Tiffany es un cristal de alta vibración y alta energía que potencia la intuición y los dones metafísicos*, abriendo los chacras coronarios superiores y conectando con las multidimensiones y la guía más elevada. Ayuda a interpretar el material canalizado*, siendo útil para integrar el cuerpo de luz* en el reino físico, y con ello dar apoyo al alma.

A nivel psicológico, la piedra Tiffany fomenta la persistencia y ayuda a seguir el camino del alma, dondequiera que nos lleve. A nivel emocional, anima a ser más abierto y receptivo. La piedra Tiffany retira bloqueos, saca a la luz la fuerza emocional y ayuda en todo tipo de transiciones. Llena los chacras corazón y corazón superior de amor incondicional. Esta piedra también favorece la limpieza a todos los niveles.

A nivel mental, la piedra Tiffany potencia la claridad de pensamiento y la agudeza mental, favoreciendo el estudio académico. Capacita para comunicar y limpiar los sentimientos que han quedado ocultos o de los que uno se ha sentido avergonzado.

A nivel físico, tiene una excelente conductividad eléctrica y térmica, y permite que las energías fluyan libremente. Ayuda a que la energía fluya por los meridianos*, libera bloqueos, energiza y limpia el sistema de chacras. Estimula la libido y el flujo de energía sexual, lo que le ha ganado el nombre de «pasión púrpura», y resulta útil para las prácticas tántricas.

CURACIÓN: Con su alto contenido en fluorita, se dice que la piedra Tiffany fortalece los huesos y los ligamentos; es beneficiosa para la tendinitis, la artritis y la osteoartritis.

POSICIÓN: Úsala para crear entramados con ella (véanse páginas 28-31) o ponla donde sea apropiado. Si la llevas puesta, debe estar pulida.

NOTA: El berilio es tóxico; usa esta piedra en su forma pulida y prepara la esencia de gemas por el método indirecto (véase página 361).

DIRECTORIO DE CRISTALES

TUGTUPITA

También conocida como sangre de reno

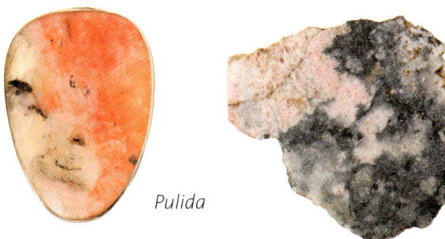

Pulida

En estado natural

COLOR	Rosa, blanco, carmesí (al exponerla al calor o a la luz ultravioleta) con negro
APARIENCIA	Translúcida u opaca, moteada y con venas
RAREZA	Rara, pero puede conseguirse en forma de joya
ORIGEN	Groenlandia, Canadá, Rusia

ATRIBUTOS: La tugtupita es una piedra de integración que tiende un puente entre el corazón compasivo y la mente iluminada, y ancla el amor incondicional en el mundo. Enseña el poder del autoamor, sin el que es imposible valorarse o valorar a los demás, dar y recibir amor o conocer la intimidad. Alineada con la llama violeta del amor puro es muy pacífica y tiene la rara cualidad de la tenebrescencia (cuando se pone a la luz del sol o a los rayos ultravioleta, o cuando se lleva puesta o se sostiene, su color blanco o rosa pálido se hace más pronunciado, adquiriendo un tono carmesí). Adquiere un color rojo brillante bajo la luz ultravioleta.

La leyenda inuit dice que Tute, una joven-reno, fue a las montañas a parir, y allí donde cayó su preciosa sangre vivificante se formó la tugpita. Los inuit también dicen que esta piedra despierta el amor olvidado e intensifica la libido y la pasión de los amantes, y esto hace que adquiera un fogoso color rojo. Es una de las mejores piedras para abrir y limpiar el chacra corazón, especialmente la semilla del corazón; esta piedra está asociada con el romance, la pasión y la fertilidad. Profundiza y expande el amor, aportando una cualidad incondicional a todas las relaciones, pues alinea e integra todos los chacras con los centros corazón y el corazón superior para poder expresar amor a través de cada acto y pensamiento.

A nivel espiritual, cuando se pone sobre el chacra corazón superior de alguien con las vibraciones suficientemente elevadas, la tugtupita actúa como un chamán que soplara sobre ese chacra para despertar el canal durmiente que conecta el corazón compasivo con los estados de conciencia superiores. Literalmente, da acceso a un nuevo nivel de amor para facilitar el cambio de vibración y el nacimiento del cuerpo de luz* en el mundo de cada día.

Tallada

Se trata de una piedra intensamente protectora que te equipa para afrontar las situaciones difíciles valientemente y con ecuanimidad. La tugtupita defiende el hígado, bloqueando la rabia y el resentimiento de los demás (debe ponerse debajo de la axila derecha), pues neutraliza la ira y corta los tirones indebidos sobre las cuerdas del corazón (llévese puesta sobre el corazón). Saca a la superficie la ira y la transforma en energía creativa, siendo la piedra perfecta para ayudar a recuperarse del «ataque psíquico». Esta piedra también retira los ganchos de cualquier órgano corporal —especialmente el páncreas y el estómago— adheridos a una fuente externa necesitada, y es particularmente eficaz cuando se usa combinada con la nuumita para cortar cuerdas que provienen de vidas pasadas. La tugtupita retira los efectos de antiguas relaciones y limpia la envoltura biomagnética* de los efectos residuales del abuso psicológico o físico. Se usa para liberar al espíritu en casos de apego emocional, y fomenta el perdón de ti mismo y de las demás personas implicadas.

A nivel psicológico, promueve el perdón, la compasión y el amor incondicional, e incrementa la capacidad de dar de uno mismo sin caer en el sacrificio o en el martirio. Fortalece la conciencia y ayuda a resolver los dilemas éticos. La suave energía de la tugtupita es perfecta para aliviar la ansiedad y el estrés, así como para dejar atrás la conciencia de pobreza* y generar abundancia a todos los niveles.

A nivel mental, la tugtupita ayuda a sintonizar con la conciencia universal, aportando una creciente claridad y amplitud de visión a la mente iluminada. Esta piedra enseña autonomía e independencia emocional, ayudándote a darte cuenta de que sólo tú eres responsable de crear y mantener tu bienestar y felicidad, y que éstos no dependen de ninguna fuente externa, incluyendo una pareja o ser querido. Esta piedra protege del chantaje emocional, proporcionando fuerza para cortar y superar las interferencias externas. Mantenla cerca de tu corazón, pues fomenta la honestidad emocional y la intimidad. Es posible que te lleve a realizar una profunda catarsis emocional y que libere penas muy antiguas de ti mismo y del planeta. La tugtupita te recuerda cómo amar, retirando delicadamente cualquier bloqueo, abriéndote el corazón y envolviéndolo en amor incondicional y universal. Entonces el amor puede florecer en tu vida.

A nivel medioambiental, ésta es la piedra perfecta para enviar amor incondicional al mundo, sanar zonas en guerra y lugares donde hay conflicto étnico.

CURACIÓN: Purifica la sangre, estabiliza la presión sanguínea y sana el corazón; regula el metabolismo y la producción de hormonas; incrementa la fertilidad. Despeja la depresión o el desorden afectivo estacional.

POSICIÓN: Para recibir protección póntela sobre el corazón, debajo de la axila derecha o donde consideres adecuado. La tugtupita es eficaz cuando se lleva puesta constantemente sobre el chacra corazón superior.

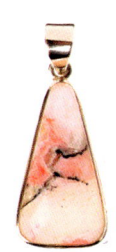

Pulida

NOTA: Evita el contacto con productos abrasivos o sal. Ahora se está fabricando tugtupita sintética, pero tiene pocas cualidades curativas.

DIRECTORIO DE CRISTALES

TUGTUPITA CON NUUMITA

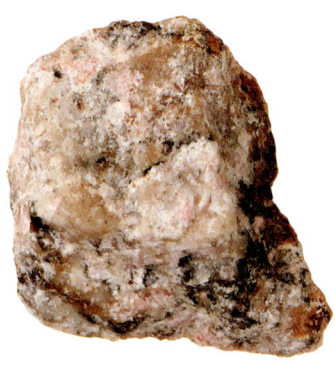

Piedra combinada (en estado natural)

COLOR	Matriz amarillenta pálida con destellos de rosa, rojo y negro
APARIENCIA	Moteada y con salpicaduras
RAREZA	Rara
ORIGEN	Groenlandia

ATRIBUTOS: Esta poderosa combinación aúna la fuerza amorosa de la tugtupita con el abrumador poder protector de la nuumita, creando un escudo impenetrable que, paradójicamente, facilita y asimila el cambio de vibración. Asegurándote que «me quedaré contigo pase lo que pase», esta combinación ofrece fuerza psicológica y protección desde el interior de tu corazón contra cualquier influencia externa de cualquier tipo, y te ayuda a sanar la decepción amorosa y el abandono.

A nivel psicológico, esta combinación útil para invertir los efectos de una infancia insegura, tanto si ha sido debida al abuso físico, emocional o mental como a la negligencia benigna. Ofrece una sensación de seguridad paternal que te ayuda a ser tu propio padre y, anclando este profundo amor en tu corazón, te ayuda a mostrar un corazón compasivo, imbuido de amor incondicional y de perdón por todos los implicados.

Es una herramienta extremadamente eficaz para la liberación de espíritus cuando un espíritu desencarnado, o un padre encarnado, tira de las cuerdas del corazón intentando retener el control emocional «por tu propio bien». Esta combinación también resulta muy útil cuando se están pronunciando oraciones que interfieren con tu autonomía. La tugtupita anima a perdonar y a comunicar intuitivamente, cortando viejas conexiones para que pueda fluir el amor incondicional hacia tu corazón y proporcionarte un escudo. Es particularmente útil cuando tienes mentalidad de víctima, pues te enseña a ser un superviviente fuerte; también te ayuda a explicar por qué la conexión y la manipulación ya no son relevantes, y asegura a la otra persona que ahora ya eres lo suficientemente fuerte para valerte por ti mismo. Esta combinación entra en contacto con el amor del centro del universo, expresándoselo a todo lo que contiene. Disuelve los efectos de la brujería en la vida actual o en cualquier otra, creando un escudo protector alrededor de tu corazón.

CURACIÓN: Funciona mejor a los niveles sutiles del ser para liberar heridas emocionales y cortar con el pasado. Cuando se sostiene, suscita un profundo sentimiento de seguridad y la capacidad de hacer frente a las cosas.

POSICIÓN: Sostenla o ponla donde sea apropiado. Llévala sobre el corazón todo el tiempo posible. Establece un entramado con forma de estrella de David en el entorno (véase página 31) para facilitar el cambio de vibración en el campo energético de la Tierra.

NOTA: Si la piedra de combinación no está disponible, usa piedras de tugtupita y nuumita individuales poniéndolas juntas.

URANOFANA

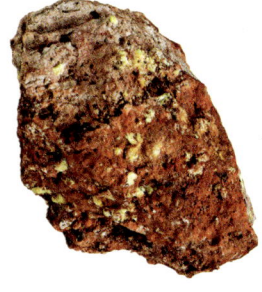

En estado natural

COLOR	Naranja-amarillo
APARIENCIA	Cristales parecidos a cabellos sobre matriz
RAREZA	Rara
ORIGEN	Zaire, Alemania, Estados Unidos, República Checa, Alemania, Australia, Francia, Italia

ATRIBUTOS: Este cristal radiactivo no debe usarse durante mucho tiempo ni para la curación general. Bajo la supervisión de un terapeuta cualificado puede favorecer la medicina nuclear y la radioterapia, y también actúa como catalizador homeopático, liberando daños kármicos*, medioambientales y del alma causados por radiaciones previas. La uranofana realinea sutilmente las vibraciones de la envoltura biomagnética* para que los cambios energéticos se asimilen en los cuerpos físico y etérico*.

CURACIÓN: Es útil para los tumores y los daños causados por la radiación.

POSICIÓN: Crea entramados y ponla con cuidado alrededor de los cuerpos sutiles*. Guárdala envuelta en papel metálico con malaquita a su lado.

DIRECTORIO DE CRISTALES

USSINGUITA

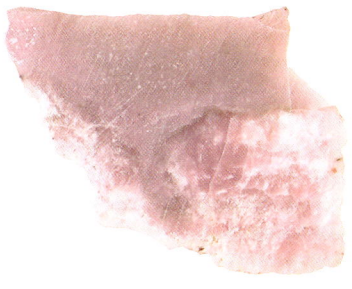

*Lavanda-violeta
(en estado
natural)*

COLOR	Lavanda-violeta, púrpura, rosado-beis, rojo oscuro
APARIENCIA	Piedra opaca moteada
RAREZA	Rara
ORIGEN	Groenlandia, Rusia, Canadá

ATRIBUTOS: La ussinguita es una piedra que depende de los colores específicos: sus formas luminosas, violetas brillante y púrpura, son de alta vibración*, y las de color rosa-beis apagado tienen una vibración mucho más densa, siendo su efecto totalmente diferente.

A nivel espiritual, la etérea ussinguita violeta emana serenidad y vibra a la frecuencia de la purificación espiritual. La ussinguita violeta abre a un estado de conciencia expandido y crea un punto de acceso a los cristales celestiales en otras dimensiones, generando instantáneamente un cambio vibratorio en la frecuencia de los cuerpos sutiles*, despertando el cuerpo de luz* y alineándolo con el Yo Superior*. Este color abre los chacras coronarios superiores y la visión espiritual, y actúa como comunicador con los reinos angélicos y los guías espirituales para que las

Púrpura (rusa en estado natural)

acciones sean guiadas por la sabiduría espiritual y la gente se sienta muy atraída por ti. La ussinguita rusa, más profunda y densa, te lleva a viajar a través de las multidimensiones y, aunque no llega a las frecuencias más elevadas de la ussinguita etérea violeta, lleva algunas frecuencias elevadas a la forma.

La ussinguita rosa-beis despierta el alma dormida, pero para aquellos que ya han hecho el cambio de vibración les devuelve a una vibración más densa, cerrando la conexión con las frecuencias superiores.

En las almas que no están despiertas produce el cambio suficiente para que se den cuenta del trabajo pendiente para rectificar las deficiencias kármicas,* las creencias profundamente arraigadas —por más espirituales que puedan parecer— y las conductas que retrasan tu progreso espiritual. No obstante, la ussinguita rosa-beis no puede ayudar a esa alma a cambiar instantáneamente a las vibraciones más elevadas.

La ussinguita rosa-beis facilita la independencia emocional y la autonomía, estimulando la toma de conciencia de que sólo tú eres responsable de crear y mantener tu bienestar y felicidad. Todas las ussinguitas ayudan a despejar los vínculos con cualquier persona de la que dependas o con la que estés en una relación de codependencia.

Rosa-beige (tallada)

La ussinguita roja oscura disuelve los bloqueos en los chacras básico y sacro, neutraliza la vieja ira y despierta estos chacras al flujo de energía kundalini,* generando un profundo compartir sexual y creatividad personal que antes no estaban disponibles para el alma. Cuando se pone sobre el dantien* una piedra que combina el rojo y el violeta, purifica, reenergiza y sintoniza con la fuerza kundalini universal.

Rojo profundo (rusa pulida)

CURACIÓN: Opera mejor más allá de la vibración física para sanar el alma y el cuerpo de luz; sustenta el hígado, la purificación de la sangre y estabiliza la presión sanguínea.

POSICIÓN: Llévala puesta o ponla donde sea apropiado.

PIEDRAS DE COMBINACIÓN

La **ussinguita con tugtupita** es una combinación útil para abrir y proteger el chacra semilla del corazón, en la base del esternón. Limpia de conexiones de vidas pasadas y contratos del alma ya superados, facilitando que las energía del Yo Superior* se alojen en el corazón y vinculándolo con la llama rosada del corazón universal. Úsala para ayudar al alma a asentarse plenamente en la encarnación.

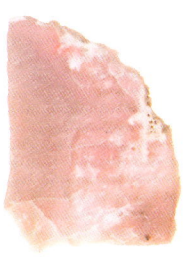

Ussinguita con tugtupita (en estado natural)

La **ussinguita en sodalita** potencia la capacidad de la sodalita de asociar la lógica con la intuición y de anclar la mente superior en el cuerpo físico, permitiéndote ver las cosas desde la perspectiva de una mente iluminada. Pone de relieve y retira creencias espirituales arraigadas que ya no te sirven.

Ussinguita con sodalita (en estado natural)

VIVIANITA

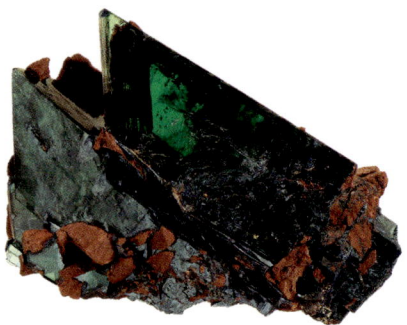

En estado natural

COLOR	Verde profundo o azul (se deslustra con el aire)
APARIENCIA	Cúmulos pequeños, transparentes o metálicos, u hojas en matriz; a veces los cristales están doblados
RAREZA	Puede resultar cara
ORIGEN	Alemania, Estados Unidos, Brasil

ATRIBUTOS: La vivianita trabaja con el tercer ojo para afilar la intuición y actuar como guía durante el viaje a través de los planos multidimensionales de la realidad. A nivel espiritual, da acceso al propósito esencial del alma y ayuda a ver lo que antes estaba oscuro. Es una piedra por capas, que ayuda a trabajar a distintos niveles mientras emite ondas de energía. Si han estado impidiéndote tener una visión, la vivianita retira los velos de tus ojos y te permite ver. Úsala para reconocer lo que te has estado resistiendo a ver en ti mismo o en los demás, y para sanar la visión interna. Esta piedra también puede ayudarte a aceptar el hecho de haber visto lo invisible o lo inaceptable.

La vivianita es una limpiadora áurica útil que expulsa el exceso de estimulación y la energía negativa, reemplazándolas por paz y calma. Invierte el sentido de giro del chacra coronario si es necesario, creando una base y conectando con el cuerpo sutil de la Tierra para mantenerse en encarnación. Es el adjunto perfecto para las visualizaciones curativas y el trabajo ritual a distancia, juntando las almas para potenciar el efecto.

A nivel psicológico, la vivianita te ayuda en el trabajo con el sueño, retrabajando un sueño creativamente para proporcionarte sanación e intuición. Esta piedra te ayuda a establecer y a conseguir objetivos realistas, e imparte la fuerza para seguir adelante en medio de la adversidad, haciendo que la vida parezca estimulante y desafiante en lugar de aburrida. Si haces proyecciones emocionales continuamente*, o abrigas ilusiones sobre el futuro, la vivianita te anima a estar en el momento.

A nivel emocional, la vivianita te ayuda a descubrir tus sentimientos más profundos y las cosas que te niegas a ti mismo, integrando tu sombra*. Si tu relación necesita una activación, la vivianita produce la revitalización.

A nivel físico, es una excelente sanadora de las enfermedades crónicas de los ojos. A nivel medioambiental, como piedra de los círculos de los pastos, la vivianita vincula con las energías de la Tierra y ayuda a leer las marcas que aparecen en las cosechas y a contactar con la energía que está detrás de los dibujos. Para integrar la energía de los círculos de las cosechas en tu vida, medita con vivianita en el centro de un círculo o mirando su fotografía.

CURACIÓN: Es beneficiosa para los ojos, especialmente para la iritis, la conjuntivitis o las cataratas; ayuda al alineamiento espinal y fortalece el corazón, el hígado, la memoria, la vitalidad y la memoria celular*. Retira los radicales libres y ayuda a asimilar el hierro.

POSICIÓN: Sostenla, crea entramados con ella (véanse páginas 28-31) o ponla donde sea apropiado. Si te estás curando los ojos, asegúrate de tener éstos cerrados y de poner la piedra sobre tejido esterilizado.

WAVELLITA

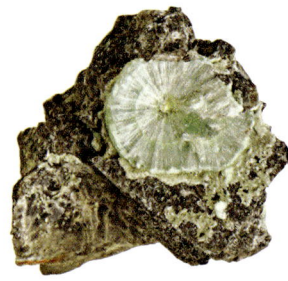

En estado natural sobre matriz

COLOR	Verde
APARIENCIA	Agujas cristalinas perladas, vítreas, en forma de roseta
RAREZA	No es fácil de conseguir
ORIGEN	Estados Unidos, Bolivia, Gran Bretaña

ATRIBUTOS: La wavellita da acceso a los asuntos esenciales, o a una perspectiva diferente, antes de permitir que las respuestas surjan a la conciencia. Ayuda a gestionar las situaciones difíciles, limpia el trauma o el abuso procedente de la vida actual o de vidas pasadas y facilita la curación del alma, proporcionando una visión general de las actitudes que produjeron la enfermedad* y el reencuadre* de la memoria celular. A nivel físico, esta piedra mantiene la salud y el bienestar.

CURACIÓN: Es beneficiosa para el flujo de energía desde la envoltura biomagnética* al cuerpo físico y la memoria celular; también es buena para el flujo sanguíneo, el recuento de leucocitos y la dermatitis.

POSICIÓN: Sostenla, crea entramados con ella o ponla donde sea adecuado.

DIRECTORIO DE CRISTALES

YOUNGITA

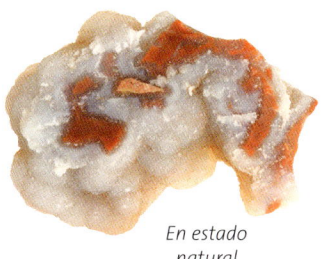

En estado natural

COLOR	Naranja-marrón y blanco
APARIENCIA	Pequeños cristales en drusa sobre matriz de jaspe
RAREZA	En gran media agotada
ORIGEN	Estados Unidos

ATRIBUTOS: Siendo una combinación de jaspe breciado y cuarzo en drusa, la youngita es una piedra chamánica que da acceso a los distintos planos de conciencia, llevándote a un espacio sin pensamientos donde las almas se encuentran y se funden.

Espiritualmente, vincula con las multidimensiones, la supraconciencia y Todo Lo Que Es*. Se ha dicho tradicionalmente que la youngita es la piedra perfecta para los guerreros espirituales y líderes, pues ilumina el camino hacia delante y ofrece el coraje de hacerse ver para que se cuente con uno.

El componente de jaspe breciado sana el estrés mental, centra la mente y potencia la agilidad mental y el pensamiento racional, fortaleciendo la capacidad intelectual en circunstancias difíciles, mientras que el componente de cuarzo en drusa potencia la capacidad de reírse de los sucesos más traumáticos.

Psicológicamente, resulta eficaz para trabajar con el niño interior, pues reconecta con el niño alegre e inocente que todos tenemos dentro y libera las posibilidades creativas que el niño ofrece. Sanando las heridas de la infancia y más allá, especialmente las contenidas dentro de los chacras básico y sacro, ayuda a la recuperación del alma*, pues empuja a recuperar los fragmentos del alma infantil que quedaron escindidos por traumas, por alegría intensa, por la proyección hacia el futuro o por un pensamiento poco realista.

CURACIÓN: Funciona mejor más allá del nivel físico del ser; es excelente para la sanación del niño interior y para mejorar la tensión mental.

POSICIÓN: Sostenla, crea entramados con ella (véanse páginas 28-31) o ponla donde sea adecuado.

PIEDRA CEBRA

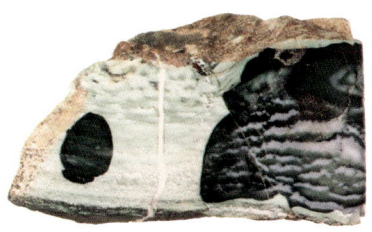
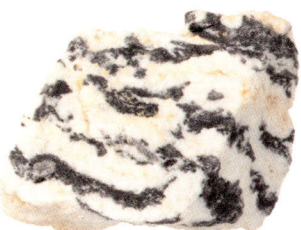

Banda pulida *En estado natural*

COLOR	Negro, blanco, marrón, rosa, verde
APARIENCIA	Remolinos, líneas de contorno y bandas de piedra opaca
RAREZA	Bastante rara
ORIGEN	Madagascar, Sudáfrica, India, Brasil

ATRIBUTOS: La piedra cebra es eficaz para enraizarte, pues te mantiene conectado con la Tierra durante el trabajo espiritual. Te enseña a habitar plenamente tu cuerpo y a tener los pies firmemente asentados en el suelo. Disipa la apatía o el desinterés y te llena de ganas de vivir, motivándote a conseguir tus objetivos.

A nivel emocional, esta piedra supera la depresión y la ansiedad. Proporciona una poderosa estimulación para la creatividad artística.

CURACIÓN: Aporta vitalidad al cuerpo y sustenta la sangre; es beneficiosa para los huesos y el flujo linfático.

POSICIÓN: Sostenla, crea entramados con ella o ponla donde sea apropiado.

ZIRCÓN

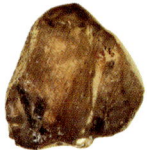

Naranja (en estado natural)

COLOR	Amarillo, verde, marrón, rojo, naranja
APARIENCIA	Facetado o translúcido, con forma de doble pirámide
RAREZA	No todos los colores son fáciles de conseguir
ORIGEN	Australia, Estados Unidos, Sri Lanka, Ucrania, Canadá, (puede tratarse con calor para potenciar el color o producirse artificialmente)

ATRIBUTOS: En tiempos antiguos, el zircón se usaba para proteger contra el robo, los rayos, los daños corporales y la enfermedad. Cada color resuena con un chacra diferente. El zircón promueve el amor incondicional por ti mismo y por los demás, armonizando tu naturaleza espiritual con la Tierra y haciendo que se alineen los cuerpos físico y sutil*. Te ayuda a reconocer que eres un ser espiritual en un viaje humano, y resalta la unidad de la que todas las almas se originaron. Esta piedra de intuición psicológica junta los polos opuestos e inspira vigor y tenacidad de propósito.

A nivel mental, el zircón potencia el pensamiento claro y ayuda a separar lo significativo de lo que no tiene importancia. Superando el racismo y el prejuicio, enseña la hermandad de la humanidad y limpia el cuerpo emocional de la impronta de la discriminación, la conciencia de víctima, la homofobia y la misoginia de esta o de otras vidas.

A nivel emocional, el zircón enseña constancia. Conocido como una piedra de virtud, tradicionalmente era señal de celibato. Ayuda a superar los celos y la posesividad, ayudando a soltar un viejo amor para abrirse a lo nuevo.

CURACIÓN: Es beneficioso para la sinergia, la ciática, los calambres, el insomnio, la depresión, los huesos, los músculos, el vértigo, el hígado y la irregularidad menstrual.

POSICIÓN: Sostenlo, crea entramados con él (véanse páginas 28-31) o ponlo donde sea apropiado.

NOTA: El zircón puede causar mareo en las personas epilépticas o que llevan marcapasos. El zircón cúbico tiene los poderes diluidos.

COLORES ESPECÍFICOS
El **zircón marrón** resulta útil para centrar y enraizar*, pues abre el chacra tierra.

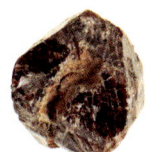

Marrón (en estado natural)

El **zircón rojo** presta vitalidad al cuerpo, particularmente durante periodos de estrés. Añade poder a los rituales para generar riqueza, activando el chacra básico y la libido.

El **zircón naranja** es un talismán eficaz para usarlo durante los viajes, pues protege de lesiones. Esta piedra incrementa la belleza y protege de los celos. Estimula el chacra sacro y la creatividad.

Rojo (en estado natural)

El **zircón amarillo** ayuda a atraer el éxito en los negocios y el amor, y potencia la energía sexual. Disipa la depresión y te hace estar más alerta. Este color activa y limpia el chacra plexo solar.

El **zircón verde** atrae abundancia y estimula el chacra del corazón.

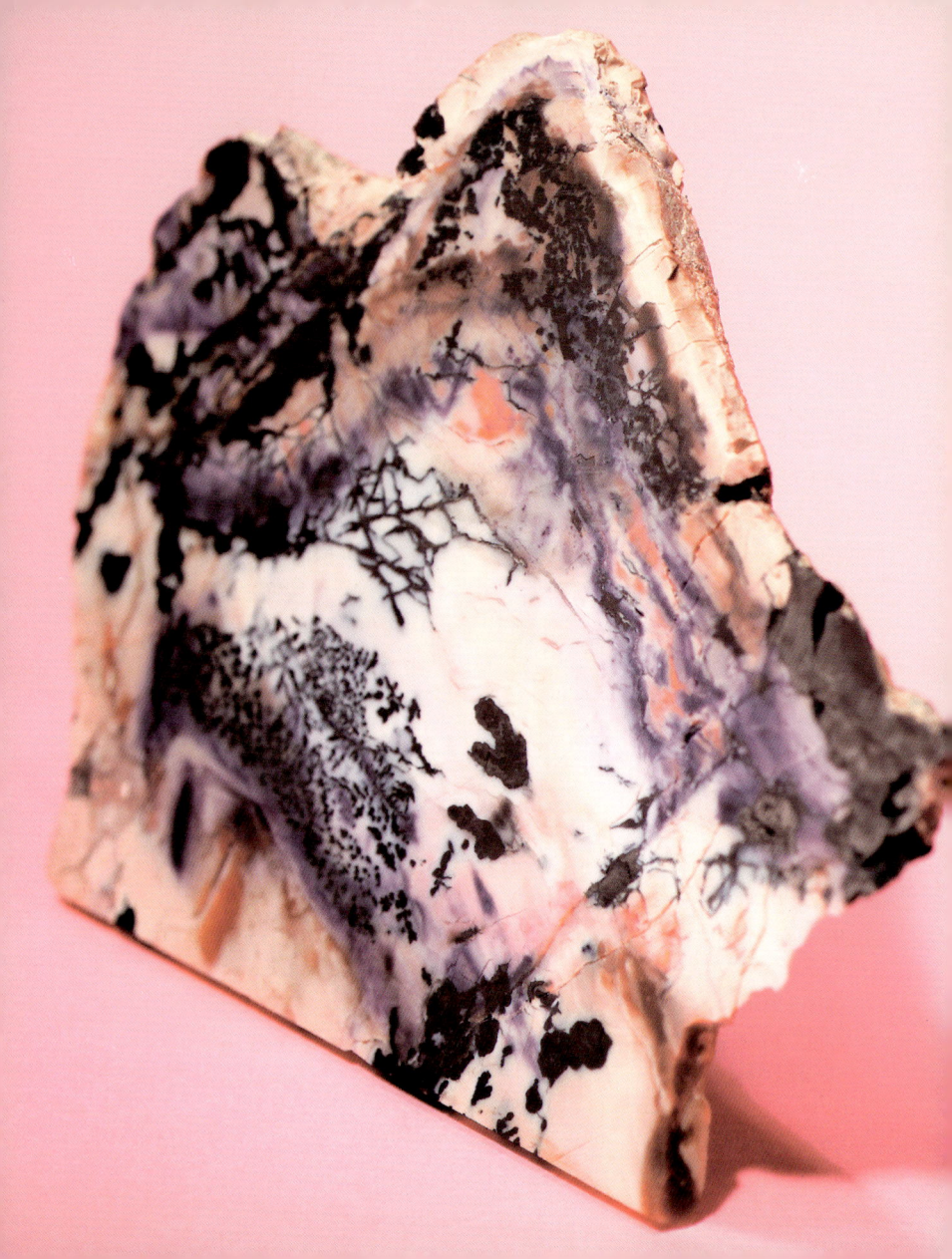

REFERENCIA RÁPIDA

En esta sección encontrarás información esencial para trabajar con tus cristales, instrucciones para limpiarlos y activarlos, así como sus asociaciones con los chacras y diagramas de la anatomía física y sutil para colocar los cristales eficazmente, además de detalles sobre la rueda de la medicina. El glosario explica algunos términos que podrían resultarte poco familiares, incluyendo las formas de los cristales. También se ofrece un índice completo para ayudarte a encontrar la piedra exacta que necesitas. Las instrucciones sobre cómo usar el dedo como herramienta de radiestesia te ayudarán a seleccionar las piedras apropiadas.

Además, en estas páginas se te enseña a fabricar esencia de gemas, si aún no sabes cómo hacerla. Las esencias de gema son una excelente manera de emplear la energía de los cristales. Puedes rociarlas sobre una habitación, frotarlas sobre la muñeca o sobre un órgano corporal, o usarlas tal como te instruya un sanador especializado o un terapeuta de esencias. Estas delicadas esencias energéticas operan sutilmente para efectuar un cambio de vibración, generalmente a nivel emocional y psicológico, pero también son eficaces para limpiar el espacio y potenciar la energía.

DESPERTAR LOS CRISTALES

Los cristales sólo funcionan cuando han sido activados. Pero antes tienen que ser purificados; después requieren una limpieza regular para mantenerlos operando con la máxima eficacia.

LIMPIA TU CRISTAL

Si tu cristal no es soluble, frágil o estratificado, ponlo debajo del agua durante unos minutos y después al sol o a la luz de la luna durante unas horas para recargarlo y reenergizarlo. Los cristales delicados pueden limpiarse con arroz integral, con sonido, con luz o ahumándolos. Se puede usar sal si el cristal no es frágil, estratificado o delicado. La cornalina limpia y recarga otros cristales cuando se almacena con ellos; puedes comprar limpiadores específicos para cristales.

ACTIVA TU CRISTAL

Sostén el cristal en tus manos, concéntrate en él y di en voz alta: «Dedico este cristal al bien más alto de todos aquellos que entren en contacto con él». Si quieres «programar» el cristal para un propósito específico, exprésalo con claridad.

ALMACENA TU CRISTAL

Como las piedras delicadas se dañan fácilmente, es aconsejable guardarlas en una bolsa cuando no estás usándolas o mostrándolas. Si enseñas las piedras, recuerda que la luz solar intensa hace palidecer los colores rápidamente.

LA ELECCIÓN DE TU CRISTAL

Puedes elegir un cristal hacia el que te sientes atraído instantáneamente, consultar sus propiedades para asegurarte que hace lo que necesitas o usar un péndulo o la técnica de dedo como herramientas de radiestesia.

REFERENCIA RÁPIDA

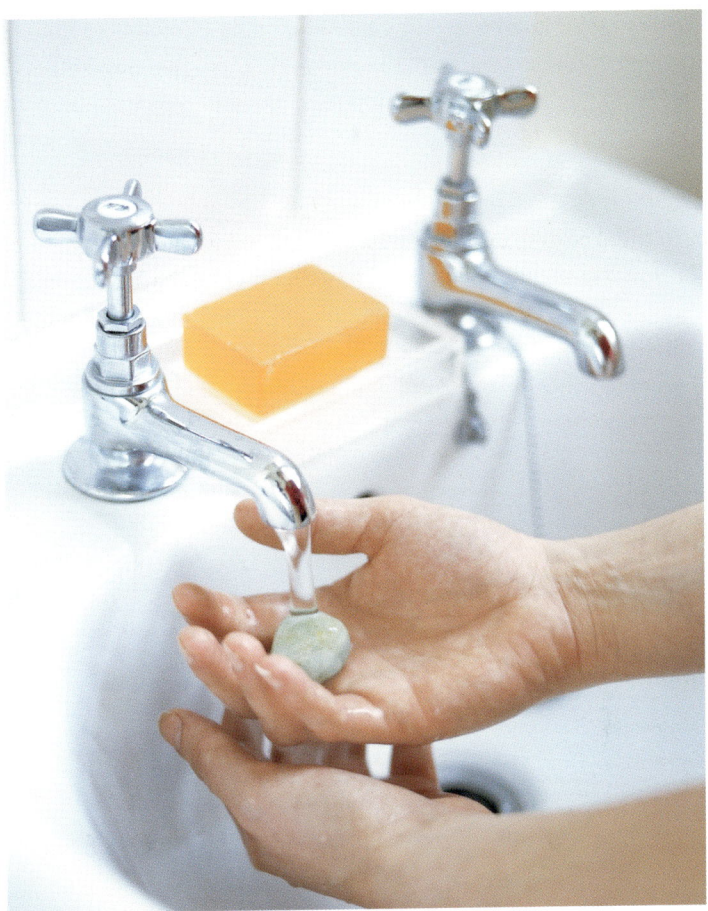

La manera más rápida de limpiar tus cristales es lavarlos con agua corriente durante unos minutos.

REFERENCIA RÁPIDA

CÓMO PRACTICAR LA RADIESTESIA CON EL DEDO

Esta práctica permite emplear tu intuición innata para elegir el cristal adecuado a tus necesidades; también responde a tus preguntas.

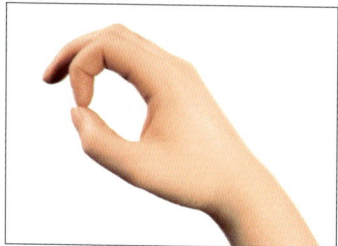

1 *Empieza por cerrar el pulgar y el índice, tal como se muestra en la figura.*

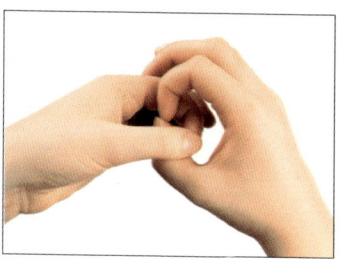

2 *Cierra el otro pulgar y el otro índice dentro del primer círculo. Sostén tus dedos sobre un cristal o una fotografía. Plantea tu pregunta.*

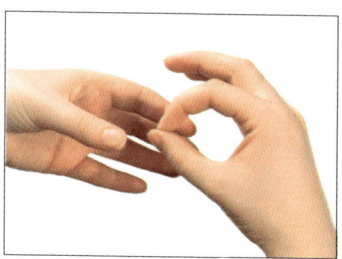

3 *Estira de manera constante. Si el lazo se deshace, la respuesta a tu pregunta es «no». Si se mantiene, la respuesta a tu pregunta es «sí».*

REFERENCIA RÁPIDA

FABRICACIÓN DE LA ESENCIA DE GEMA

Como los cristales operan por resonancia, la vibración se transfiere al agua de manantial: así se fabrica la esencia de gemas. Primero, limpia tu cristal, y después ponlo en un cuenco de cristal limpio. Cúbrelo con agua pura de manantial. (Si el cristal es tóxico, estratificado, soluble o frágil, usa el método indirecto: ponlo sobre el cuenco de cristal y después pon ese cuenco sobre otro con agua.) Déjalo al sol o a la luz de la luna entre 6 y 12 horas. Retira el cristal. Añade dos tercios de brandy o de vinagre de sidra como conservantes. Embotella la esencia; ésta es la tintura madre y tiene que ser disuelta antes de usarse.

EL USO DE LA ESENCIA DE GEMAS

Para diluir la tintura de gemas antes de usarla, añade siete gotas de la misma a una botella con gotero, rellena con dos tercios de agua y uno de brandy si la vas beber o das masajes. Si te la vas echar sobre los ojos, no añadas alcohol. Sorbe a intervalos regulares, frota sobre la piel o baña las partes afectadas. Puedes añadir unas gotas de esencia de gemas a una botella de agua de manantial y después rociarla sobre tu hogar o añadirla al agua del baño.

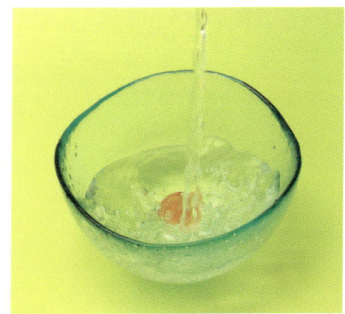

Pon el cristal en un cuenco limpio con agua de manantial.

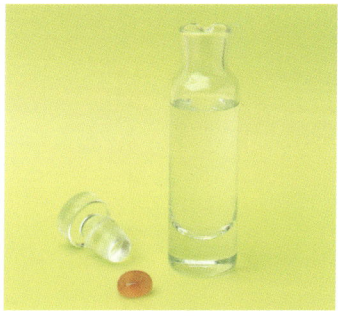

Embotella la esencia con dos tercios de brandy o de vinagre de sidra.

REFERENCIA RÁPIDA

ANATOMÍA FÍSICA Y SUTIL

Saber exactamente dónde están los órganos internos y los chacras sutiles, las improntas* y los meridianos de energía facilita la tarea de colocar los cristales para que su efecto sea máximo.

ANATOMÍA FÍSICA

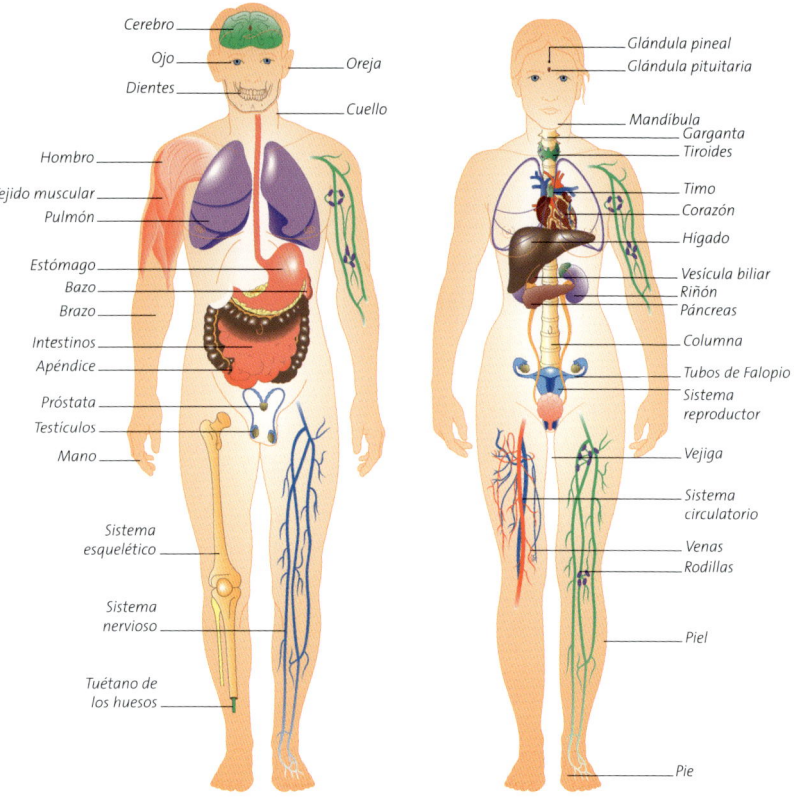

REFERENCIA RÁPIDA

ANATOMÍA SUTIL: CHACRAS E IMPRONTAS

1. Chacra Tierra Superior. Encima de los pies; punto de vinculación con el campo etérico de la Tierra.
2. Chacra Tierra. Entre los pies; punto de vinculación con la Tierra.
3. Chacra Básico. En el perineo; centro sexual y creativo.
4. Chacra Sacro. Justo debajo del ombligo; el otro centro sexual y creativo.
5. Chacra Plexo Solar. En el plexo solar; centro emocional.
6. Chacra Semilla del Corazón. En el plexo solar; centro emocional.
7. Chacra del Bazo. Debajo de la axila izquierda; lugar donde la energía podría gotear.
8. Chacra Corazón. Sobre el corazón físico; centro del amor.
9. Chacra Corazón Superior. Sobre el timo; centro de inmunidad.
10. Chacra Garganta. Sobre la garganta; centro de la verdad.
11. Chacra Vidas Pasadas o Alta Mayor. Justo detrás de las orejas; almacena información de vidas pasadas.
12. Chacra Tercer Ojo. A medio camino entre el entrecejo y la línea del cabello; centro de intuición.
13. Chacra Soma. En la línea del cabello, encima del tercer ojo; centro de la identidad espiritual y de activación de la conciencia.
14. Chacra Coronario. En lo alto de la cabeza; punto de conexión espiritual.
15. Chacra Coronario Superior. Encima de la coronilla de la cabeza; punto de vinculación con el espíritu.
16. Chacra Estrella del Alma. Unos 30 cm por encima de la coronilla; punto de vinculación para los cuerpos sutiles* y espirituales a través del cual las energías superiores pueden ser enraizadas o las vibraciones físicas pueden ser elevadas.
17. Chacra Puerta Estelar. Por encima del chacra estrella del alma; puerta cósmica a otros mundos.

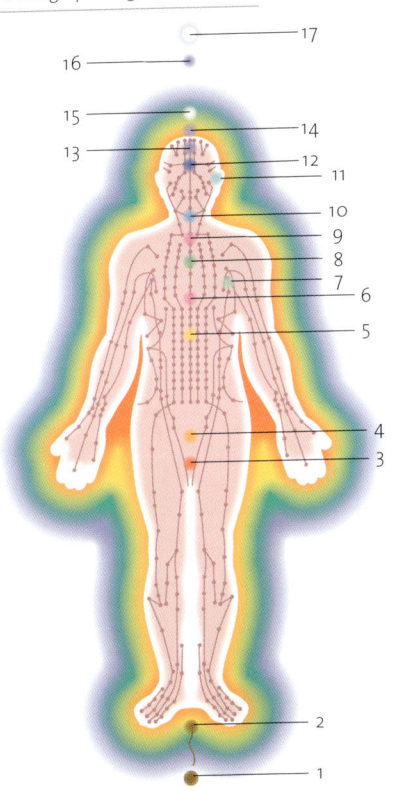

CHACRAS ASOCIADOS

CHAKRA	COLOR	POSICIÓN	TEMA
TIERRA SUPERIOR Y TIERRA	Marrón	Debajo de los pies	Conexión material
BÁSICO	Rojo	Base de la columna	Instinto de supervivencia
SACRO	Naranja	Debajo del ombligo	Creatividad y procreación
PLEXO SOLAR	Amarillo	Encima del ombligo	Conexión emocional y asimilación
SEMILLA DEL CORAZÓN	Rosa	Base del esternón	Recuerdo del alma
BAZO	Verde claro	Debajo del brazo izquierdo	Filtración de la energía
CORAZÓN	Verde	Sobre el corazón	Amor
CORAZÓN SUPERIOR	Rosa	Sobre el timo	Amor incondicional

CUALIDADES POSITIVAS	CUALIDADES NEGATIVAS
Enraizado, práctico, funciona bien en la realidad de cada día	Poco aterrizado, sin sentido del poder, no puede operar en la vida cotidiana, recoge la negatividad
Base de seguridad, sentido del propio poder, liderazgo espontáneo; activo, independiente	Impaciencia, miedo a la aniquilación, deseo de morir, violencia, ira; excesivamente sexual o impotente, vengativo, hiperactivo, impulsivo, manipulador
Asertivo, confiado; fertilidad, coraje, alegría, sexualidad, placer sensual, aceptación de la identidad sexual	Baja autoestima, infertilidad, crueldad, inferioridad, pereza, ganchos emocionales o formas-pensamiento; pomposo
Empático; buena utilización de la energía, organización, lógica, inteligencia activa	Mala utilización de la energía, equipaje emocional, filtración de la energía; perezoso, muy emocional o frío, cínico, asume los sentimientos y problemas de los demás
Recuerdo de la razón para encarnarse; conexión con el plan divino; herramientas disponibles para manifestar el potencial	Sin raíces, sin propósito, perdido
Autocontenido, poderoso	Agotado y manipulado
Amoroso, generoso, compasivo, nutricio, flexible, confía en sí mismo, tendente a aceptar	Desconectado de los sentimientos, incapaz de mostrar amor, celoso, posesivo, inseguro, avaro o resistente al cambio
Compasivo, empático, nutricio, capaz de perdonar, espiritualmente conectado	Espiritualmente desconectado, quejoso, necesitado; incapacidad de expresar sentimientos

CHACRAS ASOCIADOS (continuación)

CHAKRA	COLOR	POSICIÓN	TEMA
GARGANTA	Azul	Garganta	Comunicación
VIDAS PASADAS	Turquesa claro-verde	Detrás de las orejas	Cualquier cosa traída de otras vidas
TERCER OJO	Azul oscuro	Frente	Intuición y conexión mental
SOMA	Lavanda	Centro de la línea del pelo	Conexión espiritual
CORONARIO	Violeta	Parte alta de la cabeza	Conexión espiritual
CORONARIO SUPERIOR	Blanco	Sobre la cabeza	Iluminación espiritual
ESTRELLA DEL ALMA	Lavanda/blanco	30 cm sobre la cabeza	Conexión del alma e iluminación superior
PUERTA ESTELAR	Blanco	Por encima del chacra estrella del alma	Puerta cósmica para alcanzar otros mundos

CUALIDADES POSITIVAS	CUALIDADES NEGATIVAS
Capaz de expresar su propia verdad, receptivo, idealista, leal	Incapaz de verbalizar pensamientos o sentimientos, atascado, dogmático, desleal
Sabiduría, habilidades de vida, conocimiento instintivo	Equipaje emocional, inseguridad, asuntos inconclusos
Intuitivo, perceptivo, visionario, en el momento	Inconexo, temeroso, apegado al pasado, supersticioso, bombardeado por los pensamientos de otros
Espiritualmente atento y plenamente consciente	Cortado del alimento espiritual y de la conexión interna
Místico, creativo, humanitario, servicial	Excesivamente imaginativo, ilusorio, arrogante, usa el poder para controlar a otros
Espiritual, sintonizado con las cosas superiores, iluminado; verdadera humildad	Inconexo y abierto a la invasión, ilusiones y engaños
Conexión definitiva con el alma; alma entrelazada con cuerpo físico por medio de luz de alta energía, comunicación con la intención del alma, perspectiva objetiva sobre vidas pasadas	Fragmentación del alma, abierto a la invasión extraterrestre; complejo mesiánico
Conectado con las energías más elevadas del cosmos y más allá; comunicación con seres iluminados	Desintegración, abierto a la desinformación cósmica; incapaz de funcionar

LA RUEDA DE LA MEDICINA CRISTALINA

Tradicionalmente, la rueda de la medicina te enseña a equilibrar tu vida. Se trabaja en la dirección de las agujas del reloj, empezando por el sur, el lugar donde venimos a la encarnación. Si bien siempre es mejor trabajar con un terapeuta experimentado, la rueda puede usarse para la curación personal y, si trabajas solo, la manera más eficaz es sentarse y afrontar cada dirección sucesivamente, sosteniendo el cristal apropiado y meditando sobre una cuestión conectada con las energías de esa dirección y cómo afectan tu vida.

También puedes recorrer los caminos entre direcciones opuestas para integrar las cualidades asociadas a esas direcciones, como el sendero entre el sudoeste (el sueño y el modo en que se desarrolla tu vida) y el nordeste (que ayuda a entender las elecciones que haces y cómo facilitarlas). Los cristales actúan como almacenes de información y facilitan tu viaje a los puntos cardinales y a los puntos menores.

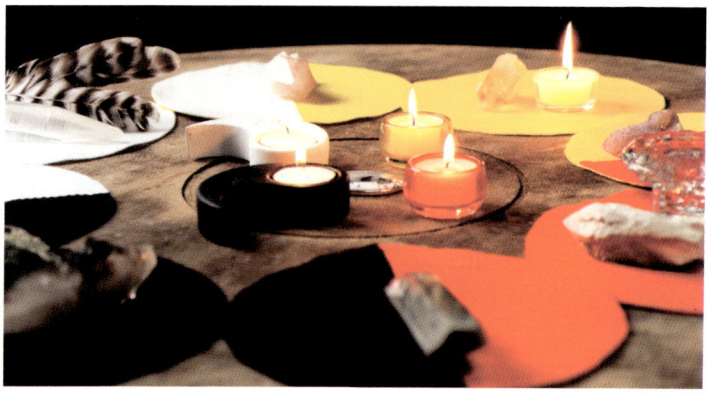

Colocar tus cristales sobre los colores apropiados te ayuda a recordar las asociaciones de las direcciones.

PUNTOS CARDINALES Y DIRECCIONES

Los puntos cardinales son: sur, oeste, norte y este, y las direcciones menores son: sudoeste, noroeste, nordeste y sudeste. Cada dirección tiene su energía y sus asociaciones específicas:

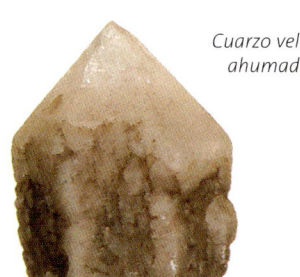

Cuarzo vela ahumado

SUR
El lugar «cerca de»

Género	Más femenino que masculino
Estación	Verano
Elemento	Agua: lluvia, río, océano, lago, sangre
Mundo	Plantas, árboles
Tiempo	Pasado
Color	Rojo (sangre)
Aspecto humano	Emociones, corazón, sentimientos
Escudo humano	Niño interior; niño herido, visión del niño
Aliado	Confianza e inocencia
Enemigo	Miedo
Conexión planetaria	Luna
Tótems	Ratón, coyote, serpiente
Cristal	Cuarzo vela ahumado

El sur es donde naces. Puesto aquí, el cuarzo vela te hace sentirte bien contigo mismo y con tu cuerpo; es útil para aquellos a los que la encarnación física les resulta difícil. El cuarzo vela restaura la confianza y la inocencia, aportando sanación al niño interno herido y ayudando a encarnarlo más plenamente, rodeado por un aura de amor incondicional. Sana la línea ancestral* y la herencia kármica*.

Resalta el propósito del alma y enfoca el propósito de vida, ayudándote a poner en práctica el antiguo conocimiento y acercando los tótems. Ayuda a entender cómo la tensión emocional o mental pueden dañar el cuerpo físico.

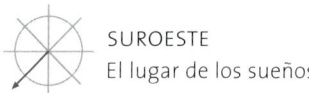

SUROESTE
El lugar de los sueños

Cristal	selenita

En el sudoeste, la selenita te lleva al lugar de los sueños y del soñar. Te lleva a otras vidas y resulta útil para revisar el progreso realizado y acceder desde el estado entre vidas* al plan de vida* para la presente encarnación. Indicando lecciones y asuntos sobre los que aún se está trabajando, te muestra cómo resolverlos mejor.

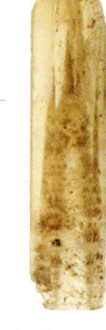

Fantasma de selenita

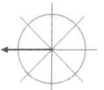

OESTE
El lugar de mirar hacia dentro

Género	Femenino
Estación	Otoño
Elemento	Tierra: cristal, piedra, etc.
Mundo	Mineral
Tiempo	Presente
Color	Negro

REFERENCIA RÁPIDA

Aspecto humano	Cuerpo
Escudo humano	Espíritu adulto (manifestación)
Aliado	Intuición, cambio, muerte y renacimiento
Enemigo	Inercia, muerte, envejecimiento
Conexión planetaria	Tierra
Tótems	Pantera/jaguar, búho, cuervo
Cristal	Cuarzo ahumado

El oeste es el lugar de la muerte y de ir hacia dentro. El cuarzo ahumado te enseña a dejar atrás cualquier cosa que ya no te sirva y te acompaña al atravesar las puertas de la muerte hacia el otro mundo y el renacimiento. Es una de las piedras más eficaces para limpiar y asentar*, pues tiene una fuerte conexión con la Tierra, fomenta la preocupación por el entorno y sugiere soluciones ecológicas. Aliviando la ambivalencia con respecto a estar encarnado, el cuarzo ahumado ayuda a tolerar los tiempos difíciles con ecuanimidad, fortaleciendo la resolución. Ayuda a aceptar el cuerpo físico y la naturaleza sexual, potenciando la virilidad y limpiando el chacra básico para que la pasión fluya naturalmente.

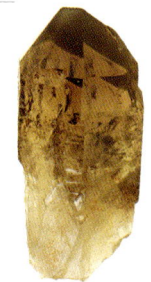

Cuarzo ahumado

NOROESTE
El lugar de los hábitos, pautas y rutinas

Cristal	Cuarzo clorita fantasma (cuarzo chamán)

Éste es el lugar donde hay que cuestionarse los hábitos del pasado. El cuarzo chamán ayuda a limpiar la memoria celular* y a curar la línea ancestral de la vida actual, abriendo el camino para que se produzcan cambios. Esta piedra absorbe la negatividad y los contaminantes

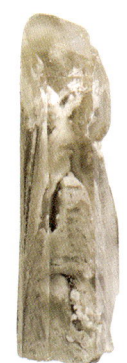

Cuarzo chamán

medioambientales, y limpia la acumulación de energía estancada en el cuerpo o en el entorno. Ayuda a retirar los implantes energéticos*, dando acceso a su fuente en esta o en otras vidas. La clorita tiene intensas asociaciones con la naturaleza y con la Madre Tierra.

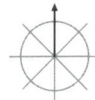

NORTE
El lugar del conocimiento

Género	Más masculino que femenino
Estación	Invierno
Elemento	Aire: los cuatro vientos
Mundo	Animal
Tiempo	Futuro
Color	Blanco
Aspecto humano	Mente: corazón-mente, mente pensante, mente funcionante, pequeña mente
Escudo humano	Adulto: visión del mundo
Aliado	Equilibrio, conocimiento, sabiduría
Enemigo	Conocimiento sin sabiduría
Conexión planetaria	Las estrellas
Tótems	Lobo, caballo, búfalo
Cristal	Cuarzo

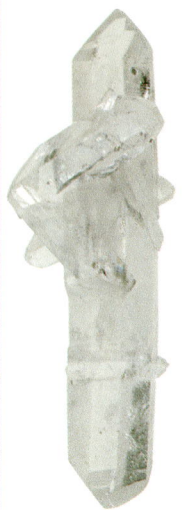

Punta de cuarzo claro con «lapa» y puente

En el norte, el cuarzo ayuda a enfocar e integrar los diferentes niveles de la mente, facilitando la sabiduría interna y asumiendo una perspectiva más amplia de la vida. Potencia las habilidades metafísicas* y sintoniza con el propósito espiritual, produciendo un equilibrio entre el corazón, la mente, el cuerpo y el alma. El cuarzo claro es un maestro sanador para cualquier dolencia, reparador de la memoria celular multidimensional y receptor eficiente de la programación (véase página 358), que opera a todos los niveles del ser y tiene la capacidad de disolver las semillas kármicas (las pautas e improntas de vidas anteriores que pueden activarse y producir enfermedades*, relaciones o sucesos en la vida actual.)

NORDESTE
El lugar de las elecciones

Cristal	Amatista

En el nordeste, la amatista facilita el proceso de toma de decisiones, aportando sentido común y comprensión espiritual; también mejora la motivación, haciéndote más capaz de establecer objetivos realistas y de poner en práctica las decisiones y comprensiones. Ayuda a asimilar nuevas ideas y conecta causa con efecto. La amatista equilibra los altibajos, ayudando a estar centrado a nivel emocional y espiritual.

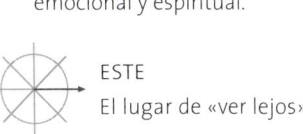

ESTE
El lugar de «ver lejos»

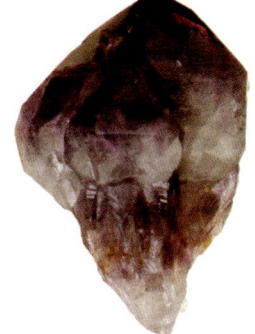

Amatista

Género	Masculino
Estación	Primavera
Elemento	Fuego
Mundo	Humano
Tiempo	Más allá del tiempo
color	Amarillo/dorado; la estrella de la mañana

REFERENCIA RÁPIDA

Aspecto humano	Espíritu
Escudo humano	Niño mágico-inspiración
Aliado	Iluminación, esclarecimiento, belleza, puro placer
Enemigo	Uso equivocado del poder
Conexión planetaria	Sol
Tótems	Águila, halcón, cóndor
Cristal	Citrino

El este es el lugar de la concepción. El citrino aporta el poder del sol naciente para iluminar tu vida y tocar la chispa de puro espíritu dentro de tu ser. Los tonos claros del citrino gobiernan el cuerpo físico y sus funciones, y los tonos más oscuros gobiernan los aspectos espirituales de la vida. El citrino te ayuda a entrar en el flujo de sentimientos y a equilibrarte emocionalmente. Absorbe, transmuta y asienta la energía negativa y protege el entorno. En el este de la rueda de la medicina cristalina es particularmente beneficioso para atraer abundancia y potenciar la creatividad.

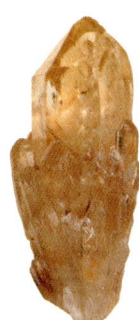

Citrino natural

SUDESTE
El lugar de los antepasados

Cristal	Cuarzo espíritu

En el sudeste, el cuarzo espíritu es particularmente útil para proporcionar comprensiones de los problemas experimentados dentro de una familia. Enfoca la sanación llegada de las multidimensiones, reprograma la memoria celular y favorece el perdón de uno mismo. El cuarzo espíritu te lleva a conocer los espíritus de tus antepasados y de los antepasados del planeta, y puede ser programado para la sanación ancestral (véase página 358), especialmente para reencuadrar* el pasado. En la curación de vidas pasadas, este piedra reactiva la impronta etérica* para la vida presente, señalando las conexiones kármicas significativas y el don o la justicia kármica en las situaciones traumáticas.

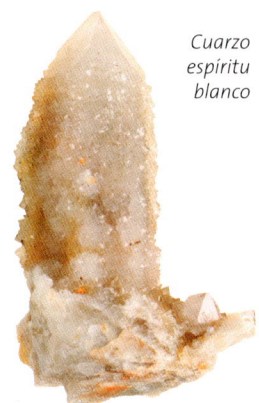

Cuarzo espíritu blanco

CENTRO
El lugar de Arriba y Abajo, y de Todo Lo Que Es

CRISTAL	Cuarzo elestial ahumado

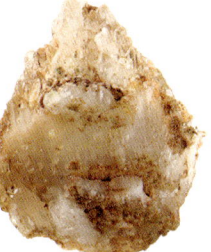

Cuarzo elestial ahumado

El centro de la rueda de la medicina representa el Abajo (Madre Tierra) y el Arriba (Padre Sol) y Todo Lo Que Es*. Un cuarzo elestial ahumado puesto en el centro de la rueda tiende el puente entre Arriba y Abajo. Lleva la luz y la sabiduría de Todo Lo Que Es al círculo infundido por el poder creador del Padre Sol y la energía nutricia de la Madre Tierra para crear un espacio sagrado que contiene infinitas posibilidades y una profunda sanación.

GLOSARIO

ALTERACIÓN (ENFERMEDAD). Estado resultante de desequilibrios físicos, sentimientos bloqueados, emociones reprimidas, karma y pensamientos negativos que, si no se invierte, conduce a la enfermedad.

ANCLA CHAMÁNICA. Conducto que ayuda a llevar energías galácticas o de la Tierra al cuerpo físico durante los viajes al mundo superior o inferior; una cuerda para guiar el retorno.

ANCLA CÓSMICA: Conducto de energía sutil que atraviesa la línea media del cuerpo y pasa a través del chacra tierra hacia lo profundo de la Tierra, sujetándose a su núcleo; también pasa a través del chacra estrella del alma, por encima de la cabeza, en dirección ascendente hacia el centro galáctico. Estabiliza la energía esencial y proporciona un cable estabilizador al cuerpo de luz, permitiéndole cabalgar los cambios en la energía de la Tierra. Asimila las descargas de energía de alta vibración y las asienta en la Tierra.

ATAQUE PSÍQUICO. Pensamientos o sentimientos malevolentes que pueden estar dirigidos, consciente o inconscientemente, hacia otra persona. Puede crear enfermedad y alteración en la vida de quien lo sufre.

CAMPOS DE ENERGÍA SUTIL. Campos energéticos invisibles, pero detectables, que rodean a todos los seres vivos.

CANALIZAR. Proceso a través del cual la información pasa de un alma que no está en encarnación a un ser encarnado.

CENTRO GALÁCTICO. El centro zodiacal astrológico en torno al cual giran las constelaciones, situado actualmente al final de Sagitario.

CETRO. Se forma a partir de una vara central alrededor de la cual crece otro cristal. El cetro invertido es una pequeña punta de cristal que emerge de una base mayor. Esta configuración dirige la energía curativa al núcleo del problema o de los cuerpos sutiles. La enfermedad se disuelve y las energías se reestructuran a todos los niveles del ser, según sea necesario. Los cetros son excelentes para recuperar el poder. *Véanse también* Cuarzo río naranja, página 272, y Amatista ahumada Brandenberg, página 234.

CHACRA. Punto de vinculación energética entre el cuerpo físico y los cuerpos sutiles. El mal funcionamiento de los chacras conduce a la enfermedad física, emocional, mental o espiritual. Véanse páginas 363-367.

CLARIAUDIENCIA. Oír con el oído psíquico en lugar de con el oído físico; oír lo que es inaudible al oído físico.

CLARIVIDENCIA. Capacidad de discernir y de comunicarse con los espíritus.

GLOSARIO

CONCIENCIA CÓSMICA. Estado de conciencia elevada en el que eres parte de la energía universal.

CONCIENCIA CRÍSTICA. Estado en el que todas las formas de vida del universo están vinculadas en el amor universal y en la conciencia; manifestación más elevada de la energía divina.

CONCIENCIA DE POBREZA. Creencia arraigada en que, de algún modo, es meritorio sufrir escasez y pobreza.

CONFIGURACIÓN PAREJA DEL ALMA. *Véase* Llama gemela.

CORDÓN DE PLATA. Vínculo entre los cuerpos físico y etérico que va del chacra soma al cuerpo etérico.

CORRIENTES TELÚRICAS. Poderosas corrientes energéticas que recorren la corteza terrestre.

CORTEZA BOTROIDAL. Una envoltura que toma la forma de una drusa en cuarzo u otros minerales. *Véase* Hemimorfita, página 154.

CRISIS CURATIVA. Signo positivo de que los síntomas desaparecerán pronto y que viene marcado por una breve intensificación de dichos síntomas.

CRISTAL AMORFO. CRISTAL SIN ORGANIZACIÓN INTERNA RÍGIDA NI ESTRUCTURA. La energía lo atraviesa rápidamente; actúa con fuerza y tiene un efecto instantáneo. *Véase* Piedra Gaia, página 138.

CRISTAL AUTOCURADO. Cristal originalmente roto en su base, y para curar la rotura se forman muchas pequeñas terminaciones. El cristal ha sanado la rotura creando nuevos cristales. Esta formación tiene un conocimiento de la autocuración, y te enseña a recuperar tu plenitud, por más dañado o herido que puedas estar. *Véase* Cuarzo semilla lemuriano, página 263.

CRISTAL CON PUNTA LARGA. Este cristal enfoca la energía en línea recta. Cuando apunta hacia el cuerpo, transmite la energía rápidamente, o la retira cuando se le gira y se apunta en otra dirección. *Véase* Cuarzo semilla lemuriano, páginas 263-265.

CUALIDADES/ENERGÍAS DE LA SOMBRA. Cualidades que están reprimidas o negadas, y existen fuera de la conciencia, en la mente subconsciente.

CUERPO DE LUZ. Cuerpo de energía sutil que vibra a una frecuencia elevada. Un vehículo para el espíritu.

CUERPO ETÉRICO. Envoltura biomagnética sutil que rodea el cuerpo físico.

CUERPOS SUTILES. Capas de la envoltura biomagnética.

CURACIÓN DE LA TIERRA. Rectificación de las distorsiones del campo energético de la

GLOSARIO

Tierra causadas por la contaminación y la destrucción de sus recursos.

CURACIÓN DEL ADN. Se cree que el ADN humano tenía originalmente doce hebras, que se van reactivando a medida que la humanidad evoluciona.

DANTIEN. Pequeña esfera que rota en espiral y genera energía, situada sobre el chacra sacro. Si se vacía o agota, la energía creativa no puede expresarse plenamente, produciendo desequilibrio. El agotamiento puede deberse a actos sexuales que no son plenamente amorosos, al exceso de trabajo o que alguna gente te absorbe energía.

DENDRÍTICO. Marcas que recuerdan al helecho, visibles dentro de un cristal. *Véase* Calcedonia dendrítica, página 118.

DESCARGAS DE ENERGÍA VIBRATORIA. Descargas de energía que elevan la conciencia de la humanidad e impactan en el nivel físico del ser, pero puede llevar tiempo procesarlas y pasarlas a la conciencia.

DEVAS/REINO DÉVICO. Espíritus de la naturaleza. Tradicionalmente, se cree que rigen los árboles, los ríos y las montañas.

DIMENSIONES/VIBRACIONES SUPERIORES. Espacio o estado vibratorio con una vibración más rápida y refinada; no necesariamente está localizado en otro lugar físico. Los estados de vibración superior pueden existir sobre la Tierra o en los cristales.

DOBLES TERMINACIONES. Cristales con puntas en ambos extremos que rompen viejas pautas. *Véase* Cuarzo Sichuan, página 293.

ELEVAR LAS VIBRACIONES. Alinear el Yo Superior con el propósito del alma, y el cuerpo físico con el cuerpo de luz.

EMBROLLO KÁRMICO. Enredos con otras almas que tienen su origen en vidas pasadas; hacen que el karma o las acciones se repitan una y otra vez.

ENRAIZAR (ASENTAR, ATERRIZAR). 1) Crear una fuerte conexión entre la propia alma, el cuerpo físico y la Tierra. 2) Anclar las energías en la Tierra.

ENTIDAD. Espíritu desencarnado que está suspendido cerca de la Tierra y puede adherirse a un ser encarnado.

ENTIDADES ADHERIDAS. Espíritus o formas alienígenas adheridas a la envoltura biomagnética de una persona viva.

ENTRAMADO PLANETARIO. Líneas energéticas sutiles e invisibles que cubren el planeta como una tela de araña.

ENTRAMADOS/ENTRAMAR. Poner cristales alrededor de un edificio, persona o lugar para potenciar su energía o protegerlo; para saber dónde colocar los cristales es conveniente emplear la radiestesia.

ESCUDO AÚRICO. Bordes de la envoltura biomagnética fortalecidos para ofrecer protección.

ESCUDO BIOMAGNÉTICO. Cuerpo de energía sutil (cuerpos) alrededor del cuerpo físico

GLOSARIO

que abarca las capas física, emocional, mental, kármica y espiritual.

ESTADO ENTRE VIDAS. Estado vibratorio donde el alma reside entre encarnaciones. *Véase también* Estado prenacimiento.

ESTADO PRENACIMIENTO. Dimensión habitada por el alma antes de nacer.

ESTRÉS GEOPÁTICO. El estrés geopático se crea por alteraciones energéticas procedentes del agua subterránea, de las líneas eléctricas y de las líneas telúricas.

EXPERIENCIA DE SALIDA DEL CUERPO. *Véase* Viajar.

FORMACIÓN ACOMPAÑANTE. Dos cristales entrelazados que crecen en parte uno en el otro, o un cristal más pequeño que crece del cristal principal. Ocasionalmente, uno de los cristales puede rodear totalmente al otro. Esta formación nutre y ayuda a entender mejor una relación; también ayuda a reconocer que un miembro de la pareja puede dar apoyo al otro sin debilitarlo. *Véase* Amatista Veracruz, página 315.

FORMACIÓN BOLA. Formación que emite energía igualmente en todas las direcciones. Es una ventana al pasado o al futuro. Las bolas mueven la energía a través del tiempo y proporcionan un vislumbre de lo que ha sido o de lo que está por venir. *Véase* Gaspeíta, página 140.

FORMACIÓN EN LÁMINA. Cristal plano, útil para limpiar pautas del pasado y bloqueos psíquicos; la punta sana y sella con luz. *Véase* Lemuriano «ahumado», página 264.

FORMACIÓN «LAPA». Pequeños cristales que cubren parcialmente cristales más grandes. Ayuda con los problemas familiares o comunitarios, sustenta la energía grupal y reconforta después de la pérdida de un ser querido. *Véanse* Cuarzo espíritu, páginas 300-303, y Cuarzo Morión, página 268.

FORMACIÓN MENTOR. Esta formación actúa como una piedra «profesor», pues transmite antigua sabiduría y descarga información de los Registros Akáshicos, compartiendo el conocimiento y haciendo que intervengan las dimensiones más elevadas.

FORMACIÓN PUENTE. Un cristal que une a otros dos, o que cruza sobre otro cristal, uniendo dos puntos de vista. *Véase* Cuarzo claro, página 372.

FORMACIÓN TABULAR. Dos lados anchos dan como resultado un cristal plano en el que la energía fluye libremente. Esta formación retira la confusión, los errores de interpretación y los malos entendidos, y fomenta la comunicación a todos los niveles. Vincula dos puntos, produciendo un equilibrio perfecto. *Véase* lemuriano «citrino», página 265.

FORMAS-PENSAMIENTO. Formas creadas por intensos pensamientos tanto positivos como negativos, que existen a nivel etérico o espiritual y que afectan al funcionamiento mental de la persona.

FRAGMENTOS DEL ALMA. *Véase* Partes del alma.

GEMELO TÁNTRICO. Dos cristales idénticos,

alineados lado con lado, pero que no comparten la base. Es ideal para dos personas que trabajan juntas como iguales, a nivel espiritual o material. Los gemelos tántricos armonizan e integran diferentes niveles del ser. Un gemelo tántrico con doble terminación es perfecto para el proceso de ascensión.

GENERADOR. Agrupamiento de cristales con varias puntas o cristal de seis facetas. Juntando un grupo en pacífica armonía, genera una poderosa energía sanadora. La estructura óptima para generar energía son seis facetas juntándose en una punta afilada para enfocar la energía curativa y la claridad de intención. *Véase* Cuarzo espíritu aqua aura, página 302.

GEODA. Cristal con forma de cueva que amplía, conserva y libera lentamente la energía. Es beneficiosa para las personalidades adictivas o excesivamente indulgentes. *Véase* Avalonita, página 61.

GRUPO DEL ALMA. Agrupamiento de almas que han viajado juntas a lo largo del tiempo; todas o algunas de ellas están encarnadas.

HABILIDADES/DONES METAFÍSICOS. Habilidades como la clarividencia, la telepatía y la sanación.

IMPERATIVO DEL ALMA. Intenciones de vidas pasadas y asuntos inconclusos que operan inconscientemente y producen efectos en la vida actual. Incluyen promesas de vidas pasadas y propósitos que impulsan el alma hacia delante, de una vida a la siguiente, y que atraen a antiguos compañeros hacia tu órbita bajo el disfraz de amantes o enemigos.

IMPLANTE. *Véase* Implante energético.

IMPLANTE ENERGÉTICO. Vibraciones, pensamientos o emociones negativas implantadas en los cuerpos sutiles por fuentes externas.

IMPRONTA. Programa energético sutil a partir del cual se construye el cuerpo físico. Transporta la semilla de antiguas enfermedades o lesiones, de traumas emocionales y de constructos mentales que pueden producir enfermedades o incapacidades en la vida actual.

INCLUSIÓN/INCLUIDO EN. *Véase* Oclusión.

INFLUENCIAS MENTALES. Efecto en tu mente de los pensamientos y opiniones de otras personas.

KARMA. Proceso de aprendizaje continuo y dinámico en el que uno se encuentra con los créditos acumulados y déficit de acciones anteriores, y también de las que se están realizando ahora.

KARMA DE GRACIA. Cuando ya se ha hecho suficiente, es posible liberar el karma y que deje de operar.

KÁRMICO(A). Experiencias o lecciones que surgen de, o pertenecen a, una encarnación anterior. Ciertas deudas, creencias y emociones como la culpa son traídas a la vida presente y crean alteración, pero la sabiduría de vidas pasadas también está disponible para sanarlas. Las semillas kármicas son pautas e improntas de vidas

GLOSARIO

anteriores que pueden activarse y producir efectos en esta vida.

KUNDALINI. Energía interna, sutil, espiritual y sexual que irradia desde la base de la columna y, una vez despierta, se eleva hasta los chacras coronarios.

LECTURA DE LA BOLA DE CRISTAL. Uso de un cristal para examinar el futuro o el pasado.

LIBERACIÓN DE ESPÍRITUS. *Véase* Retirada de entidades.

LIMPIEZA DE LA CASA. Retirada de entidades y energías negativas de una casa.

LLAMA. Campo energético que forma parte de tu ser mayor y puede transformar o transmutar tus vibraciones.

LLAMA GEMELA/CONFIGURACIÓN PAREJA DEL ALMA. Dos cristales del mismo tamaño sobre la misma base (la diferencia está en la programación). Una llama gemela une a dos personas en una relación cercana e íntima, enseñando cómo ser único y estar separado al tiempo que se está unido en una relación entre iguales, donde se vive la interdependencia y una profunda intimidad. Cuanto más parecido es el tamaño de las puntas, más armoniosa es la relación. Los compañeros del alma comparten lecciones kármicas; las llamas gemelas se ofrecen apoyo mutuo y comparten amor incondicional. Sin una base común, la unión tiende a ser mental y espiritual más que emocional y física. Una llama gemela desigual aporta amor incondicional a una relación padre-hijo, jefe-empleado, creando alineamiento y una mayor armonía. Pon el cristal gemelo en el lugar más distante de la puerta. *Véase* Cuarzo río naranja, página 272.

MAESTROS ASCENDIDOS. Seres altamente evolucionados que guían la evolución espiritual de la Tierra y el proceso de ascensión.

MALOS DESEOS. *Véase* Ataque psíquico.

MATRIZ. Lecho de roca sobre el que se forman cristales.

MEMORIA CELULAR. Memoria de vidas pasadas o actitudes ancestrales, traumas y pautas profundamente arraigadas que establecen programas negativos —como la conciencia de pobreza— y generan alteraciones, o se repiten de maneras ligeramente diferentes.

MERIDIANO. Canal de energía sutil que discurre cerca de la superficie de la piel, o del planeta, y contiene puntos de acupuntura.

MERIDIANO TRIPLE CALENTADOR. Meridiano relacionado con el control de la temperatura corporal.

MERKABA. Forma geométrica compleja que, según se dice, ayuda a la evolución de la conciencia y a la activación del cuerpo de luz.

MIASMA. Impronta sutil de una enfermedad infecciosa o de un suceso traumático del pasado que ha sido transmitido entre generaciones dentro de una familia o en un lugar.

MUNDO INFERIOR. El mundo chamánico inferior es el mundo de la Tierra y de la

GLOSARIO

mente subconsciente. *Véase también* Mundo superior.

MUNDO SUPERIOR. El mundo chamánico superior es el de las estrellas y la mente consciente. *Véase también* Mundo inferior.

NIEBLA ELECTROMAGNÉTICA. Campo electromagnético sutil, pero detectable, creado por líneas de fuerza y equipos eléctricos que tiene un efecto adverso sobre la gente sensible.

NIÑO INTERIOR. Parte de la personalidad que sigue siendo como un niño (pero no infantil) inocente, o puede ser el lugar de la personalidad donde están depositados los abusos y traumas que requieren sanación.

NIÑOS DE LAS ESTRELLAS. Seres de otros sistemas planetarios que han encarnado en la Tierra para ayudar en su evolución espiritual.

NIÑOS ÍNDIGO. Niños nacidos con una vibración superior a la de los niños que ya están en la Tierra. Estos niños suelen tener dificultades para adaptarse a la vibración actual del planeta.

NIVELES INTERNOS/DIMENSIONES. Niveles de ser que abarcan la intuición, la conciencia psíquica, las emociones, los sentimientos, la mente subconsciente y las energías sutiles.

OCLUSIÓN. Inclusión formada a partir de un depósito de otro mineral dentro de un cristal de cuarzo. El otro mineral puede estar adherido a una faceta externa y ser visible. La oclusión irradia la energía de ese mineral, enfocada y amplificada por el cuarzo circundante.

ÓRDENES HIPNÓTICAS. Programas inconscientes instaurados por una fuente externa que «dirigen» a una persona haciéndole actuar de manera automática.

PARTES DEL ALMA. El alma es el vehículo que transporta el espíritu eterno. Las partes del alma son fragmentos que actualmente no están en encarnación, e incluyen, pero no se limitan a, los aspectos que quedaron escindidos. *Véase también* Recuperación del alma.

PAUTAS DE LA LÍNEA ANCESTRAL. Pautas familiares y creencias que han sido transmitidas de las generaciones anteriores a la actual.

PIRÁMIDE. Esta forma amplía y enfoca la energía hacia su ápice, extrayendo energías negativas y bloqueos de los chacras, y rellenándolos de energía vibrante. *Véase* Heulandita, página 158.

PLAN DEL ALMA. La intención del alma y su plan de aprendizaje para la vida actual; puede haber sido revisado cuidadosamente en el estado intervidas o puede ser una cadena de reacciones automáticas a causas kármicas.

PLAN PARA LA VIDA/ENCARNACIÓN. *Véase* Plan del alma.

PROCESO DE ASCENSIÓN. Medio por el que las personas intentan elevar sus vibraciones físicas y espirituales.

PROGRAMACIÓN EMOCIONAL NEGATIVA. Mandatos internos y emociones, como la culpa, instauradas en la infancia o en otras vidas que permanecen en el

GLOSARIO

subconsciente e influyen en la conducta actual, saboteando con sus efectos hasta que son liberadas.

PROYECCIÓN. Ver y rechazar en otros ciertas características que en realidad forman parte de nosotros mismos.

PSICOPOMPO. Figura que lleva las almas al mundo siguiente.

QI. Fuerza de vida que vigoriza el cuerpo físico y los cuerpos sutiles.

RADIÓNICA. Método de diagnóstico y tratamiento a distancia.

RECUPERACIÓN DEL ALMA. El trauma, el shock, el abuso e incluso la alegría extrema hacen que parte de la energía del alma se quede estancada en cierto punto de la vida o en la muerte de una vida pasada. Un terapeuta o chamán recupera esa parte escindida trayéndola al cuerpo actual.

REENCUADRAR. Ver un suceso del pasado bajo una luz diferente y más positiva para que se sane la alteración que estaba generando.

REGISTRO AKÁSHICO. Un registro que existe más allá del tiempo y del espacio, y contiene información sobre todo lo que ha ocurrido y ocurrirá.

REIKI. Método de curación natural por contacto manual. La curación pasa a través del terapeuta al receptor, o es enviada a distancia.

RESONANCIA SUPERIOR. Actúa como un Yo Superior para la piedra de base, elevando sus vibraciones al nivel siguiente.

RETIRADA DE ENTIDADES. Soltar espíritus desencarnados u otros seres y enviarlos a la dimensión adecuada después de la muerte.

ROSTRO DE ISIS. Te pone en contacto con la diosa interna. Sana cualquier aspecto desgarrado, integra las energías espirituales en el cuerpo emocional y mejora la identificación excesiva con el sufrimiento de otros. Es de ayuda para los hombres que quieren contactar con sus sentimientos y ayuda a estabilizar los niños sensibles. Es beneficioso para cualquiera que afronte una transición.

TODO LO QUE ES. Espíritu, la Fuente, lo divino: la suma total de todo lo que es.

TRABAJADOR DE LA LUZ. Alma que ha decidido ayudar al cambio de vibración de la Tierra haciendo su propio trabajo; al hacerlo, estimula la evolución de otros.

VAMPIRISMO PSÍQUICO. Capacidad de extraer o de «alimentarse de» la energía de los demás.

VIAJAR. El viaje se produce cuando el alma abandona el cuerpo físico y viaja a lugares lejanos. También conocido como experiencia de salida del cuerpo y viaje astral.

VIAJE ASTRAL. *Véase* Viajar.

VÍNCULOS DEL ALMA. Conexiones entre miembros de un grupo del alma.

YO SUPERIOR. La parte del alma que no está en encarnación y conoce el plan del alma para esta vida y las últimas vidas. Contiene la sabiduría y los dones generados en encarnaciones anteriores.

ÍNDICE DE NOMBRES

A

Abandono 95, 148, 207, 220,
Absorción del yodo 149
Abuso 175
   Alcohol 252, 254
   Curación 88, 299
   De poder 151, 199, 273
   Drogas 92, 252, 254
   Emocional 280, 281, 299
   Físico 281
   Mental 281
   Sexual 325
Acción positiva 79
Acciones, reflexionar sobre 113
Acechadores 166
Acidez de estómago 218
Ácidos grasos 66
Acompañamiento en la muerte 254
Acupresión 58, 101, 139
Acupuntura 101, 149, 213
Adherencia de espíritus 149, 151
Adicción 44, 64, 277
   Causas de 173, 231
   Pautas subyacentes 122, 254
   Superación 259
   Y codependencia 221, 316
Adivinación 142, 186, 202, 315
ADN
   Fortalecimiento 219
   Sanación del 97, 162, 219, 378
   Sutil 116
Adolescentes 75-6
Afrodita 14
Agotamiento 44, 78, 131, 217
   De la energía 112, 129, 283
   Espiritual 130-1
Alegría 51, 118, 165

Alegría de vivir 44, 120, 122
Alejandría, biblioteca de 50
Alergias 105, 115, 145, 147, 166, 274
Alfonso X el Sabio 68
Alineamiento 95, 207
Alineamiento espinal 58, 207, 349
Almacenar cristales 358
Alquimia espiritual 238
Alquimistas 188
Alteración (enfermedad) 65, 82, 108, 141,164, 231, 378
   Causas de 203
   Crónica 137
   Emocional 207, 241
   Liberación de las causas en vidas pasadas 121-2
   Sanación de 86, 133
Alteraciones de la piel 127
Ambidextro 57
Amistad 64
   Platónica 64
Amor
   Atraer el 70
   Autoamor 122, 129, 339
   Canalizar 80
   Compasivo 66, 85
   Duro 93
   Incapacidad de amar 62
   Incondicional 85, 108, 139, 179, 196, 200, 234, 235, 239, 254, 265, 280-1, 299, 354
   Mutuo 92
   Platónico 74
   Que da apoyo 43
   Romántico 74
   Universal 115, 222

Vínculos de 127
Anatomía 362-3
   Física 362
   Sutil 363
Anclas cósmicas 72, 84, 91, 99, 142, 146, 160, 169, 174, 187, 255, 264, 319, 377
   Abrir 283
   Activación 133, 169, 174, 298-299
   Adherir 232
   Extremo superior de 91-2
   Limpiar 234-5
   Sección terrenal de 84, 137, 139, 187
   Véase Anclas chamánicas
Anemia 143
Ángeles guardianes 227-8, 238
Angustia 22
Anima terra 138-9, 143, 305
Animales 113, 161, 162
   Alergias a 166
   Curación 176
   De poder 99, 102, 176, 330
Animosidad 129, 170
Anorexia 193
Ansiedad 108, 126, 148, 304, 308, 309, 336, 353
Antiguo Testamento 17
Apegos 41, 234
   Entidades adheridas 148, 149, 295, 376
   Espiritual 149, 151
   Mental 149
Apertura 128
Apetito
   Regulación 210
   Supresión 179
Apoplejía 105

ÍNDICE DE NOMBRES

Aprendizaje
   De taquigrafía 57
   Del lenguaje 57
Arañas, repeler 43
Árboles 47-8
Arcángeles 115
Áreas de sequía 60
Armonización de disputas 60
ARN/ADN 101
Arrogancia, eliminación de 108
Arrugas 46, 133
Arterias 72, 103
Arteriosclerosis 145
Artesanos 283
Artritis 84, 101, 205, 221, 247, 261
Asentar (tomar tierra) 27, 78, 87, 88, 112, 133, 149, 165, 181, 269, 279, 282, 294, 297, 328, 353, 355, 371, 379
   Energía 176, 216
   Energías espirituales 219
   Espiritualidad 209, 212
Asimilación
   De las proteínas 60
   Del hierro 203
   Del potasio 74
Astrología 94
Astronomía 94
Ataque psíquico (malos deseos) 77, 132, 134, 148, 198, 217, 228, 233, 295-6, 379, 381
   Protección contra el 40, 44, 130, 151, 183, 216, 217, 295-6
Ataques de pánico 276
Atlántida 28, 59, 75, 150, 158, 163, 265, 306
Atletas 113
Atraer compañeros del alma 122
Auras 312-14
   Limpieza de 172
   Protección 26
Aurora boreal 32
Autoaceptación 147

Autoafirmación 78
Autoamor 122, 129, 339
Autoconmiseración 126
Autocrítica 126
Autocuración 87, 129, 139, 256
   Potenciar 41
   Promover 66
   Sustentar 88
Autodescubrimiento 85
Autodisciplina 122, 229
Autoengaño 203
Autoestima 36, 47, 48, 147, 308
Autoexpresión 283
Autonomía
   Emocional 131, 239, 256, 346
   Potenciar 63-4
   Psicológica 218
Autorrealización 276
Autorreflexión 97
Autorrespeto 51
   Sustentar 49

B

Banda de ondas electromagnéticas 13
Bazo 41, 51, 80, 131, 185, 229, 283
Bebés recién nacidos 14
Bienestar 65, 69, 145
   Emocional 148
Bloqueo del escritor 49
Bloqueos
   Emocionales 85-6
   Mentales 191
Boca 108
Bodas místicas 234, 296
Bronquitis 101
Brujería 196, 198, 199
Budismo 307

C

Calambre 78, 122, 355
Calambres menstruales 124
Cambio de forma 45, 161, 176-7
Cambio psicológico, el momento adecuado para el 56
Cambio, lidiar con el 117, 129, 164
Cambios de presión, Sensibilidad a los 62
Cambios de vida 104
Cambios energéticos 243
Caminos del alma 58, 76, 92, 171, 177, 252, 289
   Codificación 54
Campos de energía sutil 383
Campos emocionales 88
Canal alimentario 143
Canalizar 79, 83-4, 96, 109, 219, 251, 271, 377
Capacidad de estudio 117
Capacidades organizativas 122, 166
Carisma 55
Carro de fuego 19
Cartílago 113
Casas
   Entramados alrededor de 42
   Limpieza 184, 379
   Sellado de 217
Cataratas 349
Catarsis 24, 64, 126, 219, 303, 341
   Psicológica 138
Celos 68, 129, 151, 159, 170, 355
Células
   Energía 101
   Membranas 105
   Metabolismo 55
   Reestructuración 243
   Reproducción 66
   Velocidad de crecimiento 124
Células T 135, 221
Centro (rueda de la medicina) 189, 375
Centro galáctico 84, 91, 142, 169-70, 211-12, 299, 319, 378

ÍNDICE DE NOMBRES

Cerebro 126, 189, 200
  Armonización de las ondas cerebrales 129
  Desórdenes 101
  Epilepsia 58, 92, 355
  Espacio interno de dimensiones superiores 71
  Función 64, 114
  Integración 254
Cerebro límbico 234
Cetro 25, 273, 311, 382
Chacra alta mayor; véase Chacra vidas pasadas
Chacra básico 66, 128, 167, 169, 182, 153, 276, 314, 329, 363, 364-5, 371
  Abrir 112, 160
  Activación 166, 303, 355
  Alineamiento 128, 225, 251, 303
  Asimilar los influjos energéticos 87
  Disolver bloqueos 346
  Estimulación 66, 237
  Fortalecimiento 45
  Limpieza 251
  Recarga 44, 247, 272, 324, 325
  Sanar heridas en 352
  Sobreestimulación 165
  Y energía kundalini 262
Chacra bazo 141, 144, 145, 167, 183, 313, 326, 363, 364-5
Chacra corazón 38, 69, 123, 138, 141, 169, 213, 220, 225, 239, 265, 271, 276, 277, 290, 292, 298, 314, 338, 340, 355, 363, 364
  Apertura 128
  Cuerpo de luz 265
  Proteger 144
  Véase también Chacra corazón superior
Y partes perdidas del niño/del alma 136
Y viajes chamánicos 136
Chacra corazón superior 71, 123, 220, 225, 271, 282, 290, 292, 298-9, 338, 340, 341, 363, 364-5
  Limpieza 234
Chacra coronario 169, 194, 216, 226, 256, 262, 272, 277, 282, 284, 290, 291, 292, 293, 300, 312, 315, 363, 366
  Activación 81, 228
  Apertura 91, 196
  Véase también Chacra coronario superior
Chacra coronario superior 216, 226, 228, 252, 254, 267, 284, 290, 291, 300, 315, 337, 345, 363, 366
  Activación 52
  Apertura 91
  Portal de una dirección 208
Chacra del hígado 141
Chacra estrella del alma 152, 157, 169, 226, 233, 252, 253, 262, 271, 272, 285, 307, 310, 312, 316, 363, 366
  Abrir 91, 117
  Entramados 133
  Viajes 99
Chacra garganta 38, 69, 93, 123, 205, 213, 229, 292, 363, 366-7
Chacra plexo solar 38, 220, 226, 276, 280, 297, 314, 329, 355, 363, 364-5
  Activación 52
Chacra puerta estelar 91, 157, 233, 254, 307, 311, 363, 366-7
Chacra raíz 120
Chacra sacro 66, 182, 247, 251, 277, 314, 319, 324, 329, 346, 355, 363, 364-5
  Abrir 112

Estimulación 237
Fortalecimiento 45
Sanar heridas 352
Chacra semilla del corazón 233, 286, 347, 363, 364-5
Chacra soma 41, 54, 56, 91, 93, 150, 152, 194, 212, 213, 233, 249, 255, 285, 307, 310, 311, 314, 315, 329, 363, 366
  Activación 199
  Crear estructuras energéticas 72
  Romper vínculos 121-2
Chacra tercer ojo 69, 93, 116, 134, 139, 226, 276, 277, 290, 291, 292, 293, 276, 277, 290, 291, 292, 293, 303, 307, 311, 314, 315, 363, 366
  Activación 81
  Apertura 91
  Y espacio dimensional superior 71
Chacra tierra 60, 120, 128, 138, 151, 167, 169, 175, 182, 225, 234, 253, 272, 276, 282, 363, 364-5
  Abrir 112, 160, 355
  Alineamiento 297
  Entramados 133
  Limpieza 57, 143
  Proteger 221
  Superior 363, 364-5
  Viajar 99
Chacra tierra superior 363, 364-365
Chacra vidas pasadas 93, 116, 121, 130, 150, 152, 181, 212, 213, 256, 277, 278, 363, 366-7
  Activación 199
  Y trauma 233
Chacras 11, 26, 66, 69, 71, 72, 87, 110, 111, 138, 156, 171, 172, 204, 225, 226, 253, 256, 262, 264, 266, 278, 293, 296, 314, 329, 334, 340, 354, 363, 377

ÍNDICE DE NOMBRES

Alineamiento 52-3, 57, 59, 143, 204
Cortar cuerdas 132, 196
Cortar vínculos 146
Equilibrio de 59, 60, 264
Limpieza 60, 63
Potenciar la energía 26
Sutiles 199
Y la energía kundalini 46
Y varas 28
Chamanes 33, 188
Chantaje emocional 341
China 10, 15-16
Chivo expiatorio 320
Ciática 255
Ciclos de vida 94
Circulación de energía 226
Círculos de piedra 16
Cirugía 68
    Etérica 132, 181, 197, 276, 286
    Psíquica 199-200
    Recuperación de la 120
Clariaudiencia 121, 142, 276, 277, 305, 377
Claridad 122
    Espiritual 67, 72
    Mental 191, 229
Clarividencia 184, 205, 258, 311, 377
Cobre 69
Codependencia 122, 221, 259, 294, 316
Coito tántrico 111
Colesterol 145
Cólico 122
Colitis 105
Columna 127, 160, 189
Compañeros del alma 129, 170
Compasión 94, 127, 143, 145, 204, 223, 232, 234, 239, 251, 254
Complejo de salvador 95
Compostura 78, 79, 112
Comunicación 22-3, 143

Alma 293
    Ayuda a 106
    Espiritual 69, 130
    Estelar 306
    Interpersonal 64
    Potenciar la 108, 203
    Telepatía 61, 123, 171, 279, 291
Comunicación
    Del alma 293
    Espiritual 69, 130
    Estelar 306
    Interdimensional 306
    Interpersonal 64
Concentración 117
Concepción 111
Conciencia 232-3
    Cósmica 203, 292, 377
    Crística 335, 377
    De pobreza 225, 241, 381
    Del espíritu 184
    Elevación de la 71
    Espiritual 80, 275
    Estado de conciencia pura 114
    Evolución de la 241
    Expandida 150
    Llama blanca de 232, 254, 270, 284, 293
    Metafísica 96
    Mística 149
    Niveles elevados de 91, 204
    Planetaria 284
    Psíquica 61, 80
Conducta
    Compulsiva 95
    Destructiva 96, 97
    Inapropiada, modificación 59
Conexión con el gurú 43
Confianza 119, 127, 129
    En uno mismo 122, 231
Configuración compañero del alma; *véase* Configuración llama gemela

Configuración llama gemela 70, 225, 235, 273, 299, 383
Conflicto 42
    De vidas pasadas 217
    Kármico 66
Conjuntivitis 349
Conocimiento
    Del alma 226, 258-9
    Emocional 62
    Esotérico 50
    Mental 62
    Subconsciente 191
Constancia 355
Contactos de vidas pasadas 199
Contaminación
    Geopática 225
    Medioambiental 70, 139, 145, 165, 172, 204, 288
Contratos del alma 162, 170, 218
Control de la conducta 49
Convalecencia 66, 126
Coraje 66, 122, 131, 213
Corazón 39, 50-1, 60, 80, 82, 120, 127, 131, 141, 145, 202
    Conexión con la mente 85
    Energía del 114, 115, 204
    Estimular vínculos del 66
    Roto 86
    Sanación del 239, 254, 283
    Vampirismo de la energía del 130
Cordón de plata 74, 255, 382
Corrientes telúricas 120, 175, 211, 212, 383
Cortar cuerdas 196
Cortesía 78
Corteza botroidal 377
Corteza terrestre 20-1
Cráneo 55
Creatividad 39, 61-2, 66, 120, 124, 228, 265, 289, 323
    Artística 52, 353

ÍNDICE DE NOMBRES

Bloqueada 129
Disparar la 89, 229
Estimulación de la 44, 203, 281, 355
Facilitar la 224-5
Fomentar la 278
Fortalecimiento de 107
Inspirar 221
Mejorar la 237
Y mitos 61-2
Crecimiento
Del alma 49, 65, 235, 249
Espiritual 91, 289
Personal 256
Crisis 122
Cristal autocurado 382
Cristal para despertar 258-61
Cristales
Activadores 358
Bíblicos 16-19
De punta larga 380
Dedicados 25
Limpiadores 259, 358
Metamórficos 21
Radiactivos 344
Cualidades/energías de la sombra 107, 133, 146-7, 190, 191, 206, 268-9, 275, 382
Cuello, tensión muscular 51, 72
Cuentos de hadas 61-2
Cuerdas mentales, cortar 43
Cuerpo de luz 153, 205, 270, 300, 311, 313-14, 318, 338, 380
Activación 71, 285, 345
Armonizar el sistema nervioso con el 194
Chacra corazón 265
Energía esencial 127
Integración 146, 205, 243, 264
Nacimiento del 340
Preparación para la plena encarnación 235
Sanación 346

Cuerpo emocional 41, 128, 139, 145, 162, 350, 354
Limpieza 203
Purificación 126, 350, 354
Reestructuración 64
Cuerpo físico
Alineamiento con envoltura biomagnética 199
Energía esencial 127
Integración 99, 204-5
Liberación de energía negativa del 126
Limpieza 132
Sintonización 110
Transmutación y cambio de vibración 202
Cuerpos energéticos 191
Cuerpos etéricos 79, 89, 92, 197, 207, 378
Cordón de plata 255
Limpieza 132, 148
Restauración 92
Cuerpos sutiles 26, 42, 143, 149, 153, 154, 193, 197, 225, 253, 288, 291, 292, 297, 303, 308, 314, 330, 334, 345, 349, 354, 383
Armonización 42, 294
Bloqueos en 49
Chacras 384
Cordón de plata que conecta 74
Desplazar ganchos mentales en 114
Flujo energético entre 52-3
Integrar las energías en 195
Liberación de la energía negativa de 126
Meridianos 80
Sacar la negatividad de 172
Transmutar la vibración cambiante 202
Vórtice energético 137
Culpabilidad 88, 129, 147, 214

Curación 22
Abrir potencial sanador 57
Alma 70, 95, 130, 224, 232, 233, 252, 295-6, 350
Autocuración 41, 66, 87, 88, 129, 139, 256
Crisis 24, 379
Distancia 74, 86
E impronta etérica 275
Energía 257
Kármica 116, 189, 202, 203, 206, 206-7, 233, 261, 293, 336
Línea ancestral 90, 116, 239, 253, 283, 288, 375-6
Luz 258
Medioambiental 40, 42, 172, 202, 243, 344
Y cristales de alta vibración 22, 23-4
Véase también Sanación celular; Sanación de la tierra; Sanación emocional; Sanación multidimensional
Curación
A distancia 74, 86
Celular 57, 65, 66, 97, 129, 252, 254, 279, 300, 316
Chamánica 37
De la línea ancestral 90, 116, 239, 253, 283, 288, 375-6
De la Tierra 55, 60, 70, 79, 82, 120, 132, 145, 172, 175, 233, 234, 243, 247, 253, 278, 328, 334, 378
Holística 82
Medioambiental 40, 42, 172, 202, 243, 344
Regeneración 58, 267
Reiki 281, 290, 381

D

Dantien 319, 346, 378

ÍNDICE DE NOMBRES

Debilidad física 120
Deficiencias de calcio 80, 97
Degeneración macular 266
Depósitos calcificados 74, 84
Depósitos de grasa 58
Depresión 45, 55, 112, 124, 129, 133, 143, 197, 229, 253, 292, 313, 336, 353, 355
Desaliento 108
Desarrollo espiritual 100, 128, 130, 149, 192, 216, 224, 226, 229, 240, 250, 266, 274, 281, 285, 289
  Armonización 62
  Nivel más alto de 227-8
Descargas
  De energía de alta vibración 160
  De energía vibratoria 133, 383
Descontento 107
Desequilibrio mental 22
  Sanación 351, 352
Desequilibrio/tensión emocional 22, 90
Desequilibrio/tensión espiritual 22
Desequilibrio/tensión medioambiental 22, 25-6, 303
Desequilibrios/tensiones psicológicas 22
Deshidratación 57, 126, 183
Desilusión 62
Desinterés 131
Desintoxicación 41, 64, 106, 108, 114, 124, 126, 131, 149, 151, 160, 164, 215, 221, 225, 229, 250, 253, 257, 269, 301, 302
Desintoxicación emocional 115
  Psíquica 134
Desorden
  Afectivo estacional 39, 170, 323, 341

Bipolar 149, 179, 276-7
Déficit de atención por hiperactividad 53, 179, 313, 332
Desórdenes
  Auditivos 46, 296
  Cardiovasculares 105
  Celulares 57, 82, 296
  De la alimentación 95, 266
  De los huesos 53
  Degenerativos 55, 200
  Del aparato excretor 122
  Genéticos 53
  Obsesivo-compulsivos 259
  Respiratorios 82, 149
Despertar espiritual 125
Destrucción, estructuración de la energía después de la 60
Devas de la Tierra 257
Devas planetarios 257
Devas/reino dévico 62, 138, 143, 144, 145, 257, 305, 322, 378
Dharma 240
Diabetes 60, 117, 244-5, 313
Diarrea 122, 218
Dientes 66, 97, 191, 205, 269
Dificultades para respirar 151
Dimensiones/vibraciones superiores 71, 379
Discernimiento 78
Discriminación 354
Dislexia 321
Diuréticos 149
Dobles terminaciones 378
Dolencias
  Oculares 97, 139, 349
  Psicológicas 119
Dolor 124, 133, 269
  Abdominal 162
  Alivio 68, 78, 241
  De cabeza 53, 58, 80, 92, 122, 200, 212, 213, 355
  De espalda 133, 269
  De parto 55

Dental 234
Emocional 253, 257, 324-5
Llevar el de otros 86
Ovarios/ovulación 172
Retirada de viejos 80, 84, 214
Dones
  Espirituales 72, 146
  Metafísicos 38, 65, 75, 143, 171, 202, 231, 252, 267
Dormir 67, 68
  Insomnio 122, 131, 162, 200, 231, 313, 327, 355
  Pesadillas 113, 132, 210, 253
  Sueño seguro para los niños 113
  Véase también Sueños
Drenaje linfático 164
Dualidades, reconciliación de las 52

E

Efectos psicosomáticos 90, 115, 122, 139, 141, 292, 294
Egipto 13, 14, 14-15, 67, 68, 180-1, 212, 306
Elegir cristales 358-60
Elevar
  El estado de ánimo 113
  Las vibraciones 381
Elfos 62
Eliminación de la vanidad 108
Emanaciones del ordenador 53
Emociones
  Armonizar 113, 123
  Controlar 10
  Véase también Emociones negativas
Emociones negativas 25-6, 73-74, 77, 80, 107, 125-6, 129, 139, 148, 210, 220, 247, 299
  Calmar las 68
  Liberar las 129, 135, 158-9
  Programar 208, 381
  Purificar 237

ÍNDICE DE NOMBRES

Reemplazar 108
Empatía 53, 145
Encarnación 45, 112, 209, 237, 239, 243
Encarnaciones de la mujer sabia interna 62
Encarnaciones/poder de la sacerdotisa 62, 133, 206
Enclaves sagrados 212
Energía
  Amplificación 89
  Asimilación de influjos 87
  Conductos de 100, 106
  De los círculos de las cosechas 349
  Diosa 271
  Disolver bloqueos 101
  Dispersa o agotada 64
  Electromagnética 132, 197, 211, 328
  Emocional 80, 236-7
  Entramado energético etérico 139
  Esencial 127
  Física 236-7
  Irradiante 110
  Isis 67
  Masculina 78, 285
  Mental 251
  Nutricia 86
  Purificante 200
  Retirar la estancada 108
  Véase también Energía kundalini
Energía
  Celestial 42
  De Buda 115
  De la diosa 271
  De la Tierra 42, 84, 254
  De las piedras 11, 13
  De los círculos de las cosechas 349
  De Merlín 212
  Del Sol 181
  Electromagnética 132, 197, 211, 328
  Emocional 80, 236-7
  En cuerpos sutiles 288
  Esencial 127
  Espiritual 140, 212
  Estancada 108
  Física 236-7
  Mental 251
  Nuclear 269
  Nutricia 86
  Protectora 98-9
  Sexual 355
  Yang 185
Energía kundalini 46, 128, 313, 324, 331, 346, 380
  Activación 251
  Ayuda al flujo de 111
  Despertar la 55
  Reenergizar 243
Energía negativa 41, 62, 134, 148, 160, 217, 264, 266, 304-5
  Absorber 62, 214, 215, 219, 276
  Contenedores para 95
  Convertir en positiva 55
  Expulsión de 93, 137
  Liberación de 126
  Limpiar 215
  Protección de 198
  Receptáculos para 42
  Repeler 233
  Retirada de 134
  Transmutar 62, 112-13, 298
Enfermedad
  Crónica 37, 115, 118, 120, 131, 251
  De Ménière 221
  De Parkinson 129, 200
  De Raynaud 70, 274
  Inducida por la radiación 108
  Periodontal 250
  Terminal 120
Enfermedades
  Autoinmunes 205, 247, 279
  De la piel 46, 162
  Infecciosas 101, 131
  Relacionadas con el estrés 80, 223
Enfisema 103
Enfoque mental 64
Entidades 207, 219, 278, 295, 378
  Adheridas 148, 149, 376
  Limpieza de 295
  Portal de una dirección para las 208
  Retirada de 133, 254, 271, 278-279, 378
  Soltar 149
Entramado en zigzag 29
Entramado planetario 334, 381
Entramados 13, 27, 28-31, 42, 47, 145, 151, 254, 256, 263, 308, 343, 379
  Alrededor de áreas de cultivo 47
  Alrededor de casas 42, 70
  Alrededor del cuerpo 137
  Áreas de sequía 60
  Crear un espacio sereno 203
  Descargas de vibraciones 133
  Espacios seguros 79
  Formación estrella de David 27, 31, 78, 151, 343
  Lugares de trabajo 88, 100
  Medioambientales 53, 139
  Para asimilar energías 101
  Para guardar el automóvil 97
  Para la fertilidad 225
  Varas 264
Envenenamiento 42
Envidia 68
Envoltura biomagnética 166, 193, 204, 207, 250, 266, 271, 319, 326-7, 335, 340, 344, 376

ÍNDICE DE NOMBRES

Alineamiento 57, 199
Alisamiento 202
Expansión 36
Flujo de energía desde 350
Fortalecimiento 57
Limpieza 179
Protección 146, 225
Purificación 88, 256
Reparación 41
Sanación 277-8, 294
Sellado 191, 215, 295
Enzimas 66
Epilepsia 58, 92, 122, 143, 355
Equilibrio
  Ácido-alcalino 120
  Emocional 52
  Psicológico 52
  Yin-yang 69, 113, 123, 165, 189, 268, 301
Era de Acuario 334
Errores, aprender de los 129
Erupciones de la piel 145
Escalofríos 197
Escarabajo del sol en el pectoral del Tutankhamon 15
Esclerosis múltiple 103
Escudo psíquico 36, 184, 276
Esencias de gemas 46, 126, 193, 308, 330, 334, 357, 361
  Fabricación 361
  Uso 361
Esófago 143
Espacios
  Sagrados 206, 243, 252, 261
  Seguros 27, 79
Espasmos 70, 74, 120
Espíritu juguetón 112-13
Espíritus guía 121
Estabilización del pulso 55, 97, 110, 217
Establecimiento de objetivos 126, 131

Estado entre vidas 92, 136-7, 172, 233, 255, 275, 370, 376
Estados prenacimiento 276, 381
Este (rueda de la medicina) 373-4
Estómago 46, 53, 64, 205
Estrella
  De cinco puntas 30
  De David 27, 31, 78, 151, 343
Estrés 37, 53, 59, 60, 70, 78, 88, 120, 122, 166, 200
  Limpieza 81, 126
  Emocional 90
  Geopático 25, 145, 253, 296, 379
  Recuperación del estrés prolongado 131
Estructura de los cristales 20-1
Estructuras celulares 74, 127, 197
Estudios académicos 120
Evolución
  Del alma 264
  Espiritual 59, 81, 110, 204
Exceso de acidez 131, 218
Exceso de alcalinidad 49, 78
Excreción 101, 162
Éxito comercial 55, 355
Experiencias
  De salida del cuerpo 42, 58, 109, 230, 255, 300, 315, 318, 381
  Véase también Viajar
  De vidas pasadas 110
  Infantiles 95
Expiación 209, 210
Exploración
  De vidas pasadas 96, 203
  Interdimensional 54
Expresión emocional 70
Expresiones artísticas 43
Extraterrestres 91, 143, 199, 310
Extremidades 55

Eyaculación precoz 229
Ezequiel 16-17, 19

F

Facilitación intelectual 183
Factor sentirse bien 97
Falsas creencias 195, 308
Fatiga 44, 203
  Crónica 39, 64, 78, 103, 234
Felicidad 55, 73, 245, 280
Feminidad 325
  Encarnaciones/poder de la sacerdotisa 62, 133, 206
  Energía de Isis 67
  Energía de la diosa 271
  Energías femeninas 285
  Fases de la mujer 104-5, 186
  Femenino divino 138, 139, 175, 271
  Poder femenino 83, 150
  Sabia 62, 68, 105, 133, 186
  Véase también Madre Tierra
Feng shui 55
Fertilidad 66, 131, 225, 341
  De plantas 47
  Infertilidad 68
  Pérdida de 68
Fidelidad 113
Fiebre del heno 205
Fiebres 101, 124, 131, 183
Figura de ocho, entramado con 30-1
Flexibilidad de las articulaciones 97, 105, 207
Flujo craneosacral 55
Flujo de energía 76
Fobias 122, 147, 203
Formación
  Acompañante 377
  Bola 376
  Lámina 376
  Lapa 376
  Mentor 380
  Puente 377

ÍNDICE DE NOMBRES

Tabular 383
Formas-pensamiento 40, 383,
   Disolución 41
Fortalecimiento
   Emocional 24-5
   Espiritual 59
   Personal 54-5, 106, 125, 127, 129
Fracaso, miedo al 62
Fracturas 110, 173, 201, 256, 269
Fragmentos del alma; *véase* Partes del alma
Frío, sensibilidad al 64
Frustración sexual 165
Fuego 43
Fuerza
   De vida 44, 131
   Emocional 76
   Interna 133
Fumar 118
Función motora 115

G

Ganchos emocionales, liberación de los 53
Garganta 39, 103, 143, 213, 229
   Dolor de 97, 205
   Fortalecimiento de la 70
   Infecciones 108
Generación de energía 40
Generador 378
Género
   Armonización 51
   Equilibrar energías masculina y femenina 145, 251
   Unir cualidades masculinas y femeninas 68
   Véase también Feminidad; Masculinidad
Geoda 379
Germinación 47
Glándula pineal 51, 71, 314
Glándula pituitaria 51, 71, 173
Glándulas adrenales 60, 82, 126, 131, 145
Glándulas hinchadas 205
Groenlandia 10, 32-3
Goteo de energía 266
Gracia, karma de 225, 230, 276, 380
Gripe 82, 288
Grupos del alma 92, 129, 170, 203, 278-9, 311, 312, 382
Guía
   Espiritual 89, 199
   Pragmática 89

H

Habilidades metafísicas 149, 297, 300, 372, 381
   Activación 54
   Facilitación 142
   Estimulación 107, 108
Habilidades motoras 266
Hablar a los cristales 22-3
Hablar en público 216, 323
Hadas 62
Hechizos 77
Herencia celta 212
Heridas
   De vidas pasadas 132
   Emocionales 139, 202
   Impronta etérica 286
Herpes 106, 274
Herramientas chamánicas del alma 13, 136-7
Hidroterapia colónica 215
Hierbas/verbalismo 167-8, 213
Hígado 37, 41, 51, 66, 115, 118, 124, 159, 160, 166, 170, 173, 179, 183, 221, 346
Himalayas 10, 226, 242
Hinchazones 49
Hiperactividad 131, 179, 321
Hipersensibilidad 122
Hipocampo 71
Hipoglucemia 60, 117
Hipotálamo 71
Historia de los cristales 14-19
Hombre Verde 133
Hombro congelado 261
Homeopatía 46
Homofobia 354
Honor 199
Hospitalización 166
Huesos 41, 66, 201, 208
Huevo de septaria 323
Humildad 119
Humo 43

I

Ictericia 183
Identidad, sentido de 125
Igualdad 73
Imperativos
   De vidas pasadas 199
   Del alma 55, 114, 170, 254, 358-9, 264, 271, 275, 382
Implantes
   Energéticos 134, 234, 372, 378
   Mentales 199
Impronta 65, 307, 321, 363, 376
Impronta emocional 126, 321
   Véase también Impronta etérica
   Energética personal 156
Improntas etéricas 103, 153, 157, 189, 223, 233-4, 253, 283, 315, 376
   Cirugía psíquica sobre 200
   Corrección de 275
   Disolución de impresiones en 203
   Heridas 286
   Limpieza de 132
   Purificación 297
   Reconstrucción de 252
   Restauración 233-4
   Sanación 92, 171, 294
Inanna 14
Incesto 123
Inclusiones 228, 277
Inconsciente colectivo 62

ÍNDICE DE NOMBRES

Independencia 49, 141, 245
  Emocional 141, 239, 280-1
India 15
Indigestión 218
Individualidad 131
Infecciones 48, 49 57, 221
  Por hongos 108
  Psíquicas 134, 135
Infertilidad 68
Inflamación 51, 101, 103, 120, 151
Influencias mentales 40, 183, 228, 277, 380
Inhibiciones, liberación de las 82
Iniciación 79, 104-5, 175
Insomnio 122, 131, 162, 200, 231, 313, 327, 355
Inspiración 97
Instintos de supervivencia 55
Integridad del alma 75
Intestino grueso 58
Intimidad 58, 64, 117
Intuición 51, 56, 106, 119, 149, 178, 205, 238, 266, 318, 348
Intuición espiritual 191
Inuit 339-40
Invasión alienígena 233, 296
Invasión psíquica 75, 253
Ira 68, 129, 141, 145, 148, 151, 170, 195, 210
Isla de Man 16

J

Japón 16, 67
Jardín del Edén 16, 17
Josefa 18-19
Justicia social 73

K

Karma/kármico 40, 55, 147, 185, 199, 222, 235, 243, 252, 261, 264, 265, 271, 275, 276, 283, 293, 301, 307, 308, 316, 319, 346, 376, 380
  Acuerdos 162

Afrontar el 107
Alteraciones emocionales 226
Ciclo de codependencia 122
Clarificación 240
Codependencia 221
Conflicto 66
Conocimiento esotérico y 50
Corazón roto 254
Creación 172
De gracia 225, 230, 276, 380
De vidas pasadas 199, 203, 204, 214
Desequilibrio/tensión 22
Deudas 199
Embrollo 144, 253, 380
Enfermedad física 108, 287
Entendimiento del 252
Herencia 370
Información 116
Lecciones 48
Limpiadores 55, 206-7
Limpieza kármica profunda 153
Proceso de aprendizaje 122
Purificación 246, 253
Reconectar con el antiguo conocimiento 158-9
Recuperar el poder 177
Sanación del 116, 189, 202, 203, 206-7, 233, 261, 293, 336
Trauma 96
Uso erróneo 273
Y crecimiento espiritual 128-129
Y limpieza del alma 114
Kinesiología 213

L

Lactancia 187
Lealtad 64
Lectura de la bola de cristal 238, 382

Lemuria 28, 150, 158, 265, 279, 306
Letargo 131, 250
Leucemia 51
Levantamiento de pesos 143
Leyendas 61-2
Liberación de endorfinas 97
Liberación de espíritus (retirada de entidades) 133, 254, 271, 378
Liberación emocional 114
Libido 107, 137, 165, 262, 355
Liderazgo 131, 145
Ligamentos desgarrados 110
Límites
  Empujar los 75-6
  Establecer 64, 75
  Fortalecimiento de los 203, 218
Limpieza
  Del alma 114, 153, 235, 241
  Del espacio 25-6
  Mental 172
  Psicológica 172
  Psíquica 225
Líneas telúricas 254
Llamas 378
  Bermellón 44
  Blanca 232, 254, 270, 284, 293
  Dorada 114, 265, 285
  Rosa 85, 265, 347
  Turquesa 222
  Violeta 224, 235, 254, 312, 335
Lluvia, entramado de áreas de sequía 60
Longevidad 55
Luces norteñas 32
Lugares de conflictos étnicos 341
Lugares de trabajo 110, 228
  Entramados 88
Luna 195
  Ciclos y fases 72, 201
  Rituales 81, 206
Lunares 133, 185, 197

ÍNDICE DE NOMBRES

Lupus 129, 247, 279
Luxaciones 113
Luz
  Cósmica 72
  Emisión de 68
  Purificante 88

M

Madagascar 242
Madre Tierra 83, 133, 138, 139, 174, 187, 208, 212, 222, 234, 269, 283, 287, 298, 372, 375
Madurez emocional 51, 86
Maestros Ascendidos 279, 317, 335, 376
Magma 20, 21
Magos-sacerdotes 188
Mal de altura 292
Mal de Alzheimer 129
Maldiciones
  De vidas pasadas 220
  Liberación de las 77, 132, 199, 217
Malos deseos; *véase* Ataque psíquico
Mandíbula 133, 191, 205
Manipulación psíquica 198
Marcapasos 355
Mareo 43
Masaje 58
Masculinidad
  Energías masculinas 78, 285
  Masculinidad divina 271
  Misterios masculinos terrestres 133
Matemáticas 120
Matriz 21, 380
Mecanismos de control 261
Medicina energética 57
Medicinas recetadas 92
Meditación 81, 100, 114, 140, 142, 163, 176, 187, 204, 208, 220, 228, 231, 233, 267, 285, 289, 290, 301, 315, 323, 334
  Centrar la mente para la 106

Conectar con lo femenino 67
Estados de meditación profunda 146, 171, 249
Y compañeros del alma 129
Y diabetes 244
Memoria
  De vidas pasadas 121
  Del alma 124, 228
  Lejana 117
  Procesar memorias 118
  Sustentar la 64, 88
  Véase también Memoria celular
Memoria celular 39, 41, 43, 57, 60, 70, 101, 103, 122, 126, 149, 151, 153, 159, 162, 168, 173, 197, 202, 207, 214, 215, 217, 231, 253, 256, 281, 288, 300, 319, 321, 323, 330, 372, 377
  Despertar 55
  Estimulación 294
  Liberación 94-5
  Limpieza 288
  Mejora de 117, 197
  Multidimensional 234, 253, 276, 290
  Reencuadre 222, 223, 350
  Reprogramación 74, 122, 124, 199, 214, 259, 290, 303, 317, 336
  Sanación 80, 334
Menopausia 58, 68, 105, 187, 207
Menorragia 143
Mentalidad
  De mártir 53, 75, 95, 110, 126, 283
  De víctima 75, 185, 261
Mente universal 114
Mercurio 191
Meridianos 11, 234, 243, 253, 305, 338, 380
  Armonizar 57
  Canal central 103

Cuerpo etérico 79
Cuerpo físico 57, 80
Cuerpos sutiles 80, 193
Estimular 149
Físicos 57, 80
Limpieza de 76
Potenciar el flujo energético por 57
Realinear 273, 294
Sintonizar 143
Tierra 197
Triple calentador 44, 200, 383
Merkaba 71, 380
Metabolismo 37, 41, 66, 71, 145, 149, 151, 193, 203, 205, 210, 278, 341
  Desequilibrios 74
  Regulación 245
Miasmas 114, 221, 381
Miedo 117, 122, 205, 229, 252
  Al abandono 105
  Al rechazo 148
  Liberación del 124, 147
  Superación del 81, 90
Migraña 80, 97, 139, 145, 173, 221
Misoginia 124, 354
Mitología 14-16
Mitos familiares 257
Modificación de la conducta 59
Moratones 49, 217
Motivación 131
Mucosidad 106, 151, 203
Muerte 114, 132, 206, 225, 301
  En vidas pasadas 136
  Miedo a la 299
  Reestructuración energética después de la 60
  Viaje a través de la 239
Mujeres sabias 62, 68, 105
Mundo inferior 45, 380
Músculos 41, 80, 145, 210
  Desgarrados 110
  Dolor muscular 41, 120
  Fortalecimiento 221

ÍNDICE DE NOMBRES

Función muscular 115
Hinchados 202
Tensión en el cuello 51, 72
Myanmar 67

N

Nacimiento 108, 187, 206
Nariz 108, 143
Naturaleza/espíritus de la naturaleza 47-8, 174, 177
Náuseas 122, 141
Naves espaciales 91
Neblina electromagnética 25, 145, 147, 223, 269, 378
Nervio óptico 129
Nervios 113
  Motores 80
Neurosis severa 145
Niebla electromagnética 25, 145, 147, 223, 269, 378
Niño interior 70, 112, 151, 183, 220, 257, 278, 280, 352, 379
  Curación 183, 238-9
Niños
  Conducta inapropiada 59
  Estelares 383
  Índigo 332
  Pesadillas 113, 210
Niveles/dimensiones internos 204, 379
Nodos linfáticos 203
Nordeste (rueda de la medicina) 373
Noroeste (rueda de la medicina) 201, 288, 371-2
Norte (rueda de la medicina) 372-3
Nostalgia del hogar 251
Nuevo Testamento 17
Nutrición emocional 27

O

Obesidad 126
Objetividad 185
Objetos perdidos, localización 101
Oclusión 381
Oeste (rueda de la medicina) 139, 161, 176, 370-1
Oído interno 55
Ojos 72, 108, 145, 200, 205, 349; *véase también* Visión
Olor corporal 162
Optimismo 69-70, 97
Oraciones inapropiadas 295-6
Oráculos chamánicos 99
Órdenes hipnóticas 220, 379
Orejas 108, 143
Órganos
  Internos 72
  Reproductores masculinos 51
  Sexuales 80, 118, 166
Osteomielitis 55
Osteoporosis 269
Ostitis 55
Oxigenación 88
Oxígeno 143, 189

P

Paciencia 115, 122
Padre Celestial 283
Padre Sol en la rueda de la medicina 375
Padres 53
  De adolescentes 75-6
Palpitaciones 122
Páncreas 41, 51, 160
Pánico 122, 203
  Escénico 122
Paratiroides 103
Parejas
  Anteriores 53, 166
  De vidas pasadas 43
  Del alma 61, 123
Partes del alma 136, 255, 382
  Fragmentos 115, 124, 136-7
Pasión 66
Pataletas 195
Pautas
  De conducta defensiva 199
  De la línea ancestral 283, 370, 376
  De pensamiento arraigadas 97
  De predador 87-8
  Desequilibrios del ADN 90
  Emocionales 64
  Mentales destructivas 43
  Mentales, arraigadas 97
Paz mental 115
Pecas 185
Peligro
  Presencia de 79, 112
  Protección del 79, 112, 130
Pelo 80
  Crecimiento 101
  Pérdida 203
Pena 41, 86 117, 120, 126, 203, 220, 230-1
Pensamiento lógico 96, 100
Pensamientos negativos 73, 74, 77, 138, 179, 228
  Protección de 37
  Superación de 179
Pensamientos/desórdenes obsesivos 43, 55, 64, 133, 134-135, 173, 197, 224-5, 259, 301
Pensar antes de hablar 59
Percepción 125
Pérdida
  De masa ósea 97
  De peso 126, 159, 210
Perdón 68, 85, 94, 115, 119-20, 129, 151, 159, 170, 196, 204, 207, 223, 246
Perséfone 206
Personas
  Abrasivas 215
  En cama 251
Pesadillas 113, 132, 210, 253
Peto del sumo sacerdote 17-19, 67, 102
Piedras de la vesícula 162

ÍNDICE DE NOMBRES

Piedras
    Específicas para cada persona 233
    Específicas para ciertas tareas 233
    Facetadas 11
    Fluorescentes 33
    Guardianas 50
    Que tienden puentes 282-3
Piel 80, 145, 149, 210
    Elasticidad 133, 197
Piernas 80, 269
Pies 80
Pirámide 381
Placer sexual 166
Plan de vida 72
Planes del alma 72, 116, 175, 177, 179, 193, 205, 233, 237, 275, 382
    Acceso a 114, 172
    Iluminación de 247
    Comprensión de 230
Planificación del futuro 131
Plantas 47-8, 213
Plexo solar 105, 218, 220, 256, 277, 278
    Estimulación 292
    Liberar ganchos emocionales de 53
Plutón 206
Poder 24-5
    Abuso de 151, 199, 273
    Aliados 174, 238
    Femenino 83
    Fortalecer a otros 179
    Fortalecimiento espiritual 59
    Luchas de 134
    Personal 54-5, 106, 125, 127, 129
    Reclamar 177
    Reconocer el justo uso del 59

Poder de voluntad 51, 66, 185, 213
Poderes espirituales 59
Polución
    Electromagnética 147, 165, 225
    Medioambiental 70, 139, 145, 165, 172, 204, 288
    Metales pesados 76
    Protección contra 204
Poner cristales en la cisterna del baño 276
Portal de una dirección 208
Potencia sexual 131
Potenciar la energía 25-6
Prácticas chamánicas 141, 174, 188-9
Precisión matemática 95
Predecir 186
Prejuicios 95, 354
Preocupación, eliminación de la 45
Presión sanguínea 120, 145, 341, 246
Problemas
    Con el discurso 281
    De audición 279, 281
    Intestinales 149, 151
Procesamiento de información 114
Proceso de ascensión 81, 81-2, 279, 300, 376
Proceso nutricio 74
Producción de hormonas 205
Programación neurolingüística 323
Prosperidad 100
Próstata 80
Protección 22-31, 58, 73, 97, 161, 162, 212, 274, 336, 340, 354
    Áurica 26
    Bazo 26-7
    Chacra bazo 144, 145

    De familia y posesiones 130
    De la polución 204
    De las emanaciones del ordenador 53
    Del peligro 79, 112, 130
    Energía 141
    Envoltura biomagnética 146, 225
    Espiritual 251
    Inapropiada 199
    Mágica 77
    Medioambiental 62
    Psíquica 40, 44, 130, 151, 183, 216, 217, 195-6
    Radiactividad 274
Protección
    Del gas radón 274
    De la radiactividad 274
    De la energía 141
    Del automóvil 97, 199
    Del bazo 26-7
    Espiritual 251
    Medioambiental 62
Protectores mágicos 77
Proteger 144
Proyección 381
Psicometría 213
Psicopompo 303, 381
Psoriasis 46, 106
Pubertad 105, 187, 206, 207
Pulmones 39, 55, 80, 82, 120, 145, 202, 221
Punto de vista racional 51
Puntos de poder 305
Purificación 50, 96, 129, 138, 148, 150, 183, 233, 253
Purificador etérico 235

Q

Qi, fuerza de vida 37, 55, 101, 381
Quemaduras de sol 122
Quimioterapia 49
Quistes 256

ÍNDICE DE NOMBRES

Arcángeles 115
Guías 121
Míticos 61
Rejuvenecimiento 216-17
Relaciones
  Acabar 53, 129
  Duraderas 71
  Sustentadoras 60, 220
Renacimiento 45, 54, 74, 105, 107, 166, 186, 206, 207, 239
Renovadores 50
Represión
  Emocional 43
  Sexual 124
Resentimiento 76, 129, 141, 170, 195, 210, 299
Resfriados 82, 151, 288
Resolución de problemas 69-70, 82
Resonancia superior 379
Respeto 199
  Autorrespeto 49, 51
  Por otros 66
Respiración circular 164
Retención
  De agua 149, 151, 202
  De fluidos 80
Revelación de San Juan el Divino 17
Rey de Tiro 16-17
Riñones 37, 76, 97, 106, 120, 131, 159, 162, 181, 200, 221
Riqueza 55
Rituales
  De luna nueva 81
  Mágicos 61-2, 188-9, 253.
Rostro de Isis 379
Rueda de la medicina 45, 91, 102, 161, 176, 187, 189, 201, 237, 238, 264, 298, 301, 327, 330, 368-75
  Puntos cardinales y direcciones 369-75
    Centro 189, 375
    Este 373-4
    Nordeste 373
    Noroeste 200, 288, 371-2
    Norte 372-3
    Sudeste 283, 374-5
    Sudoeste 370
    Sur 46, 99, 243, 369-70
    Oeste 139, 161, 176, 370-1
  Varas 264
Rusia 10

S

Sabiduría 61, 62, 114, 150, 151
  Innata 121, 162
  Reclamar 163
  Universal 109
Salud 55
Sanación
  De vidas pasadas 283
  Del alma 70, 95, 130, 224, 232, 233, 252, 295-6, 350
  Emocional 85-6, 89-90, 95, 105, 134, 203, 220, 252, 261, 263-4, 269, 342-3
  Espiritual 72
  Multidimensional 42, 57, 72, 89, 99, 129, 130, 152, 188, 234, 252, 253, 254, 263, 264, 267, 276, 300, 336
  Personal 40
  Recuperarse de la violencia 123-4
Sangrar 217
Sangre 97, 131, 159, 170, 217
  Células 66, 127, 283
  Desórdenes 60
  Limpieza 88
  Purificación 346
  Sanación 68
  Vasos 237
Sangre de Isis 14, 67-8
Seguridad 127
Senos 108, 124, 145

397

ÍNDICE DE NOMBRES

Con la voz 70
Grupal 238
Ritual 63, 79, 198, 200, 292
Traición 59
Trance hipnótico 202
Transiciones 187
Tratamiento craneosacral 72
Trauma 37, 73, 96, 122, 200
  De vidas pasadas 253
  Emocional 126
  Liberación 203
  Memorias traumáticas 303
  Natal 55
  Neutralizar viejos 139
  Recuperación del 120
Triangulación 29, 228, 285
Tuétano de los huesos 127, 143
Tumores 57, 101, 108, 124, 179, 274
  Relacionados con el asbestos 37
Tutankhamon 13, 14-15, 180

U

Úlceras 221
Uñas 80, 210

V

Valía personal 51, 53
Vampirismo psíquico 26, 137, 144, 381
Vampirización energética 26
Varas 28, 264, 311
  Entramados 28-31
  Portal de una dirección 208
Vejiga 97, 106, 181
Venas 72, 103, 143
Vendedores de servicios 197
Venganza 113, 230
Venus 14

Verdad, fuegos de la 100
Verrugas 133, 185, 143
Vértigo 92, 257
Vesícula biliar 41, 115, 126, 181
Viajar 61, 63, 72, 92, 96, 121, 161, 181, 188, 202, 208, 224, 230, 255, 265, 282, 287, 299, 300, 311, 316, 318, 329, 335, 380
  A vidas pasadas 129
  Anclas chamánicas para 132
  Conscientemente por el astral 96
  Cordón de plata 74
  Espiritual 228
  Multidimensional 72, 196, 326
  Mundos chamánicos 99
  Y muerte 239
  Véase también Viajes a los mundos inferiores; a los mundos superiores
Viaje
  Astral; *véase* Viajar
  Chamánico 282
  Interdimensional 267
Viajes al mundo inferior 99, 107, 140-1, 165, 170, 176, 199, 327
  Ancla chamánica para los 84, 139, 212
Viajes al mundo superior 45, 99, 170, 212, 282, 383
Vibraciones 12-33
  Entramados 13, 27, 28-31
  Estructura de los cristales 32-3
  Historia de los cristales 14-19
  Piedras de Groenlandia 32-3
  Protección de los cristales 22-31

Vibraciones superiores 379
Vidas pasadas en la Atlántida 59
Viejas heridas, sanación 59-60
Vigor 60, 66, 126, 217
Vikingos 16
Vínculos del alma 382
Violación 123
Violencia, víctimas de la 123-4
Visión 64, 203
  Espiritual 69
  Nocturna 44
  Psíquica 219, 220, 268, 291, 292, 311
Visiones
  Inducir 181
  Místicas 74
Visualización 36, 56, 61, 73, 131
Vitalidad 64
  Estimular 44
  Física 131
Vitaminas, asimilación de 70
Voluntad espiritual 44, 55, 75
Vomitar 122
Votos
  Reencuadrar 189
  Rescindir 121
Voz interna 51

Y

Yo angélico arquetípico 121
Yo Superior 107, 148, 155, 190, 204, 237, 240, 255, 273, 277, 282, 310, 345, 379
  Armonía 56, 81-2
  Conectar con 228
  Facilitar el contacto con 281

Z

Zonas en guerra 341

AGRADECIMIENTOS

DE LA MISMA AUTORA
La biblia de los cristales, Gaia Ediciones, Madrid, 2003
Nuevos cristales y piedras curativos, Gaia Ediciones, Madrid, 2003
La enciclopedia de los cristales, Gaia Ediciones, Madrid, 2003

ORGANIZACIONES RELACIONADAS

Reino Unido
Judy Hall workshops
www.judyhall.co.uk

Affiliation of Crystal Healing Organisations (ACHO)
www.crystal-healing.org/schools.htm

Institute of Crystal and Gem Therapists
www.mcscourses.co.uk/xtherapy.html

International Association of Crystal Healing Therapists (IACHT)
www.iacht.co.uk

Estados Unidos
The Association of Melody Crystal Healing Instructors (TAOMCHI)
www.taomchi.com

Mi profundo agradecimiento a Ray Berry por la experiencia de la rueda de la medicina lemuriana y por los datos de la referencia rápida. A los suministradores de cristales y a los vendedores de eBay, gracias por su servicio; y disculpas si no puedo nombrarte. Como siempre, gracias a Jacqui Malone por su sabiduría y sus piedras asombrosas, y a Sue y Simon Lily por su regalo y perdurable amistad. A los participantes en mis trabajos, Dawn Robins, Jacki Dixon; y a todos quienes me ayudaron a explorar las propiedades de estas bellas piedras, mis bendiciones, y a mi agente, Chelsey Fox, por su paciencia y ayuda, gracias.

RECONOCIMIENTOS FOTOGRÁFICOS
De todas las fotografías © Octopus Publishing Group Ltd., con las siguientes excepciones:

Alamy/North Wind Picture Archives 17. Catherine Best Ltd. 24. Corbis/1996–98 AccuSoft Inc., dcha./Robert Harding World Imagery 15 abajo. Nasa/GSFC, Jacques Descloitres, MODIS Land Rapid Response Team 33 abajo.

Edición española: Equipo editorial Gaia Ediciones (Madrid)
Maquetación: Versal (Madrid)
Editor ejecutivo: Sandra Rigby
Edición: Fiona Robertson
Dirección de arte: Sally Bond
Diseño: Julie Francis
Fotografía: Andy Komorowski
Control de producción: Linda Parry
Selección de fotografías: Jennifer Veall